Schizo-Oligophrenie
統合失調症様症状を呈する発達遅滞

茅野　淑朗　著

創造出版

著者略歴
1931年 東京 大森に生まれ 高校は信州
1966年 東京大学 医学部卒業 精神科医
現在 Kleinzellelungenkrebs と 共棲中

刊行に寄せて

　先日，藤元登四郎さんが拙宅に見えた折，こういう原稿があるからぜひ創造出版から出してもらいたいという話があった。藤元さんによると，この原稿の作者は，藤元さんが若かりしころ，東大精神科医師連合（精医連）の運動にこころ惹かれて，赤れんが精神科病棟に立て篭もった当時，教えられることの多かった先輩で，その独創的で，高邁な見識に対する尊敬の念は変わることなく持ち続けているとのことであった。

　わたしはこの原稿の作者については，まったく知ることがなかったが，わたしが日ごろ最も信頼する精神科医である藤元登四郎さんの推奨しておかないこの人物と，その長い臨床医としての経験と思索の結実であるというこの原稿にいたく関心をそそられた。早速手にして見て，まず吃驚し，嬉しくなったのはその標題である。現代の精神科医で Oligophrenie というドイツ語を知っている人はほとんどいないだろう。

　この言葉は昭和初期までの精神医学教科書で用いられ，精神発育制止 psychische Entwicklunghemmung という意味である。この原稿で著者が Schizo-Oligophrenie として記載して検討を加えている症例は，統合失調症である。だから著者が，このまだ，未知，不可解で，診断にも慎重，吟味を要すると Scizophrenie 統合失調症と暫定的に名づけられている疾患群の本質を Oligophrenie 精神発育制止の一つとして捉えているのは，前頭葉皮質の機能低格が最近の脳画像研究で明らかにされていることと照らし合わせてたいへん興味深い卓見である。

刊行に寄せて

「この書は精神医学をドイツ語で学ぼうという人のためにも配慮されてある」と注釈がついているように、いまどき珍しく、ふんだんにドイツ語が使われている。わたしのようにドイツ語で医学を学んだ世代の人間には有り難いが、この本を読んでもらいたい現代の精神医学を学ぶ若い世代に喜ばれるかどうかいささか心配である。

この本の成り立ちなどについては、藤元登四郎さんのすぐれた解説に詳しいのでそれをお読みいただきたい。

わたしは精医連運動を功よりも罪のほうが大きかったと思っているが、この著者の一篇は精医連運動という激流を流れる桃から生まれた桃太郎だと思う。あえて創造出版から刊行する所以である。

2006年1月

秋元　波留夫

Schizo-Oligophrenie
統合失調症様症状を呈する発達遅滞

Dem Meister I gewidmet.

Vorwort

そんなものは存在しなかった と本人方は 言われるが 昭和30 ～ 40 年頃の こと 知る人ぞ知る M－Schule というのがあって 何か 凄い 診断秘儀が 完成されたと噂されていた 戦後に発生した 多くの Philoponismus によって 一度 瓦解した Schizophrenie の診断術が 更に 精度を増して甦った と いうことであった それは とりも直さず Schizophrenie の本体が より 抽出 されたことになるのだと

その秘儀を 私が 初めて垣間見たのは 昭和 42 年の初夏であった 私達の 世代は大学闘争の 一連の戦術の中で 医師免許を取らずに 大学病院へ立て 籠る という方針を ある事情で 免許を取得して 大学病院を捨てるという 過激な戦術に切り替えたため 私が精神科の医局に お邪魔したのは 僅か半年 足らずのことであった

例年の行事で M病院から 難しい Kranke の診察に 高名な医師達が来る と いうので 私達も 末席へ座らされた 選ばれた Fall の受持医はスライドまで 作って 何か手ぐすねを引いている といった感じだった 内々の勉強会で 次は 大学の方が M病院を訪れ 苛められる ということであった 予定時間を大分 回って ポロシャツに サンダル履き といった一団が やあやあと 手刀を 切って 入って来た

早速に 一番目の若い女性が呼ばれた 待ち受けている 目つきの悪い医師を 見ると 何か 二 三言叫んで 泣き出してしまった ややあって 受持医が これでは診察にならないので デェタァを と言いかけると 教授が それで 充分 と 怒鳴った

  Prof. どうかね Dr. I えへぇ hormonal Prof. で Dr. I hypo
  Prof. で何だい Dr. I Schilddrüse Prof. うぅむ 流石だねぇ

あまりにも 強烈な Episode であったため 状況は 多分 かなり 間違って

記銘されていると思われるので　これ以上には記さないが　師 Dr. I との出会いであった

そして　その後 バイト の病院でも　M－Schule の旗頭の一人である医師と出会う　不可思議な世界に陥っている人達の 心の中に入っていくべく 四苦八苦している私は 彼に"先生は患者と話をしているんですか"と揶揄気味に言われ－－彼の目は笑っていなかった－－唖然とした　なる程 彼は 目の前に患者さんを座らせ 厳しい目付で 眺め回し 最後に 一言 "はい いいですよ"と宣うのみであった　その反動としてか 私は 当時 流行りの「心因論」に のめりこんでいくのであった

暫くして　大学病院に ぺんぺん草を 生やすべく　大学を去って 勤務した U病院で 私の精神科医としての 一生を決めるべく 奇しくも 師 Dr. I と再会し 週一回教えを乞うことになる　小半日 傍らに座し　素直に かつ必死に 患者さんの表情の変化　立居　振舞を見詰め続けた　ようやくにして Haloperidol が 出始めた頃であった　師の Schizophrenie－kreis は 当然 狭く Organiker との鑑別は 厳しかった

師に "Warum？" と 問うと "Unmöglich zu erklären." これはしたりと
　　　　"Wie？"と問い直すと　"Etwa auf diese Weise." と 答えられる

どんなところが？　－－　こんなところが！　といった禅問答に終始することが多く　"君　そもそも　芸が 言葉で伝達される筈はないだろう" と鼻を蠢かされるのを常とされた　本の世界でしか 物を知らなかった 私の目は輝いていた

師 "Da, Schizophrenie zweifelohne."　　私 "Ja, gewiß."　あるいは
私 "Etwas Symptomatisches verdächtig."　師 "So, ganz meine Meinung."

患者さんが着座した時　二人の会話が このように 始まる時は 非情な態度をもってする　師の御機嫌も麗しく 私も まことに 充実した気分に なれるのであった

二人のまなざしは　形なき形を求めて　更に　厳しく　患者さんに注がれていった

　　　I brush me up withＩ．　アイはアイより出でて　藍より青からんか

しかし　性懲りもなく　事あるごとにanthropologischな解釈を口にする私に対して　師は　だんだんと　口数が少なくなり　ある日"Biologistたる僕にはもう君に教える事はないように思う"と　宣われた　それは　破門を意味したのであった

さて　Schizophrenieの基本障害は"対人反応障害"であるとした　この観得こそが　診断技術としてＭ－Schuleのかち得た"秘技"であった　対人反応とは　他人の存在　および　他人からの働きかけに対する反応の意であるが更に　それを厳しく観得したものが"対人感情の特異な障害"である　一言で言えば　その感情とは　人間が人間に対峙した時に　生起すべき　ある特定の感情　換言すれば　心の琴糸と　称せられるものがklingenすることであるPhiloponismusが多発した　戦後のあの一時期　彼等は　急性期の妄想幻覚であれ　はたまた　慢性期の人格障害であれ　Schizophrenieと鑑別不能という事態に陥ってしまったのだそうだ　そして血みどろになって　その廃墟から這いずり上がることを可能にした　唯一の技術こそ　表出症候診断で　表情表出立居　振舞によってのみ　内界を観得することであった

このように　Das Echt-schizophreneを　対人感情の在り方で　観得することによって　Schizophrenieは　まことに　簡明に　適確に抽出されることになる即ち　その根源的病変は対人感情の障害（対人生活における感情の生起の減弱）であり　ついで出現する　生活史的病変としては　意欲の障害　社会的活動の減弱（怠業　無為）へ向う様を　辿ればよい訳である　但し　これを可能にする表出症候診断は　修行の結果　至る　境地であるとするなら　医学の勉学とは些か　趣を異にする　Dr.Ｉが　しばしば　口にされたように　まさに　学より深い"医芸"ということになる

結局　Blickdiagnose（瞬瞥診断）の根底は　どのような人が"私"に　出会った時　どのような反応を示すか　のクラスタリングにあったが　己れを知ること

でもあるので　それが略々できあがるのに　師と訣れてから　十年がとこを要したのであった

あれから　四半世紀　師とは　かけ離れてしまったが　昨今 Schizophrenie 研究は　ようやくにして　お噺は一段落して　神経伝達物質や認知障害　生物学的知見がとりあげられる　新時代に入った　しかし　例えば　Atrophie 説　Gliose 説などにも　賛否両論があるのも　統合失調症と"称せられる"種々雑多な脳を見ているからであろう

この一書には　Schizophrenie より Schizo-Oligophrenie という一群を　とり出したことが書かれてあり　また　その事により　逆に　浮かび上がってきた rein な Schizophrenie のことについても　論じられている　そして精神医学を学ぶこと　学び方についても　若干 述べられている　ハンマァ使いも儘ならぬ今の若い人には　昔の特殊な"方法"のように　映るかも 知れないが　医者が職人であるなら　技の習得に　かなりの 努力と 時間が必要なのは　避けては通れない道なのである

斯書は精神医学をドイツ語で学ぼう
という人のためにも配慮されてある

Inhaltsverzeichnis
目　次

刊行に寄せて　秋元波留夫　*3*

・	Vorwort	緒言	*7*
1	Grundriß der Geistesstürung	精神疾患概観	*15*
2	Meine Schizophrenie	統合失調症とは	*23*
3	Physiognomik	相貌診断術	*47*
4	Schwachsinn	発達遅滞の定義	*57*
5	Schizo-Oligophrenie		*67*
	a　Akute Psychose	急性期診断の難しさ	*70*
	b　Über Bewußtsein	意識について	*72*
	c　Über Wahn	妄想について	*76*
	d　Differentielldiagnostik	所謂 鑑別診断	*80*
	e　Vergleich der Zustandsbilder	状態像比較	*82*
	f　Merkmal der Alter	思春期 中年期の特徴	*90*
	g　Untersuchung	検査	*94*
	h　Behandlung　i　Pharmakotherapie	薬物治療	*98*
	ii　Psychotherapie	精神療法	*100*
	iii　Erste Konsultation	初診	*101*
6	Etwas Statistisches	若干の統計	*105*
	Kärtchen	調査カルテ	*106*
7	Klinische Fälle	症例 112 人	*139*
附 1	Begegnung	出会いの心得	*289*
附 2	Terminologie der Zustandsbilder	状態像別 術語集	*299*
・	Nachwort	後書	*309*
	人間の精神――統合失調への道　目次	世界の解読	

解題　藤元登四郎　*311*

脳は存在し 心は現象する

1 Grundriß der Geistestürung

脳は 己れの置かれた状況を把握し 如何に行動したら より良く生き延びられるかという 生命体の命題に従って 判断中枢として 進化してきたが 新しく生じた脳は 旧い脳を内包 統括する上位中枢となっていった そして進化的に低次にある動物の行動は 反射であり 哺乳類にあっては 下層の欲動によって 行動が誘発されるが 人類では 精神の 最高次層の 意志により人生を営んでいる その精神の層構造は

[精神の塔]

(上位中枢)　　　　　　　　　　　　　　　　運命
　　　　　　　　　　　　　　　　　　　　　　　志向
意志：状況を越えた行動の決定　　　　　　強弱
　　　利得とは異なった行動の方向　　　　断続　増減
判断：状況への対応の選択　所謂　智　　　良悪
　　　有利な行動への計算　　　　　　　　　　激穏
感情：状況に合せた心身状態　　　　　　　　能受動
　　　起こすべき行動の生理的条件　　　　快不快
気分：状況の醸しだす気配　意味の察知　　高低　色調
　　　起こすべき行動への態度　　　　　　　　明暗
意識：状況の在り方の認識　　　　　　　　清濁　開閉
　　　行動するための状況把握　　　　　　　　照曇
身体：状況のまにまに存在　　　　　　　　速遅
　　　生存し続けようという欲動　　　　　張弛　静動

(下位中枢)　　　　　　　　　　　　　　　　欲動

　　　Präfrontal　Cotthcit　　機能的　意志的
　　　Körpcr ------- Geist　　　構造的　判断的
　　　Leib ----------- Seele　　材質的　欲動的（　）　　（図 1-1）

"身体――精神"　すでに構造化したもの ---- Schizophrenie 的な病相
"躰　――心 "　まだ構造化しないもの ---- MDI　　　　的な病相

1　Grundriß der Geistesstürung

まず　正常 -- 異常　健康 -- 病気　について触れておくが　物理化学的に量で測るようなものは　高値　低値とも問題となる（ab-normal）が　価値を問われる社会現象や　精神現象では　super-normal は問われず　sub-normal しか異常として扱わない

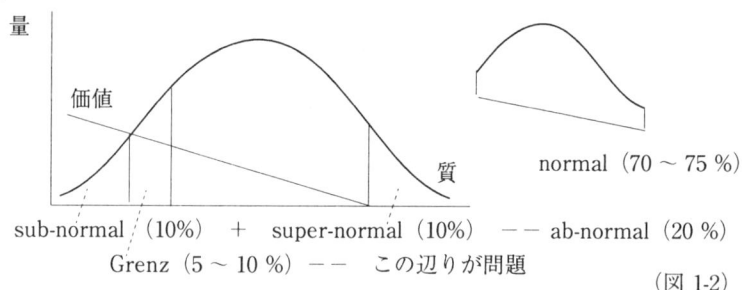

normal（70 〜 75 %）
sub-normal（10%）　＋　super-normal（10%）　－－　ab-normal（20 %）
　　　　　Grenz（5 〜 10 %）－－　この辺りが問題
（図 1-2）

上の正規分布曲線図に示したように
　　量的には　異常とは平均値からの偏りで測られる　　　　－－　平均規範
　　しかし　虫歯は93%の人にあるが　質的には正常ではない －－　価値規範

異常とは　規範－平均－価値－正常という　調和より逸脱に　目を向ける　集団的拘束　かつ　排除の思想であり　異常を チェック するには　何等かの 意図が 社会にある　近代では　逸脱は 三つに分化され 罪は司祭により 恩寵へと導かれ 犯罪は司法により 社会への同調に矯正され　病気は医者の手で 健康へと回復されるべきものとなる　結局　健康とは　その人が理想としている人生を日々過ごせるか否かに　係っている　従って　精神の異常は"そのことで本人 もしくは 周囲が悩み苦しむ"ことである　病気は異常であるが 異常は病気ではない　"正常－異常"と"健康－病気"とは　違う物差で
　　　　　正常〜異常：連続対概念
　　　　　健康…病気：対極・非連続対概念　　と定義される

（表 1-1）

正常　〜〜〜|連続|〜〜〜　異常	－－　…|非連続|…　－－	病気
回路網　　　　［偏倚］	［寡少］	［特異］
性格反応	発達遅滞	統合失調症
概念・表象　　偏っている	乏しい	特殊な連合

精神医学の歴史は　共時的"Syndrome"と経時的"Prozesse"を巡って

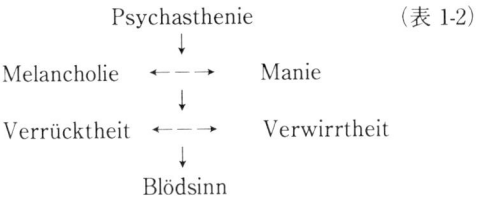
（表 1-2）

この簡明な Einheitspsychose 論を良しとせず　Krankheitseinheit を確立せんと Klassifikation の限りを尽くしての　格闘の歴史であった

全ての精神異常は　reaktiv であり　Milieu への Un- od. Miß-anpassung であり　行動としては 生物としての全人格反応である という構想も また 可に観える

下の如き戯画は如何　！

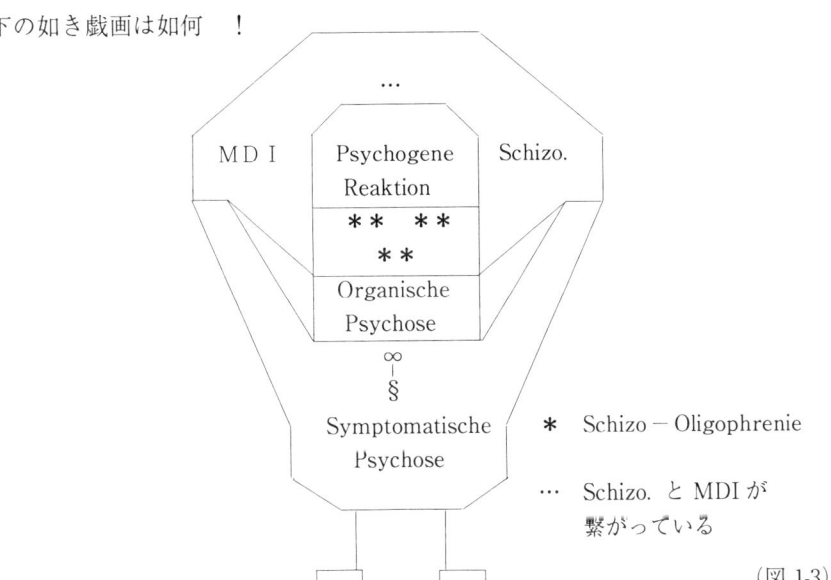

（図 1-3）

［図 1-1］は　私の言う"精神の塔"であるが　斯書では　時に応じ　疾患の症状とこの"精神の層構造"をつき合せながら　"精神の異常"を観ていくことになる

1　Grundriß der Geistesstürung

さて　精神疾患は　心理・社会学的には内的体験　行動の異常で捉えられるが　身体・生物学的には　脳の機能の異常に求められ　究極的には　脳という物質の材質面　構造面　機能面の異常に還元される　［図1-3］［表1-2］はこれから考察する斯界でもっとも簡潔な　Krankheitskonzept であろう

そもそも　物という存在は　材質－－構造－－機能　という三相によって　事として現象している　即ち　机という存在は　木という材質が　天板・四脚という構造を有し　物が置けるという機能をもって　現象していることになる（音楽も　音という材質が　音階という構造により　メロディという機能をなしたと言える）脳においても神経細胞を材質とし　回路網たる構造により神経伝達物質が流れるという　機能の三相があり　脳という存在の　その電気的仕組が　即ち　精神という現象である

精神の異常は　この三つの相から　下のように群別される

(表1-3)

材質	構造	機能
神経細胞	回路網	伝達物質
脱落	構築不全	異受容体
変成	偏倚形成	代謝異常
器質性障害	人格反応性障害	統合失調症性障害
organisch	struktuell	funktionell
	chrakterlich	
	psychogen	symptomatisch
	reaktiv	metabolisch
		hormonal
		toxisch

|結果として至った人格像|
　　これまでの人　　　　　　このような人　　　　　　あるまじき人

精神疾患の原因を　神経細胞における電位の発生の異常として　"三相"から考察すると　その異常は次図のように積層として構成される

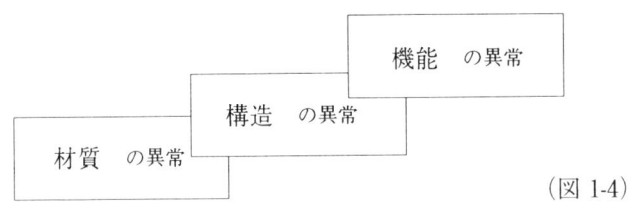

(図 1-4)

第一の原因は 材質の異常 即ち 神経細胞の欠損 グリア細胞の 補償的な増殖で その結果 寡少回路網となる 従って 精神全体の機能レベルが 低下した状態となる 現今は その死後脳の 解剖以外にも 画像診断による 探索技術によって かなりの障害が 理解されるようになったが なかなか 個々の機能と その責任領域との 対応の解明には 至らない 当然 在来のorganisch 器質性障害が ここに属する 炎症外傷 酸素欠乏 代謝異常 老化などが その原因となる

第二の異常たる 神経回路網の構造に関しては 一部の伝導路を 除いては 全く手がつけられておらず 多くを語り得ないが 行動の差は 性格の違いによる 性格とは遺伝的に定められたものと 環境 成育史によって決定されるが その違いは 個々人の回路網構築の差に 還元される その固有の回路網は 前思春期（14,5 才）までに 完成を見る Psychogene Reaktion と称せられるものは ある 性格の者が ある環境に生活し ある事件を機にして 生活に支障をきたすような 精神状態に陥ったものを言い その場限りの反応的な伝達物質の異常もあるが Moment が 消失しても その回路網の故に 妙な反応パタァン 行動の繰り返しが その人の人生となる 従って Persönlich-keitsreaktionと 称せられる Persönlichkeit 人格とは その人となりを言う 因みに Charakter 性格とは 個々人の違いに 着眼する表現である

その人格の故に ある事態に直面し その持続の長きに 悩み 苦しみ 社会生活に支障をきたし 精神科医のもとに 連れてこられれば 異常状態 疾病状態と称され 治療の対象ともなるが 本来 "そのような人" に過ぎない

私は 種々雑多な性向を 野生社会に 成立した 攻める 守る 逃げる 避ける という行動パタァンより考察する 文明社会では 逃げる 避けるはほとんど同義であるので ここでは "攻型""守型""逃・避型" の 3パタァ

ンに 大別しておく

試みに 人格を 判断の良い悪いと 攻め 守り 逃げ・避けの性向の二軸で
分類した 些か 文学的な「判断の諸相としての人格」類型は下のようになる

(表 1-4)

良　　==　　判断　　==　　悪

攻	社交	教育	学究	芸術	権力	革命	軽率	野卑	発揚	独断	狂信	破壊
	陽気	理念	好奇心	審美	支配	信念	気紛	下品	饒舌	傲慢	過価値	冷酷
	積極	公正	思弁	直観	名誉	情熱	浅薄	浅はか	無遠慮	排他	偏執	野心
	活発	厳格	真摯	官能	機知	勇敢	性急	自惚	嘲笑	詭弁	頑迷	残忍
	親切	統率	粘着	顕示	強靱	献身	粗野	節介	好争	強引	強硬	過激
守	依存	控目	慎重	現実	秩序	信奉	厭世	追従	邪推	奇嬌	虚栄	邪悪
	内気	物静	用心	地味	道徳	素朴	抑鬱	卑屈	拒絶	偏屈	見栄	陰険
	柔順	繊細	思慮	勤勉	責任	受容	劣等感	欠恥	不平	孤立	打算	狡猾
	感傷	反省	綿密	妥協	計画	謙虚	狭量	不誠実	捻くれ	倒錯	皮肉	欺瞞
	甘え	遠慮	忍耐	順応	堅苦	忠誠	悲観	尻軽	短絡	突飛	派手	色情
逃避	小心	気取	形式	寛容	楽天	隠遁	退嬰	軽佻	非社交	非道徳	耽溺	不全
	易感	気品	無味	柔和	観念	清廉	無気力	散漫	不器用	無定見	過敏	虚弱
	消極	冷静	淡白	物解	諦観	風刺	無慮	移気	人見知	不感	被害的	心気
	心配	自制	不関	協調	諧謔	孤高	我儘	浅慮	回避	変り身	固執	不活
	拘泥	潔癖	平浅	譲歩	不徹底	瞑想	鈍重	衝動	感傷	放逸	自己中心	幼稚

右側の判断悪の人々は 当然 対人的 社会的に問題行動を起こしやすいこと
になる さらには 常々の奇異な言動 事件への不適性な反応 日常生活の逸
脱が あまりにも特異的であれば Abnorme Persönlichkeit と定義される

　［註 1-1］Persönlichkeit を類型化することは至難の業であるので 従来 Reaktion は
　　Symptom で呼称され Moment や Anlaß で 考察されている

第三の異常は 神経伝達物質の産出 流れ 電位の励起の問題であるが 人間
として適正に状況を把握し 順応的に行動することが阻害されるほどの神経伝
達物質伝達系の異常が 生じる 内因性と称されている Schizophrenie MDI
が ここに属する精神総体というより 思考とか感情とかの要素の異常が目立

つため 特殊な回路網にその原因が 求められそうだが 仮想の域を出ない しかし Schizophrenie の発症が脳波完成の前思春期にあるところから 神経伝達物質の産出の異常や レセプタァの異常 数の多少 活性の高低に関する異常も 脳回路網の特異性に求められ それらの要因は 遺伝的に決定されていると 推定されているところである その異常の様は 精神の変質として窺われる

symptomatisch も 神経伝達物質の流れに 直截的に作用する 物質が 原因であるので ここに属する infektiös hormonal pharmakologisch などであるが その侵襲が脳の材質に及び 伝達物質のレセプタァに 非可逆的な欠陥を残こすこともあり 構造が異形となれば Charakterveränderung に至る もっと粗大な細胞の脱落が 生じれば struktuell な病変となり Demenz と称せられる organisch な障害にも至る

胎生期 周産期 幼少児期 などに 脳の細胞へ 侵襲があって 人類としての適正な回路網を構築することができず 機能的に 精神が 人類の一般的な 所定の高みまで到達できなければ Schwachsinn と呼ばれる これは 粗大な回路網障害で 世に知能発達の障害のみが論じられているが 実は精神機能総体のレベルが低く 低人格と称される 従って 広義に人格のパタァンと見れば "Schizo-Oligophrenie" の病像の成因は ここに求められる 当然 これらの回路網にも Dopamin Serotonin の分泌異常や レセプタァの異常が 起こるので Zustandsbild は Schizophrenie に類似することになるが 雑な回路網の故に 雑な病態を呈する Schizophrenie は人格の変質の Prozeß であり Schizo-Oligophrenie のそれは 人格の非発達に起因する Reaktion で 異質の病態である もっとも視点を変えれば Schizophrenie は 全ての異常精神を産出する病態で 全ての精神疾患は Schizophrenie-ähnlich である

臨床的な 薬物治療の際 粗い 器質的障害には Glutamat ＧＡＢＡ が 構築的障害には Noradrenalin と Benzodiazepin 機能的障害には Dopamin Serotonin のレベルといった 対応を念頭に置くと 薬物を選びやすいかも 知れない さりとて Peptid に関しては 触れるに至っていない 現在では思弁的に過ぎる 嫌いはある

1 Grundriß der Geistesstürung

Die Schizophrenien

☆ 人間・哲学的
* 知性と情性との間の機能統一失調 　　＊自我 Ich と自己 Selbst の分離
　＊非可逆的 Prozeß の結果としての了解不能性
　＊具体的現実的な困難に対する適応不全　　＊世界との関連系の変貌
＊聖なる象徴としての比喩　＊生の立脚点の喪失　　＊自然な自明性の喪失
　　＊経験の一貫性の解体による 世界内存在における変容

☆　社会・心理学的
＊ perte du contact vital avec la réalité　＊心理的社会からの脱落
　　＊意識緊張低下と能動性不全による 統合思考の障害
＊心的力動の逸脱　＊内向型の人の集団的無意識の古態型の再現
　　＊耐え難い観念の投影とリビドゥの退行　　＊意識し得ぬ 体験とのずれ
　　　　＊幼児期の挫折に起因する現実との妥協困難
　　　＊引裂かれ歪んだ家族による同一性の混乱
　　　　　＊親子関係から生じた 不健康な対人関係
　　　＊母の double-bind メッセィジによる病的混乱＊ schizophrenogenic mother
　　　　＊共同性との異和に固執する病　中核は迫害－支配妄想

☆　生物・医学的
＊自己の異常を自覚できぬ病態 ＊脳機能の統合障害 ＊精神エネルギィの減少
＊ dementia praecox　＊妄想　幻聴　他者からの作為 被影響性
　　　　　　　＊その症状の持続 6ヶ月以上と社会生活能力低下
＊ Autismus Assoziationslockerung Ambivalenz Affektabstumpfung
　　　＊意識野（急性期）と人格（慢性期）の病態　＊ストレスへの脆弱性
　　　　＊認知処理過程（注意－認知－情動）の障害　＊左右脳の離断
＊脳室拡大　脳溝開大　小脳萎縮の指摘　前頭前野の小型神経細胞の減少
　　＊側頭葉　海馬　海馬旁回　脳梁の形成不全
　　＊前頭葉　側頭葉辺縁系　基底核の機能不全
＊海馬傍回皮質の異所性細胞 海馬錐体細胞の減少や配列の異常
　　　＊事象関連電位の抑制 遅延　振幅の減衰　＊探索眼球運動の減少 狭窄
＊神経伝達物質とレセプタァの異常　　＊ Retrovirus
＊ H L A　A10 28 29　B7 17 27　AW19 BW16 35　CW4　が関与
＊遺伝子の座　5p11-13　5p13-13　5g13-13　11g21-22　11g22-23　22g12-13

2 Meine Schizophrenie

Schizophrenie の診断の混乱は Schizophrenie の定義の多様性 他分野からの雑音にあるのであって Morbus Schizophreniae の複雑性によるものではない

その罪は Das Schizophrene (統合失調症的状態) を Schizophrenie と唱うことにある 即ち Ichstörung (これも 意味稀薄の 曖昧な 用語であるが 個々の体験からは Egorrhoe-Symptome Depersonalisation Zwangssyndrom Autochthones Denken Beeinflußerlebnis Überwältigungsgefühl Gehörshalluzination Gemacht-Erlebnis 更には Denksperrung Gedankenausbreitung) Zerahrenheit Katatones Syndrom Wahnsystem Manieriertheit Ambivalenz Assoziationslockerung または彩りとしての Manischer od. depressiver Zustand また kraftlos その反動としての gehoben そのことに対しての Einsichtlosigkeit 等々の 症状を有するものを 全て Gruppe der Schizophrenien などと一括し Das Echt-schizophrene を抽出することを怠り これらの諸々の症状から 派生する心的変化を 哲学的 人間学的あるいは 社会心理学的な興味 関心をもって語られ過ぎたことも 精神科医を堕落させた一因である 因みに診断の緒に Wahn を置くような Methode は論外である

Schizophrenie とは あくまでも 対人感情障害を示す Hebephrenie のことである

Schizophrenie 状態は その人にとっては Lebensgeschichte そのものであるにしても 医学的には 純粋に 疾患であることは 疑いもなく 一方 Schizophreniker も Organiker も それぞれの人格であり それによって生きることは 立派な人生であるという 私の人間観は 四半世紀 変ることがなかった 精神科医としての人生を選び その世界を垣間見た者として 少しく語りたく思ってきた しかしながらそれを 哲学的 人間学的に語ることが どんなに魅力的であるとしても 疾患はただ生物学 医学の視座で語らなくてはならなかった あの 興味深く展開される Noema - Noesis の自我論 Signifé - Sinifiant の妄想論も全て "おはなし" であって 畢竟 生物学の用語には 翻訳されることはないだろう

古くから Mania Paranoia Wahnsinn Verrückheit Blödsinn などとして記載されてきた Schizophrenie とは　概観すれば Schizophreniker という人格者が Jugendkrise にあって　まま陥る　反応様式 Milieureaktion のことでありその後 asozial な 生き様 Lebensweise を送る人を指す

[註 2-1]　Schizophreniker とは　Krise に陥った時
　　　　"Konfrontation zu Mitwelt"（共世界への対決）　並び
　　　　"Regression von Mitwelt"（共世界からの退行）という方向をとるような行動パタァン 即ち 脳の仕組を形成した人のことである

その 反応様式が　病態であるかどうかは　時の文化　社会体制が決める 要素が強く　バロック時代来　資本と科学が相提携し　合理と能率しか価値としないような社会では施設へ隔離　隠蔽され　婚姻の機会も奪われることが多くしたがって挙子率も低い　しかし その数は減少しないようだし　社会生活を送っている Schizophreniker は かなり多く　優れた 芸術的創作活動をした人や宇宙原理を推論した人などが数多く居るところを見ると　単なる 脳の破綻ではなく　脳の進化が目指しているものとの 裏腹の破綻なのである

生物は　群れることが生存に有利という方向へ進化してきた　そして　個体は単なる群の一員から　比較 対比され得る　個性をもつ個人へと分化　独立してきた　その中から　群集団の内に在ることの居心地の悪さ "群れること"へ違和感を抱く者が現れた　それが 現実との協調　世界との調和を 拒否した生物　Schizophreniker の姿で　群に属することの有利さからの脱落　拒絶という　一種の反進化現象である

その故に　Schizophreniker は　共感できない 他者へは 過敏で　常人 よりも人間の "事" に 関心を寄せ　自閉の内界からも　現実世界を　恒に　窺っているのである　この時点で　受動的孤独 能動的自閉をよしとし　群から距離を保って生きようと定めた Schizophreniker は疎外感に 苛まれることも少なく発症することなく 変人として 生を全うし　その故に よい仕事をする者も多く居る　逆に　人恋しく感じ　孤高を守れなかった者は　発症の危機に曝されることになる

一度　Krise に陥った Schizophreniker の 共世界の認識　それへの対応は生

物として まことに不適正で 生きることの立脚点さえもが 危うくなり 過去を適正に評価することも 未来をも 適正に読むこともできなくなる その柔軟さの欠如にも驚くべきものがある 思春期に しばしば 見られる その判断の 不適正さの根源は 気分の変容を伴った時点での 推論形式の特殊性に求められるが 若干 後に触れる

しばしば anthropologisch に 考察される 陽性症状の発症は 次ぎの 如しである momentlos に 何か 今までの世界とは 違うという amorph な Ich－fremd な不安を感じる 身辺に生起する事象が 過去の意味連合 価値では理解ができない 世界は自分が知らなかった 様々な意味に満ち溢れていることに気づき 過覚醒ともいうべき意識で 在りえない意味への探索を始め 様々な解釈を試みるが その理に思いは至らず 不安な日々が続く そうこうする中に 世界は何か 悪意に満ちて 自分を圧倒してくることに気づく その輪はだんだんに大きくなってくる ある日 ふと "ああ そういうことだったのか" と 疑念は氷解する 全ての謎は 一義的に解釈され 自分は一人孤立して その世界と対決せねばならない という発展である

これが 私の言う Schizophrenie の発症の初期に "おののき" から "世界対決" へ至る構えがなくてはならない という前定義の所以である そして 誰よりも 人に関心を持ち 人を恋した彼は その 理不尽な世界に対し 徒手空拳 闘い 当然のこと 敗北し 人々が肌を触れ合って ほのぼのと生きているとされる世界をよそに 退行していく 実は この Endstadium こそが Schizophreniker の 生き様 であり 疾患としての Schizophrenie の病態で 妄想などの 陽性症状は 診断上は実は どうでもいい 妄想を主題にするから 様々な雑事が生じることとなる

Schizophreniker が Schizophrenic という疾患として 認定される経過には
　陽性症状を出さずに 退行してしまう者
　陽性症状を出した後に 退行していく者
　陽性症状を持ったまま 退行している者　　　　　　　の三種類がある

その発症の 好発時期は Jugendkrise で 精神の展開 人格の発展は 経時的には

1　幼少年期　−−　広がる　−−　価値の同定（脳回路網構築期）　　（表 2-1）
2　思春期　　−−　高まる　−−　自我の同定（脳回路網完成期）
3　中年期　　−−　深まる　−−　関係の同定（脳回路網脱落期）
4　老年期　　−−　鎮まる　−−　世界の同定　　　　　　　　−→ ［世界の解読］

という展開が見られ　思春期とは 広がりから 高まりの人生に入る時期である
この際の　自我確立のための作業の中核は "体験の集大成" と "他者との比較"
である

幼少年期に　価値の同定が 適正に なされなかった者は　この時期　selbst-unsicher で 内部の統御は 崩れやすく なかなか 自我の同定に至れず　社会の "掟" に 和合することができない　ここで Milieu の醸し出す 雰囲気に対する 過敏性　対象意識　知覚の変容　対人感情疎遠　混乱した判断　動揺する意志の志向　方向性を失ってしまった 運命　崩壊した 共世界 "感" などについて "精神の層構造"（図 1-1）に沿って　素朴　簡明にみていこう

この5層の　それぞれの突出した病態が　そのまま　5型の Subtypen となる

（表 2-2）

意志層　の障害　　：	緊張昏迷型	亢進　過動　逆に　発動停止　不動
判断層　　〃　　　：	自閉体験型	寡動多思で 異常体験に耽る 妄想加工
感情層　　〃　　　：	抑制解除型	多動寡思の Paradefensive 体験なし
気分層　　〃　　　：	低迷拘泥型	自己不全感　病感あり　ぐずらぐずら多訴
欲動（身体）層 〃 ：	情意減弱型	生物としての 生への欲求の減退　喪失

即ち　‖気分‖の起源は雰囲気の察知　了解であるが　その高低が　行動への構えである感情の在り方を 左右する　その病態は 低迷と浮薄で　気分の低迷は 行動に至る意志の発動を抑さえ　寡動多思となり　意味連合は破綻しついには妄想を生じさせる　その浮薄は　感情の抑制を解除し　多動寡思の判断停止状態に至る

このような状態では　精神の最下層の 情報収集のための ‖意識‖ も変容し bizarr な開閉や　照曇を示し　恒常性を欠き　転動性は不円滑となり　注意の集中　持続のバランスが崩れ　外界の把握にも重大な影響が起こる　同じ

対象物が　日時により相貌を変え　ある時には　増満し　ある時には　縮退し　常時とは異なった　図と地の反転が浮動的に生じることになる　これが過覚醒（幻彩）と呼ばれる状態である

ついで　気分の基調で決定された ‖感情‖ の能受動　激穏は　対人反応から見ると"自閉体験型"では　人を窺いつつ　人を避け　外界の刺激に反応することを拒み　脳回路網は　完全な閉鎖回路となり　巡回し始める　"抑制解除型"では　外界からの刺激に対し　Paradefensive 状態となり　人を人と思わぬ　めためたの行動を惹き起こす

[註2-2]　Paradefensive とは　私の造語で　守りの一型　本心を察知されたくない時は　黙っているより　喋り　動き　刺激にまともに対応しないという防衛反応の方が有効であり　かつまた　部屋に閉じ籠って解決に難い悩みにひたっているよりぱっと踊りに行っちゃおうといった正常心理ともパラレルな行動をいう

従って ‖判断‖ にも病態が生じることになる　知覚系より入った刺激は記憶の中にある　パタァンに　照らして　状況の意味として　同定される訳だが Schizophreniker のパタァンは　本来　歪んでおり　価値の同定　自我の同定の混乱に基づいた　照合すべき記憶のパタァンによる意味の解釈は　常人とはかなり異なったものである　発病時は　よく意味の探索行為が観察されるが　それは今までとは異なった因子分析により　常界とは違った意味連合が産まれ　表象の結合が行われるからである

最後に　人間の運命を決める ‖意志‖ について述べるが　これは動物としての身体的な欲動の高められたもので　精神の層構造の最高次のものであるが　その増減と　方向性　まさに　志向が問題となる　性格を含めて　如何なるタイプの発症となるかを決定するところのものである　そしてこのような状況の中では自己の志向を定める　意志の発動たるは　混乱を極め　判断を制御できなければ　多思寡動状態　即ち"自閉体験型"となり　妄想加工に耽る　また感情の逸脱を許せば　寡思多動状態としての"抑制解除型"となり　意志の　発動停止は　昏迷状態をひき起こし　発動が無志向となれば　興奮に至り"緊張昏迷型"となる　恒常的な意志の減弱は"情意減弱型"となり　退行してしまう

即ち　Schizophrenie の発症を　診断的に言えば　"対人感情疎遠"の上に　生

じる様々な異常体験が 陽性症状であり 体験の燃え盛っている "多思寡動" あるいは過動 興奮の "多動寡思" が急性期である ついで "意欲低下" が起り 世界からの退行が始まれば 慢性期へと移行し 相転し 情意減弱という陰性症状に 覆われることになる

この辺りを 発症の経過に照らして Subtypen に分節すると

(表 2-3)

日々の体験の中で また時に事件に遭遇すると すぐ "不安" になり "動揺" する気分は "低迷" し 感情は "抑圧" される 小さな事に "拘泥" し 身体の不調にも "心気" 的となる ある時は 何かに圧倒されるような "不気味" な 感じを味わい ある時は 体験に実感がないといった "疎遠" 感に苛まれる また "焦燥" 感に駆りたてられ 原因もなく "不機嫌" となったり "不穏" から "強迫" 的になることもある
―― [低迷拘泥型] 準備状態

ある者は 深く感じ 考えることを止め "軽佻" 気分に陥り 感情は抑制 "解除" 状態となり 道徳観からも 解放され "欠恥" 状態となり 行動は "逸脱" する
―― [抑制解除型] 逃げ型

ある者は 悩み考え 自身のおかれた状況に "困惑" し 溢れ出る内的体験に身を任せ "夢幻" 様となる 果に 思考は "途絶" する また 他者の声に干渉 ("幻聴") されたり エピソゥドに様々の解釈 ("妄想" 加工) を試み その帰結は訂正不能に至る
―― [自閉体験型] 守り型

ある者は 世界に圧倒され 意志の統御が混乱し その発動は無志向となり "昂進" し "興奮" という過動状態に至る また 発動が "途絶" すれば "昏迷" 状態に陥る
―― [緊張昏迷型] 攻め型

しかし ある者は このような状態に 落ちこむことなく 次第に "空漠" 的 "自閉" 状態となり まず 感情が ついで 意志も "減弱" して 社会より "退行" してしまう また これは ほとんどの Schizophrenie の Endstadium でもある
―― [情意減弱型] 避け型

　　　　　　　　　　　　　　　　攻め型　――　過動
　　　　　　　　　　　　　　　　守り型　――　寡動　多思
　　　　　　　　　　　　　　　　逃げ型　――　多動　寡思
　　　　　　　　　　　　　　　　避け型　――　不動

この 5 型を状態像から 概観し 症状を 二つずつ組合せて 14 群に区分すると
複雑とも見える Schizophrenie の病態も照見しやすくなる

0　準備状態　　　　　　　　－－　共世界との不和　対決へ　　　（表 2-4)
　　不安　　動揺
　　低迷　　抑圧
　　拘泥　　心気
　　不穏　　強迫
　　不気味　疎遠
　　焦燥　　不機嫌

I　抑制解除型（逃げ型）　　－－　共世界への判断中止
　　軽佻　　解除
　　逸脱　　欠恥

II　自閉体験型（守り型）　　－－　共世界の過誤解釈
　　困惑　　夢幻
　　妄想　　幻聴

III　緊張昏迷型（攻め型）　　－－　共世界の破壊の試み
　　昂進　　興奮
　　途絶　　昏迷

IV　情意減弱型（避け型）　　－－　共世界からの退行
　　自閉　　空漠
　　情意減弱

［註 2-3］　錯乱状態という用語は　厳密には　意識障害を表すので　ここでは敢えて
　　　　　用いないが　興奮　解除　逸脱　欠恥などの近縁に出現する

［註 2-4］　7 章の Schizo-Oligophrenie の症例も　この 14 の状態像に準じて並べられ
　　　　　てある

さて　形而上学を学ぶ　諸家の関心を　引く　Schizophrenie の内的体験にも少しく触れておこう　人類における　精神の最高次の機能は　推論であるが　ここで　問題になるのは事物の意味で　もともと　意味の肯定と否定は対等価ではなく　現実の把握は　ありのままに認識する　という知覚の進化のため　生物にとっては　肯定的認知が自然なのである　しかし　この時　気分層に裏打ちされる　疎遠感のような知覚の変容が　起きていると　地と図の反転は奇異な表象の結合　意味の変貌に　さえ至る　それが"今まで気づかなかった"意味で　ここで行われる推論は　原因結果推論より原因帰結推論の形をとることが特徴的で　被注察的　被害的な意味内容の彩りとなる

[註2-5] 原因結果推論：Xという　原因によって起こる　結果としてのYという　事件
　　　　原因帰属推論：結果として起きたYという　事件の　あり得るXという　原因

　　　前者の形式　結果への推論は　経験則によって　比較的　適正に導かれることが多いが　後者の形式は　当面している現実の意味づけで　原因は多義的に推論される　しかしながら　この二つの推論は　相対応する転換可能な柔軟な推論ではなく　後に起きたYを　肯定的に見ようとする　人類一般の傾向があるため　後件肯定の錯誤を生む

即ち
1　朝　トイレへ行くと　隣家の人が　必ず　咳払いをして　何か合図をする
　　　－－　隣人はヘビィ・スモゥカァで　朝　ひとしきり　咳をする
2　自分が帰宅すると　隣家がカァテンを引くのは自分を嫌っているからだ
　　　－－　その頃　西日が射すからであった
3　タクシィに乗ると　運転手が窓を開けるのは　私が悪臭を放っているからだ－－　時々　狭い空間の空気を入れ替えているのである
の如し

このように　事象の自然な同定の破綻は　過去の事物の意味連合をも破壊する　有名な"マリアは処女である　私も処女　従って　私はマリアである"というのは　主語ですべき物と物との同定が　述語（属性）によってなされてしまうことになり　述語的同一性による　異質なものの同一化であり　"ステラは笑う　ステラは泣く　故に笑うは泣く"は　主語的同一性による　異質なものの同一化で　主語の無化であると錯文法で説明されるが　その前提は　三段論法たる　帰納法の破綻によるものである

このような論理の破綻は　意味連合や表象の結合の破綻　象徴の変貌とも　軌を一にする　陰喩　換喩も　ある意味連合によって　拡散してしまう　"玉の肌"は美人に陰玉をはだけるという　Kontamination を生じさせ　玉は OO はオナニィへと収斂する　はたまた　抜けば"玉"散る氷の刃　と転じ—→八重歯—→八重桜—→桜の下に埋っている　屍体に刺さた凶器の刃—→　と循環する　更には　"息を詰める"ことは　ひっそりと　生きることになり　"手(首)を切る"のは　この世との訣別となる

また　自然のリズムは単なる調子のよさへと変貌し　音連合となる　コップをチンと叩くのは　性器の小ささへの揶揄であり　ついで　チン　トン　シャン　としろ　と響く

象徴の変貌は　"8"は世界の分裂　"A"は女性の陰阜　"ふ"はピエロで机の縁に　両手をかけている相手の　4本の指は　4月4日の死の予告ということにもなる

表象の結合の　解体は　鉛筆ーー消しゴム　の関係が　殺意ーー免罪　という意味連合を生み　時には　Wortneubildung（名づけの変更）に至り　自分が蛙である　のはしばしば　のっぴきならない苦境から　生還する"のっぴきがえる"であるから　といった　同語複義の Kontamination　をも示す

[註2-6]　患者さんの話を locker と　評するが　Assoziationslockerung　という　決めつけが　そもそも正しくない　意味連合が　弛緩しているのではない　表象の想起　その結合に問題があるのであって　凡俗な者には　理解に難い特異な意味連合を　なしているのである

言語の文脈　比喩　象徴　意味連合の異常について述べたが　そもそも言葉とそれの指す実体とは　人々の約束によって　一体化されているではなく"名づけ"によって　世界に意味と秩序を与えているのである　個人は　一つの単語にも人生史を負っていて　同じ単語によっても　個々人の中に現れる心像　表象は　それぞれ異なっている　無事な生活の中では　その約束事によって　他者の意味する処と　余り隔りがないように調整されている　何故ならば　人々は身の回りに　Umwelt　という文字通りの"雰囲気"をもって生存している　その　曖昧さが　対人関係の緩衝地帯になったり　柔らかい障壁に

なっていて　他者によって構成された　世界秩序と　その中に生きている自分との軋轢は　あまり感じない　しかし　翻って　観察すると　人類の群共同体では　自己史の背景のない　記号にすぎないような言語が飛び交い　それを補うべく　顔面筋が不気味に動き　さらに　滑稽な仕種が慣用されている

また　一度　その Umwelt　が溶解　四散すると　疎遠感　によって　世界は冷たく変貌し　人の温か味は消失し　外界からの情報は加害的に侵入し　一方 "人々" との絆とか "約束" が解体すれば　言葉は程よく いい加減に　現実の "物" "事" を伝達するという　機能を失い　現実との対応を失った 個人的な表象　あるいは　象徴と化してしまい　個人的な "名づけ" が新たに行われることすら稀ではない　そして世界が　己れの気づかなかった意味に 満ち溢れ始めた時　同質的社会としての群への違和感　疎遠感が湧きあがり　群行動の中で　自らは実体験することなく　判断もすることなく　ただ十目の見る処十指の示す処に従っていた方が無難といった曖昧さでは　済まされなくなり異なった意味連合の中で "物" "事" の在り方を　追及しだすこととなり これが　その Selbst-unsicherheit に　起因する　奇異な依存探索行動であり Zweifer- Frage- u. Grübel-sucht　などを生じさせる

ここに　注意野の　地と図のバランスの崩れから　過去と現在　現在と未来此処と彼処　表象の融合と　自在な意味が出没することとなり　今までと概念の異なったクラスタリングや　説明がうまく行われると　Aha-Erlebnis （ああ　そうだったのか　という自己納得）が 得られることになり Wahn-wahrnehmung が　一義的に纏められ　Wahnarbeit へと向う

[註 2-7]　正常心理現象に　縺れに縺れ　悩みに悩んでいた難問が　ひょんな事から直観的に氷解し　ああそうか　そういう事だったのか　膝を叩いて納得することがある　これを "Aha-Erlebnis"（ああそうか体験）と称する この病的なものが Schizophrenie の Wahnarbeit の 初めにある　そのほとんどは　原因帰結推論の過誤によるものである

この辺りは　急性期の　事物と観念という二つの座標系の照合の障害として説明されているところであるが　慢性期になると この意味連合の二重性　現実と妄想との間には　二重見当識が成立し　正常人にも見られる　高邁な理念を持ちながら猥雑な現実を送っているといった類いの　二重生活が可能になる

Schizophreiker も居る

それどころか　事物の再同定におけるクラスタリング　その推論性が　新しい科学的定理を　世界の変貌感　その象徴性が　感動的な芸術作品を産むことにもなる

一方　近年　発症の形を変えた　Syndromarme Schizophrenie とは　一言で言えば　現代社会のシステムが　個々人が袖　肌を触れ合っている人間的な Gemeinschaft という歴史的構造から　科学技術によって　現生活の機能のみを追及する Gesellschaft へ移行したため　Schizophreniker も　対人感情疎遠感も軽く Ich-fremd な気分に陥る機会も減じ　それ故に　人間関係に　あまり過敏になることがなく　それをつき詰めたいという衝動に駆られる状況が減少したことにもよるのであろう

Schizophreniker の　他者からの評価への過敏さから生じるものは　妄想知覚が生ずれば　更に　加速されるが　この過敏な対象意識　感情の不安定　判断の過誤　意志の過発動による反応が　"Konfrontation zu Mitwelt" であり疲労困憊の結果　鈍感になり　意志の発動が　抑さえられ　現実世界から　逃避して　状況へ反応しなくなることが　"Regression von Mitwelt" であった

少しく お話が過ぎた　精神科医にとっては内的体験の発症や　それに基づく異常行動のため　社会生活に　破綻をきたすという陽性症状を有する Schizophrenie のみが臨床的に問題となるが　世に Schizophrenie は少なく Schizophreniker は多い　臨床医は　発症した Schizophrenie の子供につき添う親に　異常感を受けることをよく経験する　［表 2-5］に示される如くに世の中には Jugendkrise に　軽い Schub を経験しても　病気と断じられたり隔離　隠蔽されたりすることもなく　性格変化と称せられる　精神の歪曲のみで通過した　多くの Schizophreniker が　様々な生き様を示している　いわゆる Sonderling であるが　彼等の中には　むしろ　その冷たいとか　硬いとか　言われる　精神の故に　また　その　一風変った　推理力　創造性の故に社会的に優れた仕事をしている人々が居ることを　知らねばならない

ここに　5世代の知見が得られた症例　Schizophreniker 一族（図 2-1）を挙げる　優秀な事業家　医師　更には　解剖学の教授　哲学の教授　などを

Familie O （ある Schizophreniker 一族）

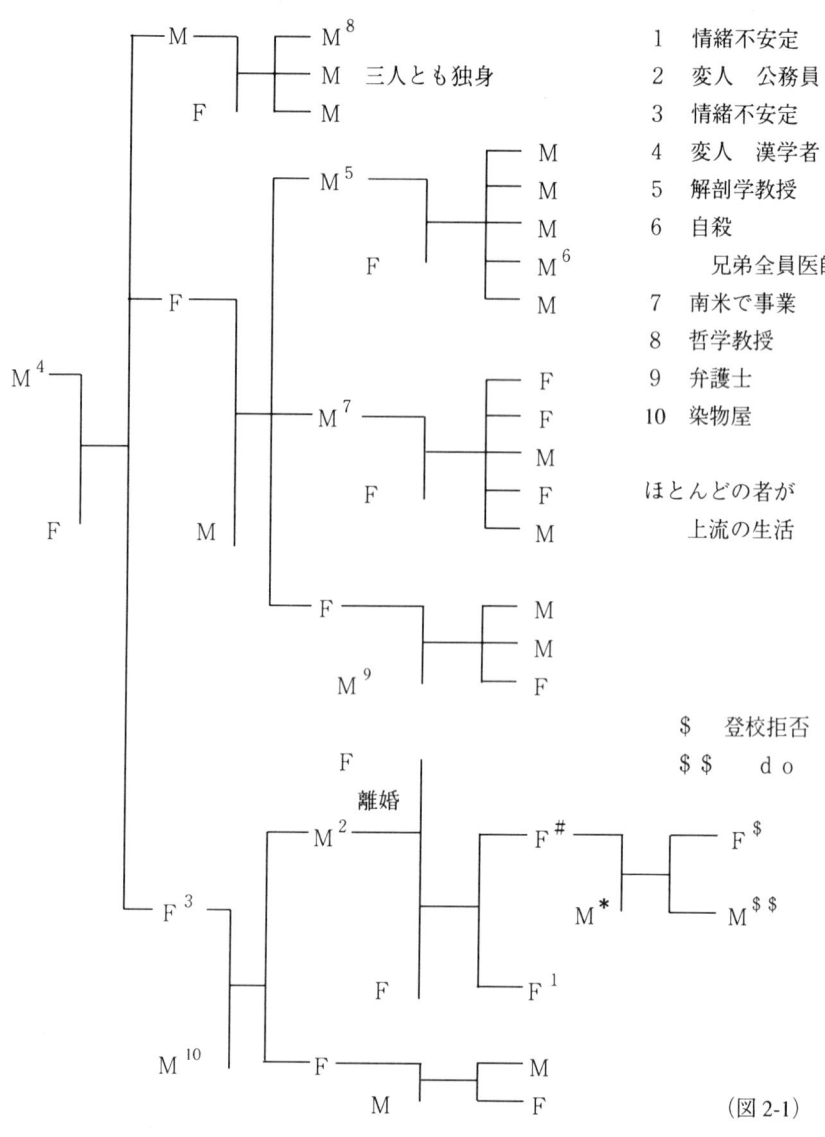

1　情緒不安定
2　変人　公務員
3　情緒不安定
4　変人　漢学者
5　解剖学教授
6　自殺
　　　兄弟全員医師
7　南米で事業
8　哲学教授
9　弁護士
10　染物屋

ほとんどの者が
　　上流の生活

$　登校拒否
$$　do

（図 2-1）

輩出した一族で 血族30余人の中 精神科医による加療歴のあるものは 私の患者さん ただ一人である 彼女は やはり負因のある男性を夫にしたため 子供達は 不幸な人生を加速され始めたようである

[図2-1] #印が 面識30年の患者さんである かたくなな面はあったが 表面的には大人しく 手のかからない子であった 私立音大付属高校3年の頃よりなんとなく投げやりになり ピアノに向かう時間も減じて 成績が落ち始めたが 志望のピアノ科へ 進学はできた 21才 音大3年の春 感情動揺が激しくなり 些細な事で泣きわめき 夜も安眠できなくなる 執拗に体の不調を訴えるので 大学病院まで連れて行ったが 特に異常はチェックされなかった

初診は 往診による入院時で 3年の2学期末であった 表情筋全体は弛緩しているのに まなざしのみは硬く 前景を覆っているのは焦燥だが 濃やかな周囲への関心もなく かなりの経過をもつ 統合失調症の 情意減弱状態が窺えた 院内では 全く問題行動もなく 4ヶ月で退院した ピアノ科主任教授某と 私との話し合いの結果 卒業試験の実技も免除され "好きなピアニストについて"の論文提出だけで 卒業できることとなった 1年後に 小学校の教員をしている母のコネで 市内 楽器店の譜面売場に勤務し のっけから主任となったが まあまあの仕事ぶりであった

30才で 勤めを辞め 母の経営する アパートの住人で 家庭教師 でもあり事情を充分に承知し 入院時にも手を貸してくれた 高校の物理の教師 M[*] と結婚し 郊外だが 100余坪の土地に 空調完備の邸を 建ててもらって母が乗りこみ 同居した 31才で女児 34才で男児をもうけ 気ままな生活を 送っていた 夫の通勤用の車以外に 自分も 3000 cc の車を買いこんだり 月20万からの浪費なども 許容されていた

父親 M[2] は旧制中学を 優秀な成績で卒業し 県庁へ勤めたが 小銭を着服し 免職になった 攻め型の Schizophreniker で 普段は周囲から孤立して ひっそりと生活しているが 境界の樹木 一枝のことで 隣家とやりあったり 逆に 一度 干渉を受けると 執拗な反撃を 仕掛けていくという

ことが しばしばあった

先きの妻は姑 F^3 の感情易変に耐えられず 逃げ出してしまった その後へ嫁いできた患者の母（婚約者が戦死し 投げやりな日々を送っていた時に見合いの話があったという）は 夫や姑の 常軌を逸した行動に不信を抱き 夫の血縁を調査した それが "Familie O"家系図の骨子であるが ほとんどの人は優秀で 社会的な地位も高いが 皆"人でなし"だという そう言う彼女も 三代の Schizophreniker に囲まれて生きて 妙な行動パターンの人になってしまった 失職した夫に代って 一家の経済を負担したが 昼の教職の仕事が終ると 夜は料亭の仲居と 大奮闘をし 小金を 貯めこみ アパートを 建てたのであった 暫くして 教員を定年前に辞めると 退職金で学習塾を創り 現在は三つにも増やし M^* 宅で 実権 金権を握っている M^* は毎晩 そこの教壇に立つ羽目になり 家庭をなおざりにする結果ともなった

3才年下の妹 F^1 は 姉と同じ音大卒で 屋敷内に個室を建ててもらって 結婚式場のエレクトン演奏 コォラスなどのアルバイトで 自活していたが 自己中心の日々で 気に入らない事があると すぐ がなり立てる事が多く 自炊する父の面倒も全く看ることがなかった 現在 彼氏と同棲しているが悶着を起こしては 実家の部屋に戻ってきて 母屋にも 我が物顔に出入りして 姉は立派な家を建ててもらったのだから この家屋敷は自分が貰うと息巻いているという

女児 $F^\$$ は 一人遊びの おとなしい子で あったが 中学2年2学期より登校しなくなり アイドル歌手のテレビだけは見るという 無為の生活でぶんぶくに太ってしまい 100 kg に なんなんとしている 常々 父親 M^* には攻撃的であったが 気に入らない事を言われると 時には 唯一 味方の祖母をもぶん殴る

男児 $M^{\$\$}$ は 落ち着きのない子で 自動車の玩具を与えておくと 御機嫌がよかった 小学6年1学期より怠校が始まり 中学1年 夏休 バレエ部の部活に行かなくなったのを機に不登校となる 痩せたいと ふらふらになる

まで食事をしなかったり 何とかしてくれ と鋏を持って暴れたりで 2学期はほとんど登校せず 玄関の鍵は締まっているか 犬に鎖はついているかなどといった 強迫行為も出現した この間 学校の教師との面談は すべて祖母がやっていて 両親は表には出なかった

この頃患者は 45 才であったが 入院の止むなきに至った 嗜癖気味に常用していた風邪薬の大量服用が続き 軽い意識障害を起こし 毛嫌いしていた隣家の主婦に被害的となり 幻覚妄想状態に陥ったのであった 院内では無憂慮の極みで 禁煙させたいという夫（非喫煙）や子供達の要望により 指導したが 灰皿漁り しけもく吸いが止まらなかった 外泊時 隠し持っていた金で煙草を買い 空地で2時間も吸っていた などということもあり 子供達の危機的状況にも 深く関わろうとしない 外泊訓練中 献立 調理を積極的にできない 母親らしく振る舞えない などの理由で 正月にも外泊のみで 翌春先 11ヶ月を要して やっと退院となった

その年の秋 夫 M* が発症した 一家の 義母よりの自立を指導していたが 世間知らず 人の心理に疎い 経済観念もなく 徒に吝嗇 依存的 子供への対し方も判らない親（自身の父親は精神科入院歴あり 母親は自殺）であった 夏休が終ると子供達が 本格的な登校拒否となり 家庭内暴力も加味され 攻撃の対象にされだした この頃 物理の教科の選択の生徒が減り翌年4月からは 生物を教えねばならなくなり とっかえひっかえ 本を読んでみたが身につかず 自信をなくする 更には 私が手術のため入院し 相談をする処がなくなるといったことも モメントの一つになったかも知れない 眠れないという事で 私の友人のクリニックへかかり始めたが 朝も起きられず 症状は改善しないどころか 縊首自殺を図り 救急病院へ入院するという エピソッドに至った

M* の発症後の家庭の変化（1）
　　初は　伜 ：休むな　給料が貰えないと　自動車が買い換えられない
　　　　　娘 ：家に居ると邪魔だ　どっか　行っちまえ
　　　　　　　などと　父を攻撃していた二人が　一時的だが　登校しだす
　　　　　患者：困った困ったの言い通しで　子供達の母親としての役割は不

　　　　　　　能　計画性もない　毎日　同じような物だが　食事は作る
　　　　母　：高血圧　脚痛に悩まされつつ　俄然　はりきりだす
M*の発症後の家庭の変化（2）
　　　　娘　：一応　田舎の定員割れの高校に入学できたが　遠いというこ
　　　　　　　ともあり　1ヶ月で登校できなくなる　一年の休学の後　そ
　　　　　　　れなりの成長が見られ　笑顔を作り　人とも話ができるよう
　　　　　　　になり　学校の近所のアパァトで　祖母と二人の生活という
　　　　　　　形で復学を果す　その代り　家庭内はがたがたとなる
　　　　悴　：中学2年になると　再び登校しなくなり　夜も眠らず　喋
　　　　　　　りまくり　激昂し　果は手首を切ったりするようになる　父に
　　　　　　　くっついて　クリニックへ顔を出したりしたこともあった
　　　　患者：これじゃあ　ノィロォゼになっちゃうと　愚痴の言い通し

M*の経過
一年半の休職中　生物は難しい　化学の方が易しいなどと　あれこれ参考書
を買いこんだが　いじくり回しているだけで　焦りはつのる一方　復職観察
期間がきて　出校し始めるが　辛い辛いの言い通しであった　しかし　義母
の画策も効を奏してか　復職可となる

その後の一家
　　　　＃　春　悴は　希望の自動車整備工を養成する科のある私立高校へ進学
　　　　　　　できたのに　茶髪の子の存在に恐れをなし　不登校となり　家でぶ
　　　　　　　らぶらしているが　荒れることはない　娘は　学校のレベルを見極
　　　　　　　め　出席日数を計算した　ぎりぎりの登校なのに　学績は上位を占
　　　　　　　め　獣医科を出て　犬猫診療所を開設するという希望を抱いている
　　　　　　　偏ったつきあいだが　女子の友人はいる　男子生徒にデブの　ブスの
　　　　　　　からかわれても　ワルカッタワネ　ホットイテヨ　などとあしらえ
　　　　　　　るようになる　時に荒れて祖母に当る　……が　まだまだ"進行"
　　　　　　　形である
　　　　＃　実家で　一人住いの父は　なんだかんだと　自分勝手な事を言って
　　　　　　　きていたが　歩行障害で入院となり　痴呆症状も加味され　夜に日
　　　　　　　にかけてきた電話もなくなり　母も一息入れている　そして　密か

に計画を暖めている　度重なる　絶望の果に　辿り着いた夢は　学習塾を整理し　スゥパァ・マァケットを建て　4人をそこで働かせ孫達が　将来とも　生活できるようにすることであった

Schizophreniker の一家では　大なり小なり　このような事が　ざわざわと起きている　何かを　しでかして　来院すれば Schizophrenie と診断され加療されるが　何とか社会生活を送っている Schizophreniker は多い　患者さんに連れ添う両親が　共々 おかしな人格像を示すのに戸惑うが　師は Schizophreniker を　配偶者に選ぶような人は　すでに psychotisch なのだと曰われていた　それに反し　私には　心の琴糸の震えることのない（世に　繊細　脆弱の面のみが言われているが　まことに しぶとい！）Schizophreniker と共同生活をしていると　その中に正常者の方がいらつき出し　psychisch に変調をきたしてしまうように思われる

さて　従来　Schizophrenie の Prämorbider Charakter は　特定の"性向の偏倚"として　観察されていたが　例えば　真面目　繊細 といった性向一つとっても　当らないことが　多い　私のように "攻める" "守る" "逃げる" "避ける"という生物としての行動パタァンから見た　基本を　性向としての性格類型から考察すると　Schizophreniker の人格の発展　その在り様も理解しやすい　それを　纏めておく（表 2-5）Schizophrenie の発症とは　このような 行動パタァン（病前性格と称せられるもの）をもって　生きている Schizophreniker の破綻である

Schizophreniker への人格の発展　　　　　　　（表 2-5）

幼少年期（拡がる）から前思春期（高まる）までの行動パタァン

　　攻　　・闘争の報酬としての欲求充足　　　　－－要求固執型
　　　　　　頑固　情緒不安定　自己中心　反抗的
　　守　　：自己の願望否定により安全確保　　　－－歪我服従型
　　　　　　控え目　非決断　疑い深い　不関
　　逃・避：価値判断を避けて自我確保　　　　　－－孤立保身型
　　　　　　孤独　繊細　敏感　傷つきやすい

（表 2-5 続き）

思春期以後　中年期（深まる）への過程での社会生活パタァン
　攻
　　対　決　　頑固　常に緊張　協調性なく　すぐ喧嘩腰に構える
　　多　渉　　情緒不安定　独り善がりの お節介　トラブルメィカァ
　　固　執　　頑固で人の言う事を聞かない　一度決めると 転換不能
　　断　裂　　感情の変化が 唐突　思考にも脈絡がない　話好き
　守
　　欠柔軟　　細かい所に拘り　融通がきかない　場にそぐわない行動
　　不　響　　情緒反応なく　口先だけで 理屈を並べる　痛痒を感じない
　　無憂慮　　表面的で軽く　芯なし　へらへら　何があっても悩まない
　　暗　濁　　鈍く　暗く　寡黙だが　ぐずらぐずらと 粘っこい
　　猜　疑　　人を信頼せず　世の中を斜めに見ていて　時に攻撃的
　　冷　固　　温か味がない　人のやることを見ていて　時に厳しいことも言う
　逃・避
　　形　式　　真面目　表面的で　情感なく　形に嵌った行動
　　夢　想　　悪い意味での高踏派　現実軽視の生き方　経済力を欠く
　　欠配慮　　我が道を行く　唐突　自分の事だけをやっている
　　不定見　　主義主張がなく　矛盾した考え方　行動をしても 平然
　　欠自信　　自分では判断できず　いつも くよくよ　堂々巡り
　　無生彩　　霞がかかったようで　のろく　繊細で 心気的な面もあり
　　児　戯　　やる事　為す事 子供っぽい　べたべた　多弁多動で 反省心なし
　　アモラル　人類共通の感覚がない と言う意の非道徳　社会の約束に従わない

さて　最後に　しぶしぶ　文字で　Schizophrenie の診断に触れよう

臨床家は 患者さんに出会うと　まず Schizophrenie か　そうでないかを診る 精神の異常は Prognose がその人の人生となるからである　勿論　そのことで Pharmakotherapie として　Dopamin 系をいじるべきかどうかも決る

Schizophrenie は　Erlebnis-Symptomenkomplex（体験症候）から見れば　実に多彩な症状を出すが Ausdruck-Symptomenkomplex（表出症候）から見る

と 実に単純な病態で　DSMでは なるべく Schizophrenie と 診断しないようにしている意図が窺えるが　診断するということに 意義があるなら－－ 診断の難しさ　診断技術の乏しさが　逆説的に　診断することに あまり意味がないというような思想を生んだ時期もあったが －－ 古今　東西　老若男女貧富　貴賤　職業を問わず　誤診のしようがないとも言える　即ち　急性期の Konfrontation（準備状態〜 陽性症状）もしくは　慢性期の Regression（陰性症状）かを　表出症候 で 観得　照見しさえすれば よいのだから ……

[註2-8]　"観得"とは　価値　道徳　得失を超越して　目の当りにある外界の物事を　そのままに観ること（修業すると　一定のパタァンとして観える）"照見"とは　観得した事物を　自己の内奥に蓄積されたパタァンに照らし見ること（修業すると　外界の事物が内奥のパタァンに　飛びこんできて　重なる）

だが　これらは「緒言」の光景の如くに　芸道のような修業によってパタァン認識を積みあげた末に　習得されるものであり　言語に置き換えられ得ない患者さんの "様" は　このようにして　独特の視覚表象をクラスタリングすることにより　思考作業を進めるしかない　そして　これは　何に到達するかという意図をもって　修業しないと　可能とはならない

Ausdruck-Symptomenkomplex　に重きを置く者には　診察室へ入ってきた患者さんに　若干の刺激を　与えるだけで　Erlebnis の探索の要はない　勿論　語りかけは "出会い"（附1　Begegnung　参照）における治療関係の成立のために重要である

診断とは　目の当りに置かれた病態を "精神の層構造" に照らし　単なる身体の静動から　運命を読む意志に至るまでの総体を　観得　照見する行為を言うのである

いずれにせよ　原型を観るには　情報は少ない程　よいことを知るべきである　照見できないような情報は　ノイズである　冷たいと非難されながらも　M－Schule の医師達が　目の前の患者に　言語刺激を与えない（あまり患者さ

んを動かさずに）で　長い間　放置しておいて　観得　照見していたのは　この意である

診察室の扉を開けて　治療者の前に座るまでを観察すれば　それで 終り！ 病院という雰囲気　診察されることへの構えに関しての　人格の総体　病態を観ている訳であるが　人の示す様々な表情や　立居振舞のパタンを経験し　集積していなければ　可能とはならない

よく oberflächlich とか　距離が一定である　などと決めつけるが　治療者自らの構えを言っている場合が 多い！

しからば　精神を　層構造の要素々々に別けて　どう診ればよいかというと

 意識　－－過覚醒時の 注意野の在り方が 問題となるが　身心疲弊時や軽い意識障害時に　妙な過敏状態があるので　混同しやすい
 気分　－－低迷を観るのだが　心因反応にも　軽い意識障害時にも　これが見られ　重い人格像の人には　常態として在りうるので難しい
 感情　－－対人感情疎遠だが　慢性期のものは　素人にも判るが　急性期のものは　過敏性や焦燥感が前景に立つので　見落とすことがある
 判断　－－異常体験を有する人の表情を診るのであるが　神ならぬ吾人は　関心を持って　内容に聞き入ってしまうので　この道は採らない
 意志　－－慢性期の　ひどい 低減は 見誤らぬが　これも　人格の偏倚　単なる 怠け者に見える危惧がある　（怠け者が診察を受けに来る筈がない）

よって　このように　要素還元的に　Elemente を観る方法は　駄目！！

しからば　病める人間の総体を観るには

a 立居　振舞

　　家人から得られる情報は　対人生活上の孤立　嫌人的傾向　自閉と社会的参加　性の減退　無為　怠業であるが　こんな話は聞かずともよい　このよってくる処のものを　観得すればよい訳で　可能な限り Ohne Anamnese で診たい　即ち　動きに力動感を欠き　緩慢（träg 反応が鈍い　vgl. langsam　間延び　－－ Organiker の Zeichen）で柔軟さに乏しく　円滑さを欠く　そもそも　状況に不関なら　応じてくる筈もない　halluzinieren しているのなら　一見して　頭蓋骨の天辺の内側を　窺うような表情で判る

　　内界の緊迫感と　パラレルである態度を察するには　単なる緊張か　警戒してつっ張っているのか　内界に触れられるのを避けているのか　などは　眼の輝度　視線　咬筋の緊張　顎や首の角度　肩の張り方　背筋の伸び方　手の位置　その　動 不動の様で判ろう

b 表情

　　i　硬い　冷たい　ii　暗い　鈍い　iii　空虚（素っ気ない）　iv　子供っぽい（ふざけた）の４群があるが　これらは［表2-4］の　０ ～ Ⅳ　のどれかに 位している筈である

　　これは　"よく機能しているものは　美しい"の逆をいっている訳で　含みや深みがない　微笑のような fein な表出は全く見られない　笑ったとしても　一方向への　"崩れ笑い"に過ぎない　感情の起伏を失ってから　かなりの時を経過した人の顔は　ぽてっとした　厚い　"面の皮"に覆われている感じがする　また　口元にも　目元にも表情がない　あっても両者が調和して居ない　表情は気分 感情に対応しているから　その在り様は　場にそぐわないものが多く　刺激に対して 反応しても　glatt に動かず　感情状態の　移行に際して Diskrepanz があって　めりはりもない　そこに座っている人格総体として　場にそぐわない　不自然さがある　klingen したり Nachklang を 残すこともない　これらの　ぎくしゃくした　柔らかさを欠く構え　不円滑な動き　雑な対応が　世に ungraziös などと称される所以である（3章に詳述）

c　会話

　　助けを求めていなければ乗らないし　調子が高くなくとも　周囲の対応が悪くて　不満があれば　喋りまくるであろう　動く者はぼろが出る　異常体験なども　ぽろりと出てくるが　妄想　幻聴などは　どうでもいい　体験に聴き入る（治療者が）と　診断は難しくなる（ヘルペス脳炎の　軽い意識障害が見えなくなってしまった　なんてことになる）口のみぱくぱくで　目許の表情とちぐはぐ　話しかけに応じても　乗りはなく　その場限りのものか　治療者が　一人相撲をとっている感じはどうか　locker をくどい人とか　知能の低い人などと　見誤らぬこと　採るべきは　Redeinhalt ではなくて　Redeweise である

M－Schule に属する　後の若い人の　symptomstatistisch な　検討があるが　いわゆる 自我障害　連合弛緩などの　出現率には　器質性　症候性疾患と 有意の差はなく　妄想の出現にも　大差がなく　診断価値がなかった由である

　　[註 2-9]　[6章] Schizophrenie-ähnliche Psychose の初発　状態像の　検討も御覧あれ　師は　典型的な Schizophrenie の症状と言われているものは symptomatisch なものの方に　よく出るよ　と皮肉な面持で　嘯かれた　実際　ものの本に　さもさもしく書かれている Symptomenkomplex を有する Schizophrenie に　御目にかかれる機会は少ないし　そこに在るような　整然とした　体験を持つ Schizophrenie は　まず　存在しない

マニュアル診断は　左脳診断で　かなり　整理された知識を与えてくれるが　残念ながら 右脳診断のパタァン診断を 超えられないようである　マニュアル診断とは ポケットに物差を 一杯詰めこんでいるようなもので　しかも　病像ごとに　全ての物差を　当ててみる必要があり　しかも　例えば　鬱気分などという物差を Schizophrenie に 当ててしまうと　そこからはもう　あの　誰にでも　察知される Wahnstimmung の内界は　抽出されなくなってしまうし Integrationslockerung に Assoziationslockerung の物差を 当てれば 全く 別の方向へ行ってしまう　しかしながら 病いによる人格の変貌が瞬時に 一望できる Blickdiagnose は 右脳のこと故　言葉によって　教えたり教わったりすることは まず不可能で　ただ 師の傍らに 座して 採りあげられる 様々のパタァンへの共感を 身体感覚（目）で 深めていくしかないのである

鑑別診断というものは　直列式で三角を調べたり　丸を調べたりと時間がかかるが　我が派の診断は並列分散方式なので　五角を見せられた時　三角丸の検索は　瞬時に終ってしまい　四角六角辺りも探るが　五角が立ち上がり始めると　四角　六角の検索は抑制され五角がたちまち選択される

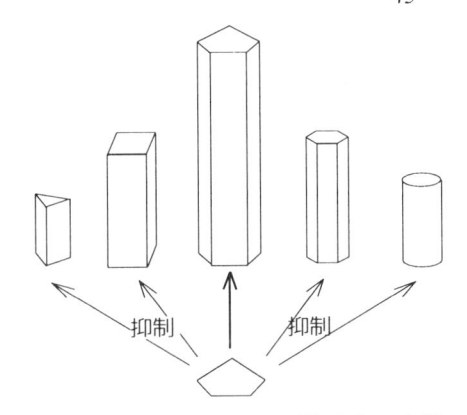

さて　最近　神経画像や神経生理学の進歩により　脳室拡大　脳溝開大　小脳萎縮の指摘や　前頭前野の小型神経細胞の減少　海馬傍回皮質の異所性細胞海馬錐体細胞の減少や配列の異常所見などが　判るようになり　局在脳グルコゥス利用測定により　幻覚妄想状態時の左側頭葉活性　欠陥状態時の前頭葉不活性の知見も　報告され始め　神経伝達物質受容体のマッピングも　途に入った　多くの所見により　変成過程よりも　発達障害が　示唆されているがSchizophreniker 以外の脳まで　一緒くたに論じることの愚かさを避けるためにも　今こそ　臨床家の　rein な Schizophrenie を厳しく取り出す努力こそが　肝要であると言わねばならない

一つ　気になっていることを附言しておく　最近 少子化のため 育児が過保護となり　地域社会との接触も薄れ　自己中心で　ひ弱で　忍耐心を欠き　衝動的で　理解されることを 当然と思い 自分の方から 他人を理解し 尊重することのできない子供が　出現してきたことである　長ずるに　世界に対し壁を作り　情熱を持って社会に貢献しようなどとは　金輪際思わぬ　若者となる一見 asozial だが 高邁な Schizophrenie の内界とは　似而非であって　単に群との交わり方を　知らない人類に過ぎない　ということは　人類の社会 文化は　動物的なエネルギィを失って　精神の病態も　他者を　呪い殺すような激しい妄念を　生じさせなくなってしまった

このような "群と交わることの苦手" な人類が　群との交信を Gesicht zu Gesicht でなく　パソコンのようなものでしか　行わない　文明に至った時Schizophreniker は救われ　Schizophrenie への発症を　免れるようになるかも知れない

3 Physiognomik

世間一般の常人でも　対する相手の表情　立居　振舞を見れば　話をして内界を交流させる以前に　すでに　気の良い人か　意地の悪い人か　素直か　癖があるか　陽気　陰気　楽天家　悲観屋　また　軽い人格像か　重い人格像かなどのレベルなら　凡その察知が可能であるが　臨床経験を重ねた精神科医は目の前に座っている者を観るだけで　その人格像や　精神内界の種々な動きを知ることができる　内界の動き　特に　感情状態は　直に　表情に反映されるからである

我々　精神科医は　患者さんに　対すると　まず Schizophrenie か　否かの"あたり"を探る　Nichts Schizophrenes なら organisch か symptomatisch へと　探索を進めていく　師は Organiker が　疑われると　まず第一に　体型のバランス　頭部と体部の均整は　脊柱の弯曲があるか　頭蓋骨の形　肥厚はと眺め回し　首の張り　太さはと進み　次いで　口を開けさせ　おもむろに　口蓋の高さを覗きこみ　歯列歯牙の欠損　融合・余剰歯は……と　患者さんを　触り捲った　脳を包み　一体となって　発生　発達してきた　その容器たる頭蓋骨にも　何か　異常を発見できるのではなかろうかという訳である

中には　浅黒い手甲の皮膚を　アルコォル綿で丹念に拭き　地の色かどうかを確かめたり　時には　前腕の内側を包むように触り　Haut trocken してないかね　などと曰われた　皮膚は神経組織と同様　外胚葉原基から派生しているから　そこに何か異常の Zeichen が現れていないかを　探られていたのである

そして　最初にして　最後のものは　顔面を形作る　各々の造作　その醸し出す表情　その変化の小　円滑さ……ということになるのだが　怠け者の私は複雑な手続きの要らぬ　観察しやすい　露出している顔　その顔面筋の動き即ち　表情についてのみ　修業した

電車に乗る時　一つの指標を定めて　一組の男女を観察した　即ち　会話の内容が聞こえない程度の距離で　表情を観察し得る角度に位置して　二人の関係を

読み続けたのであった　最近はどうか解らないが　当時の夫婦は　電車の中で手など握らないものであった　二人が　車体の揺れに抗して　体が触れないように心がけていれば　然るべき距離ある関係であろうし　そのようなことに配慮がなく　逆にそれに乗って　体の接触を楽しんでいたり　目でも語り合っていれば　かなりの関係であろう

そして　彼等か　私が　降りる時　近づいて　失礼ですが　御夫婦　ですかと問うた　こういう　とっさの時　人は正直なものである　はぁ　という同調や　えぇっ　という非難めいた応答が返ってきたりした　こうして　だんだんと　表情表出への理解が深まり　私の期待する答が返ってくるようになっていったという次第である

その後　H病院に通うようになってから　再び　車中は修業の場となった　その線は　季節には　ハイキングへ行く中学生を運ぶのであるが　そこにはまだ人格の表情が形成されていない　幼い者から　すでにSchizophrenikerの風貌を有する者までが居た

表情は個性的　かつ　状況的であるが　人格の表情とは　荒くは　攻め　守り　逃げ　避けといった　動物としての　基本的な行動パタァンの啓示でありその人の性向の表出である　中でも　感情とは　起こすべき行動の　生理的条件である（「精神の塔」図1-1　参照）が　表情筋の動きは　特に　この感情状態とは　パラレルで　これを"反応としての表情"と称する　こういった表出は　群との交信に有用であった

ある刺激に対して　生じた感情は　ある表情を生み　ある動きを頻回に繰返していると　一定のパタァンが生じ　各々の顔面筋のトゥヌスが　個性化し外界から刺激を受けていない時でも　総体として　一定恒常的な　その人らしい　性向の特徴を示すようになる　これが　"人格としての表情"である従って　人生経験の少ない幼児には　表情筋に個性的な緊張がなく　人格の表情の形成に至らない

こうして　ある刺激を与えることにより　人格の表情の上に　反応の表情が

現れたり　消えたりする様を観得し　逆に　放置すると　如何なる人格の表情が浮かび　如何に病んだ内界が　表出されるかを　観得　照見しているのである　診断に有用な表情を生じさせるのも技術の一つで　テレビを観ていて　登場した人物の表情変化で　その内界が　解らないことが　多い　理由は必要に応じ　私が　独自の刺激を与えないと　私の識りたい表情は生じないためらしい　またライトによる　のっぺり顔も　微妙な　翳りの表情変化を消してしまうので　情報が減る　診察室で　斜めに光が当たるように　工夫しなければならない

ここに　反応の表情の幾つかを　些か　文学的に誇張し　記述すれば

(表 3-1)

怒　り：眉間を緊張させ　目を見開き　鼻翼を膨らませ　口を開け（時には　食いしばり）　呼吸を荒くし　顔面紅潮　額に青筋を立て　肩を怒らせる
驚　き：眉を上げ　目を見張り　口を開け　鼻翼を張り　顎を下げ　体を固くする
苦　痛：俯き　眉間に皺を寄せ　眉は八の字　眼瞼は大きく開かれ　眼球がとび出し　眼を据え　口をへの字に結び　歯ぎしり　顔面は蒼白　冷や汗が浮かび　周囲に関心を向けられず
恐　れ：目を見張り　首を縮め　顔面蒼白　冷や汗を垂らし　息を止め　肩を窄める
不　安：視線は落ち着きなく　固定せず　辺りを伺い　口角は外下方に引かれ　頬は下がり　眉は八の字　人目を避ける風
悲しみ：目を閉じ　眉は八の字　鼻根に皺を寄せ　口角を下げ　俯き　溜め息をつく
羞　恥：眼を伏せ　顔を覆い　盗み見し　耳まで赤くする
憎　悪：眉をひそめ　眼を見開き　一側の口角を上げる
喜　び：目を細め　目尻に皺　口を横に開き　口角を後上方に引き　上唇が上がり　頬を膨らませ　鼻唇溝を深くし　活発な変化　顔面は艶やか
憂　鬱：頭垂れ　眉間に皺　眉は八の字　眼裂は狭く　眼球に潤いなく　視線は固定　人を見ず　口角　顎が下がり　動きなし
後　悔：俯き　曖昧な表出で　唇を噛んだり　舌打ちをしたり　独語を漏らす
狼　狽：眼球が小刻みに動き　視線も固定せず　辺りを伺う

ということになる

人生の中で　経験済みのことであろうが　我々精神科医の　表出症候診断にとって重要なものは

　（1）　以上のような表情の欠如
　（2）　逆に　泣き　笑いと忙しく変化するような過表情
　（3）　または　状況からの刺激にそぐわない表情

　　　　　　　　　　　　　　　　　　　　　　　　　の三種類である

それは　人の創った物　――例えば　ジェット機のようなスピィドを極めた乗り物――　にも言えることだが　"よく機能し　現象しているものは　存在として美しい"ということ　│審美は人類の獲得した　究極の判断│　の裏面である　即ち　病んでいる内界から表出されるもの　表情　立居　振舞はぎこちない　あるいは　状況にそぐわない　周囲の人に　配慮　対応ができないとか　よく内界を表出していないとか　いうことで　精神の層構造（図 1-1）の各層の病態　その総体としての特徴を観得　照見する　例えば Schizophrenie の初期の感情の病態　ついで訪れる　意欲の病態　あるいは　抑制解除状態が　軽い意識の障害に基づいていないか　Delirium と Dämmer の Bild を鑑別できるか　また　不安には対象がないが　恐怖には対象がある　と言われるが　その差が如何に表出されているか　等々も　知らねばならないのである

さて　一番目はいわゆる無表情についてであるが　鑑別すべき大事なものは
　　Schizophreniker　の　gespannt-steif　と
　　Hirnorganiker　　の　apathisch-schlaff　である
更には　意識的に抑えられた無表情　それは　過度の表情筋の緊張であり　気に入らない　といった　反抗の際には　よく Kaumuskelzuckung（私の造語で　咬筋をこきこきさせること）という Zeichen が観察される　これは正常者の　緊張　意にそぐわぬ　お説教を聴いている時　反省はしているが　素直に従えぬ時など　よく行われる仕種である　母親に連れて来られた登校拒否の女の子が　俯きっぱなしで　髪の毛は顔面に垂れ　表情変化の観察に難かったことがあった　しかし　髪は美しくカァルされており　爪の手

入れの良さとともに この Zeichen で 即 Schizophrenie の Beginn ではないと診断でき 二言 三言の指導で 次の週から登校を始めたという快事もあった 人は刺激に対して 反応しない ということは 絶対にない よし 反応がなければ それも立派な所見である 師が ある時 ある事があった時 溜め息をつかれて 成る程 寝てる者と 死んでいる者は 難しいや と宣うた

二番目の過表情は 情動変化の激しい時に表出され それは見ての通りだが これに属するものに Diskrepanz という現象がある 絶裂とは 例えば 嬉しい話から 悲しい話に移る時 人の感情は 嬉しい気持が萎んで 悲しい気持が膨らんでくるのだが その間には 両感情の 重複した移行部が観得される しかし 対人感情障害に陥っている Schizophrenie のそれは ぽきりぽきりと不連続に移行していく 一般に 抑制のとれた病者の 唐突な表情変化も これに属する

三番目の際たるもので よく経験するものは Schizophrenie の 状況にそぐわない表情 Paramimik がある よく観察される Leeres Lachen は 必ずしも幻聴に聞き入っている時ばかりに 出現するものではない

これ等の事が判るには 数多くの人々のそれ等を観得し 照見すべきパタァンを増やしていくことしかない Physiognomie の観得 照見の極致においては その人の現在の表情を見れば それに至った過去の人生が解り そのような人の人生は 将来は どのように展開されていくかが 解るのである 勿論 易者ではないから ある蓋然性の幅をもって 言えるだけではあるが …… ここまでは 望むべきもないが 初診で 病者の Prognose が解るという事も この意である

兎に角 精神科医としての その原点は Schizophrenie について Kreis を厳しく持つことである また 如何なる Konzept を持っているかで 精神科医の構えが定まり ひいては その価値が定ってくることになる それにはまず 対人感情障害とは何かの観得から学ばねばならない 難しければ

Schizophrenie から感じとられるもの　人格の変質としての違和感　Präcoxgefühl の習得から始めるがよい

Präcoxgefühl とは　一口に言えば　"常人ではない人と対峙しているという感じ"であるが　対人感情障害とは　その奥にある　"人と共に在ると　心地好くない"としている相手の心情が　表情に表れているのを　観得することである　この診断技術の道は　的中確実性や　的中必然性を　云々する Intuitionsdiagnose と違い　私の言う Blickdiagnose とは　Etwas Schizophrenes を瞬時に掻き集める技法である　座した患者さんの構えが　終始変らず　また　入室時と退出時との間に変化がなければ（但し　患者さんに適正な刺激や感動を与えられる技術がなくてはならないが）Schizophrenie と言えるし　人間臭さをもって　話そのもの　話の醸し出す雰囲気　その変移に　終始就いてくることができれば　Schizophrenie ではない　といったことの観得である

斯書の "Schizo-Oligophrenie"（Organiker 一般と言ってもよいが）の 対人反応が適正でないのは　対人感情障害とは対極のもので　状況を的確に把握し　ある距離を持って 対応してくることができないからであり　その あらゆる対応の仕方　症状は Schwachsinn の精神の構造　世界への構えの上に乗っている

このように Schizophrenie の示す徴候を　Ausdruck-Symptomenkomplex から観得すると　その特徴は対人感情障害と断定せざるを得ないし Schizo-Oligophrenie の種々相の中に　一人として Schizophrenie の示す　対人感情障害を見ることはなかった　このようにして Schizophrenie から "Schizo-Oligophrenie " が抽出されていった

ここで［表3-2］に　Ausdruck-Symptomenkomplex からいう　私の「Nicht －S－Zeichen」（非統合失調症徴候）を挙げておく　これが窺えれば Schizophrenie ではない

(表 3-2)

無構え　無距離	：	人や状況を見て　態度　対応を合せる事ができない
無締り　間延び	：	緊張感がなく　内界の変化　行動が　間延びしている
甘え　人当り良	：	うって変った　べたべたした対応と　妙な人懐っこさ
恥らい　馴染む	：	過度の恥しがりと　人恋しさによる　状況への適応への速さ
起伏　駆け引き	：	状況の変化につれて感情が動き　利を求めて行動する
ポッズ　尊大げ	：	理解の悪さに起因する自己誇示の　状況にそぐわぬ態度
惚け　巧まざる	：	意図的でない　しらばくれと　巧まざる滑稽味
軽率　　粗忽	：	一生懸命になればなる程　ピントが外れ　失敗に陥る様
脳器質性　不穏	：	身体的な不安のため　じっとして居られない
獣怯え　怖がり	：	捕えられた獣がとる　合目的々でない　極度の怖がり
統合疎　不得的	：	事物　事象の総合的把握と　言語表出力の低下
即物的　現実的	：	抽象思考の苦手さに比し　日々の行動はしっかりしている
優雅　温か深み	：	温かい　深い　柔らか味　全体として　人格に趣きがある

このように　表情変化に加え　立居　振舞を見れば　情報は倍増し　修業を重ねれば

Schwachsinn	-----	これまでの人	（表 3-3）
Persönlichkeitsreaktion	-----	このような人	
Schizophrenie	-----	あるまじき人	
Symptomatisches	-----	心ここになき人	

といったことが　たちどころに　判るようになる

繰り返すが　人が人に反応としての表情を示すのであるから　自分に会った人が　どのような反応を示すか　のクラスタリングができあがっていないと何も判らないことになる　さすれば　現在　このような表情を示す人は　今まで　どのように生きてきたか　これから　どのようにしか　生きられないかを　ある幅で　識ることができるのようになるのである

また　時を経た　経過の長い　いわゆる Defektschizophrenie の診断は難しいとされるが　知能までもが落ちたように見え　かつ馴々しい様を示すこ

とがあるからであるが　Schizophrenie は 人格の"変質"　Schwachsinn は 人格の"低下"の原則に即して　行動を　観察してみればよい　勿論　話も 聴き 内容も吟味するとよい　但し Demenz がかぶってくると　表出症候で はなかなか難しい　流石に私も　65才以上の者には　Blickdiagnose は慎む ことにしているが　少しく 表情の張りと動きを観得して居ると　精神の低 い次元で　人生を送ってきた　Schwachsinn と 様々な生活を体験してきた Demenz とは異なるし　思春期に Prozeß の始った Schizophrenie とは異 なる　即ち Schwachsinn + Demenz と Schizophrenie + Demenz も 自ず と 人格の表情のあり様が 違うことに 気づかれるであろう

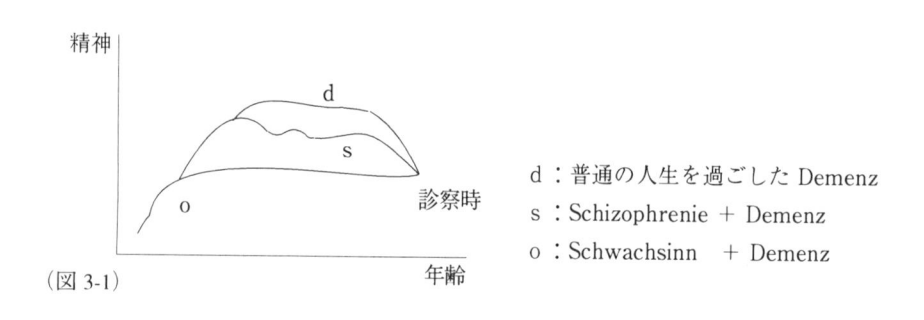

```
精神
        d
      s
   o        診察時      d：普通の人生を過ごした Demenz
                        s：Schizophrenie + Demenz
                        o：Schwachsinn  + Demenz
(図 3-1)           年齢
```

振り返るに　この道は　師が 曰われた ように　そう　芸道ぽい ものでは なかった　その芸の深さは　兎も角として　ーー 些かの才は　必要である が ーー意図をもって修業すれば　3年くらいで　パタァンは 集積できるよ うに なるようである

ここに　観察者の構えについて触れておく　分析派が言っている"己れの 感情状態を一定にしておく"ことは　かなり 重要な 修業である　自分が鬱 気味だと　相手の調子が 高く　逆に　御機嫌だと　相手の気分は 低く 観得 されるが　私は　狡くも 自分を自由に動かしておき　その度合いを測る 物 差を持つ　という方法を 採った

昔々 中国での話 ある弓術の師に弟子入りをすると 一匹の虱が渡され 藁に縛って 棒の先に吊し 一尺前へ立て じっと その目玉を見詰めることを命じられる 次の日は 一寸さきへ 次の日は さらに一寸と遠ざけていく ついに十間さきの虱の目玉も見えるようになる 弓に触れることなど 十年もさせてもらえない さて その免許皆伝の試験たるや 師と向い合って立ち 同時にひょうっと 矢を放つ 矢は 二人の真ん中で 鏃の先端がぶつかり はたりと地に落ちたという

昔々 我国での話 ある忍びの頭領は 自分の子供が物心つくと 一粒の麻の実を与え 野に蒔き その上を跨ぐことを命じた やがて 芽が出てくる 跨ぐ 跨ぐ 麻の生長は速い 伸びる 跨ぐ 伸びる 跨ぐ 気がついたら人の丈の遥かに上を跳んでいて その上で 体を丸め 回転し 地上に下り立てるようになっていた

四半世紀前の話 師はつねづね 診察とは 患者のボロをひき出すことだと仰せになっていた 私が 思案に余る患者さんの診断を師に乞おうとすると 何と患者さんは 師の前に座っただけで 誰の目にもそれと写る Schizophrenie に変貌していたのであった 師は 不機嫌そうに 何が問題なのと ほき出すように曰われて 患者さんの方を向うともされなかった 未熟者は間が持てず 患者さんの御機嫌を伺いながら あれやこれやと話しかけ 動かし過ぎてしまうのである

[註3-1] 表情の発生 進化 に関しては 別書「人間の精神――統合失調への道」に譲るが 動物は群を組むことが有利という方向へ 進化してきた 初期には 何かを求めて行動すること そのことが表現であり 他のものはそれに なんとなく同調して 群が成立していた その中に 成員の分業が始まると あるものは 他と違うように行動することで 群は機能するようになった さらに 個体が個性化するようになると 互いの行動の協調のためにも 微細な Zeichen が必要となった 身体の前方にあってもっともよく使われ 微妙に動く 目 口 頬 眉 などが 総体としての Zeichen となり 表情となったのである その故に 表情には 個性としての表情と 反応としての表情があり 修業すれば Ausdruck-Symptomenkomplex として 表情という Zeichen から かなりの精神内界 Erlebnis-Symptomenkomplex が読みとれるようになるのである

4 Schwachsinn

古来 生来的に 精神に問題のある者は Idiotio Imbecillitas mentis などと称され 脳に障害があり 治療方法はなく 教育の効も薄く 人間として低格で 社会生活への適応性を欠くものとされてきた

しかしながら Schwachsinn（Oligophrenie）とは近代になって 教育・心理・社会学の分野から提出され 医学に意見を求められたという 経緯のある概念であるため 器質的脳障害ということに 重点が置かれ 胎生期 周産期 乳幼児期のトラブルによって生じた 脳障害が Syndrom として とり出された 従って これに関与した 精神医学でも Intelligenzstörung の面のみが 論じられた 嫌いがあった

ついで Mental retardation の概念が 提出され 行動の異常 社会適応行動の面が重んじられるようになるのだが 社会性の発達 適応に問題がなければ 知能障害があっても この範疇に入れないなどということになった 脳障害に主点を置くのが pathological なのに対し この立場を subcultur（physiological）という

精神医学的考察は この中間に位置するが Schwachsinn とは文字通り "精神全体を通しての働きが薄弱" という定義であらねばならない 目立つものは判断の悪さであるが これも曖昧な定義で いまだ 彼等の呈する精神症状を既成の 疾病概念の 状態像に当てはめるくらいの仕事しか されていないのが現状である

一方 Schwachsinn の脳病理学的解明は 至難の業であって 知的障害を呈する 脳疾患は 200 余も 知られているが 精神の異常面から診た 症状と責任領域 あるいは 障害の軽重と症状の軽重の 厳密な対応には 至ってはいない

原因は 遺伝 胎生異常 周産期異常 代謝異常 腫瘍 感染症 物理的損傷

などと様々だが　大きくは　発達障害と破壊過程の後遺症の二つに分別され　前者については　その脳の形成異常の様が　重さ　形　脳回・脳溝の数・配列から　神経細胞の未熟性や　構築　配列の異常　あるいは　神経繊維の分枝の数・走行　異常など顕微鏡的なレベルまでの解明が行われ　DNA損傷のレベルまでの研究も始っている　勿論　重度の者は　身体的にも障害を有していることが多いが　未熟神経細胞くらいしか　チェック　されぬ Oligophrenia vera とか Befundlose Idiotie と称せられる　神経病理学的に脳発育障害としての所見の　見出だせぬものが　時にあるようである

また Kernikterus では　何故　大脳基底核とか　脳幹のある特殊な核にビリルビン　が沈着するのか　分娩遷延による　無酸素状態の時の　Locus minoris はどこか　などといったことは　いまだ　詳述されるには至らない

その呈する精神症状は　多動　興奮　感情易変　異常習癖　自傷　といった単純なものから　言語貧困　反社会行動　更には　内的異常体験と　雑多であるが　Schwachsinn と　一括して呼べるような　精神の在り方　特定の人格構造があるのは不思議である　少なくとも　表出症候で見る限りにおいては apathisch 〜 schlaff と記載されるような　共通の表情が観察される　時に端正な顔立ちを有し　ちょっと見には冷たくさえ見え　話しかけにも応じず対人感情障害と混同されるような者が居る

些か　文学的な表現になるが　Schwachsinn とは"向う三軒両隣の彼方に世界のあることを知らない人"である　向こう三軒両隣とは　現実であり彼方にある世界とは　概念のことである　従って　彼等の表象は貧しく　世界に対する構えがない　平たく言えば　理念に向かっての努力　苦悩がないこれがこそ apathisch 〜 schlaff という　表情の成因であろう

概念　表象の貧しさには　特定の責任領域があるのではなく　一つの領域の欠損が　総体としての回路網の障害として　世界の把握　解読　ひいては世界への構えとして　感情表出の在り方となるのであろうか　脳の部分的欠損を持った者の　回路網形成に関する解明の未だしの現在　Schwachsinn は脳の神経細胞が少なく　したがって　回路網が少ない"回路網欠損脳"を有

する者として 一括して考察するしかないが 臨床上は 少なくとも 知能 (脳の皮質の障害) と情動 (脳の深い層－－第Ⅲ脳室周辺の障害) の二軸で観察する必要がある

Debilität 以下の者では 事物への理解の悪さ 状況の把握の悪さによることが多いが Grenz では その症状は 情動統制の悪さに起因することが多く 事実 我々に委ねられる Schwachsinn は Gemütsstörung の者が 圧倒的に多い その故に 臨床医は彼等を 知能障害 としてだけではなく 人格総体として 評価せねばならない Schwach-begabte の問題行動は 私の性格類型論から見ると pathogenetisch にも pathoplastisch にも Persönlichkeitsreaktion として 理解すべきである そして 問題となる情動障害の軽重は 必ずしも知能障害とパラレルではなく IQ 90 以上であるが 著しく情動は不安定で 判断の悪い Fall もある

私は 社会には 20 ％余の Schwach-begabte が居ると主張し 顰蹙を買っているが

(表 4-1)
		小学校	中学校
Idiotie	重度)	0.03 %	0.0 %
Imbezillität	中度)	0.6	0.5
Debilität	軽度)	3.9	6.7
Grenz	境界)	8.9	11.4

のような 就学児童の Schwachsinn に関しての統計から言っても 社会の中で IQ 上 15 ％程の Schwach-geneigte が生活していることになる 生きていくことは 日々刻々の反応の総体であるから しばしば このような Schwach-geneigte は 適正でない反応を起こし 問題の多い人生を送っていることになる

4 Schwachsinn

[註 4-1]　Schwach-begabte
　　　　　　begaben　　　　　　　：与える
　　　　　　mit et. begabt sein　：あるもの（資質）を具なえている
　　　　　　Begabte　　　　　　　：～～という資質のある人
　　　　　　schwach　　　　　　　：弱い　稀薄な　乏しい　能力の劣った
　　　　　　Schwach-begabte　　　：低格資質の人
　　　　Schwach-geneigte
　　　　　　neigen　　　　　　　 ：傾向がある
　　　　　　Geneigte　　　　　　 ：～～の気がある人
　　　　　　Schwach-geneigte　　 ：ちょっと弱い人

ここで Schwachsinn の二大障害としての 知能と情動の二軸で 纏めてみよう

〈Ｓｃｈｗａｃｈｓｉｎｎの分類〉

情動障害	知能障害	軽度 分別やや悪い	中度 判断力低下	重度 愛憎・敵味方不理解
軽度	過敏	僻み　曲解 念慮 Kritik（＋）	念慮 妄想 Kritik（±）	無為　自閉 静かな動物 Kritik（−）
中度	動揺	念慮 妄想 Kritik（±）	時に妄想 甘えの間に興奮 Kritik（−）	自閉～多動 興奮の間に甘え Kritik（−）
重度	警戒	集団の中の不安 不穏　多動 Kritik（−）	対人関係不能 自閉～多動 Kritik（−）	無動～興奮 噛む動物 Kritik（−）

(表 4-2)

[表 4-2] の左上から中央にかけての障害を持った Schwachsinn が 私の命名した "Schizo-Oligophrenie" の発症基盤となる訳である　IQ から言えば Grenz から Debilität くらいの者が含まれる

[註4-2]　Normale　－－－－　－－　－－－　－－　－－－－　Krankhafte
　　　　　Variationsbreite　……　Extremvariation
　　　　　　（正常変異の幅）　　（極端な変異）

という見方をすれば　Debilität も正規分布の ｜左端｜ に属する群に含まれ　正常と連続的ということになり　性格の変異のように捉えられていて　さすれば　Schwachsinn の人口比は 2～4％ などということになり　このことより　社会生活の中で　問題行動を起こす者は　Schwachsinn という呼称より　mental retardation と呼ぶことに理があるのであろうか（図1-2 参照）

では　その精神内界　行動を纏めてみよう

気分層は　高低の変動が激しく　色調も原色に彩られ　陰鬱に過ぎたり　軽佻気分に貫かれ　時に　高揚したり　と恒常的な持続を欠く

感情層は　快不快 激穏の差が著しく　繊細で　豊かな内容を保てない　易刺激性も高く　自分が　疎外されていることや　揶揄 叱責には過敏で　劣等感を持ちやすく　すぐ不安定となり　動揺し　不機嫌状態が惹起され　激昂に至ることも多い

判断層から言えば　表象が貧しいために　抽象的思考は苦手で　思考活動の水準が低く　統合力を欠き　柔軟性に乏しく　自由な想像　創造活動が開発されない　そして 対象世界の関係の把握が疎で　他者の言動の意味も正しく理解できず　まして　背後の意図などには思いも及ばない　その反面　気配に動物的嗅覚を示すことがある

また　一人合点が多く　他者も自分と同レベルであるという思いこみや　解ってもらえているという自己納得を有しているため　人間関係は一方的で　言語が貧困のためもあって　他者と 深い処での 微妙なやりとりは困難である

意志層から言うと　概念的思考　合理的判断に劣るため　欲求は幼稚で　欲動的であり　単純に行動化される　意志の志向も浮薄で　目的遂行への統合が

乱されやすく　直截的であるため　短絡反応を起こしやすく　他者との相互交流の中で　志向を高め　具現へ向うことができない

即ち　全体として　過去の経験の体系化　現在の状況の把握　未来への見通しが困難で　ひいては　人格の発達に支障を来すことになる

現症として　行動特性を　纏めると Situation への Mißanpassung で Frustration に陥りやすく　すぐ激昂したり逆に　行動が抑制されたりで　他者の内界に　想いを至すなどということは　到底不能で　関連性への配慮に薄く寡少な　質の悪い　表象のため　情報処理が悪く　被暗示性が高く　些事への拘泥も著しい　全体としては 低人格と称せられる　人格像を露呈され　時に過度の劣等感に　苛まれたり　逆に　滑稽な自己顕示に陥ることもある

この事が　Schwachsinn に出現した Wahn の　中核は Integrationslockerung の結果であって　Schizophrenie の Assoziationslockerung とは 似而非 という所以であり　ひいては Schizo-Oligophrenie の内界が　psychisch なのか　psychotisch なのかという　病像形成論に至る　問題の解明にもなる訳である　Schizophrenie の運命への読み過ぎに対し　Schizo-Oligophrenie は　運命への予感を 持ち得ない　ということも　診断上　大いに参考になるところであろう

もう一つの　注意点は　このような　観点からの　Schwachsinn への　理解であろう　社会生活を　している Schwach-begabte の行動を　常々　見ておくこと　すでに述べたように　発達遅滞とは 旧名　精神薄弱で　文字通り精神と称するもの全体の薄弱で 知能薄弱ではない　まして 知識とは　あくまでも　知能の部分である（IQ は 知識量を計っているところが多い　知識と知能は 都会では 概ねパラレル）　また　Schwachsinn はあれっと思わせるような　気のきいたことを言う　これは　何を意味するのか　彼等とて波風の立たぬ　向う三軒両隣の中での　日々の生活には　大した支障をきたさないのである　精神の評価は 全行動で なされねばならない

なお　Debilität（IQ 50 ～ 75）の知能があれば　生活年齢は 10 ～ 12 才で

あるから　抽象的な思考や推論は困難で　理念生活を送ることは難しいとしても　情動障害も軽ければ　日常生活に差支えない程度には　身辺に生起する諸事情は　受け身的ではあるが　自ら　処理することが　できるものである　因みに　車の　運転免許も IQ 70 ちょっと あれば　取得可能である

また　Schwachsinn を　理解するに当って Verhaltnisblödsinn という　概念も必要である　小・中学校で問題のなかった子が　高校に入り　理解力の低さが目立ち　学業についていけなくなって　学校が面白くなくなり　登校しなくなると　大体は Hebephrenie と 誤診されることになるが　小・中学校では　暗記力があれば　それなりの点がとれ　結構 活発に過ごしている Schwachsinn が居るし　一芸に 秀でているということで　クラス・メイトに敬意さえ 表されている Schwachsinn も居る　大人でも　能力の範囲では大過なく仕事もこなしているが　レベルの高い仕事を与えられると 俄然ぼろを出してしまうという人が居る　ラァメン屋の親爺として小金を貯める程の才覚はあったが　多角経営をと　銀行マンに煽てられ　女房　娘の反対を押しきり　カラオケ・スナック部門を増築したが　客の不入りを苦にし 不眠に陥り 首を吊ってしまった Schwach-begabte が居た　また 知能が低い割りに　要求水準が高く　性懲りもなく　自ら 色々な事に 手を出して　常に埃を立て　周囲からの顰蹙をかっているという人も　この類いである

優雅なところでは　Salonblödsinn などというのもある　即ち　知ったか振りをして　実りのない調子のよい事を喋って　一見　才能がありそうに見えるが　実生活では　単純な処理にも失敗してしまうような人のことを指すが実際には才能がなければ　利口振り馬鹿 と称せられる　また Sozialer Schwachsinn とは　生来的な知能には　問題がないが　物を知らず　社会に疎く　現実生活に足のついていない人のことを言う　極端な例では　第二次世界大戦を 知らずに　研究をしていた　数学者が居た　因みに Idiot savants とは博学の Schwachsinn のことで 上野から青森までの駅名を諳じたり　π を 100 桁まで暗唱したり　バッハを弾いてしまう 子供が居る

さて　診断に関しては　遺伝因子　胚種障害　胎生期　周産期異常　出生後の脳炎　頭部外傷 あるいは 代謝異常などが　顔貌　皮膚　体型に如何なる

Zeichen を刻んでいるかの臨床経験も大事で　知る人ぞ知るといった　人名のつけられた疾患は　どうでもいい　もっとも　ダウン症児は　皆独特の顔付をしていて　一度見れば　一つのパタァンとして　刻みこまれる筈である　Cutis verticus gyrata（脳回転性皮膚）なども　意外と知られていない　一度見ておくとよい

師は　脳炎既往の患者さんの Charakterverschiebung に関し "Economo は Japonica と違って" などと曰われたが　経験のない私には　珍紛漢紛であった　しかしながら　妄想の出現した Ichthyose　はたまた Cerebral juxta-basal telangiectasia　更には Werner などを　初めて見せられても Schizophrenie の内界と　異質であることさえ観得できればよい　体のプロポュションがよければ　まず　胎生異常ではない　独特の鼻声があれば　口蓋破裂を疑い　あれば　胎生異常ということになる　照見すべきパタァンを持っていなくとも　それは　自ずと可能である　そして　更には心理的　家庭的　社会・教育的要因として　発達に不適な環境で生育したとなると　最後は　全人格として示された対人反応が　問題となる訳である

　　　［註4-3］　師も仰せられたことがあった
　　　　　　　　"こりゃぁ　名のある病気だぜ　私ゃ知らねぇけど" と

また　Psychopathie と称され　人類の亜種として　社会から弾き出されていた人達を　表情表出症候で診ると　Organiker に近い臨床像を　呈している者が多い　その回路網の偏倚の程度から言うと　一種の Organiker として対処せねばならないのかも知れない　Schwach-begabte が　全人口の20％ も居ると述べたが　もっとも構造の定まった臓器である　心臓ですら厳密には　Anomalie が2％ の頻度で生じると言われるし　DNA の書き間違いは誰にでも 5～30ヶ所もあるという　しかし二重三重の安全設計がされているため　何とか　身体は構築され　機能しているのであろう　脳は　進化的に　まだ　未分化な臓器であるため　その回路網にも　曖昧未決定な所が　数多あるに違いない

［註4-4］　［表1-4］の"判断　悪"の項には　当然　Schwach-geneigte が数多混入していることになる

また　私は嘱託医として　精薄施設で　様々なバラエティを示す Imbezillität 以下の Schwachsinn を 10 年程診てきたが　Autismus 自閉症児と称せられている児童は　私の診断では　全て Schwachsinn で　領識の悪さによる行動障害で　保母さん達も　特別視はしていなかった　因みに Kinder-schizophrenie と診断された　児童も居たが　Schwachsinn の範疇で　理解できた　そもそも Schizophrenie が 幼少年期に発症すべくもない

120 人中　投薬を受けている児童は 34.4％で　その内訳は　Epilepsie 39.7％　E pi.＋問題行動 31.7 ％　問題行動 28.6 ％で　問題行動とは　自傷　強迫行為　常同行為　奇声　奇癖　感情易変　多動　興奮　攻撃　拒絶　夜間徘徊　窃盗などで　複雑な心因は窺われなかった

近年　教育の場面で　問題となっている　LD（learning disability）も ADHD（attention deficit／hyperactivity disorder）なども　MBD（minimal brain dysfunction）に　纏められる　全く 問題のない Schwachsinn であり　Cat crying syndrom などと名づけてみても　好事家の謗りを受けるだけであろう　いずれにせよ　今後　脳の障害部位と　臨床像の　脳病理学的つき合せは　精神医学というより　広く　脳学の一つの　大きな課題だが　"脳地図"は　障害という欠損により　確かめられてきた歴史がある　精神科医は　もう少し　Schwachsinn に接触すべきであろう

5 Schizo-Oligophrenie

従来 初診で Schizophrenie と診断してはみたが 症状が beruhigen してくるにつれ 何か Schizophrenie と違うなあ という 感じを持たれる 患者さんが多々居て Subtypus であろうかと 分別に 工夫を凝らしてみても どうも納得いかない という思いを 精神科医達は抱き 益々 Schizophrenie-Konzept は混沌としていくのであった

ここに Schizophrenie の本質的な症状を 対人感情障害 と定義すること Schwachsinn を人格構造と観ること Ausdruck-Symptomenkomplex の観得の技術を習得すること などが相俟って 初めて Schizo-Oligophrenie なる Krankheitskonzept が 抽出されることになる 20年前 "分裂病様症状を呈する精神薄弱" なる疾病概念が提出された時 当初 これを ゴロのよさから Schwaphrenie（Schwach-phrenie）と称し ゲルマン・ギリシア 二語系合成語が その鵠的実態を nuancereich に表現しているとして 仲間内に流布された 現在の呼称は schizophren な Oligophrenie という意である

この 一群に対しては 歴史的にも 若干の関心は持たれていて その考察としては大別すると Pfropfschizophrenie（Schwachsinn と Schizophrenie と偶然の合併）という見方とか Schwachsinn の呈する psychotisch な病像（Labile Stimmung Verwirrtheit Schizophrene Episode Verblödeter Zustand など）という見方などがあるが その Schwachsinn にしても 中度から重度のものに関してであって Schizophrenie の Simplex-Typus は Schwachsinn の Torpid-Typus Katatonie は Erethisch-Typus では なかろうかという論争とか 何でも Atypische Psychose として括ってしまうことなどに終始していた また軽度の Schwachsinn には 如何なる Psychose も発症しうるとして 私の問題とする軽度の Schwachsinn の呈する reaktiv な Bild としての統合失調症様病像 並び その鑑別が論じられることはなかった 即ち 妄想があれば Schizophrenie 抑制解除なら MDI 興奮なら Katatonie また人格的な偏倚は Abnorme Persönlichkeit などと 容易に称せられてきた

二 三の 慧眼の 先人も 居て　知能の 低い者は verblöden しないとか　その Wahn は systimatisieren しないなどということに 気づいたが　その発病様式は reaktiv で　その疾病構造は persönlich であるとは　断じ難かったようである

過去　広義には 各語圏で Hirnorganische Psychose Organic brainsyndrom また Psychosyndrom organique　脳器質性精神症候群　器質性精神病 などがあり　狭義には　Schwachsinnige Psychose　低人格反応 などという範疇がこれに当ろう

従来の Pfropfschizophrenie という概念は　当然　病因論的に 言って 正しくない　その合併があったとしても　Schwachsinn に Schizophrenie が 接ぎ木されるのではなく　Schizophreniker になるべく　運命づけられた 胎児の脳が 侵襲を 受ければ Schwachsinn になるのである　一度 Schwachsinn になってしまえば　そこにはもう Schizophreniker としての回路網は組みあがることはない　これが いみじくも Schwachsinn は Schizophrenie と競合すると 観察した先人が居たが　その意である

Schizophreniker になるべき 回路網に不可欠な神経細胞が　障害により脱落すれば Schizophrenie は 発症すべくもない　即ち 私のいう Schizophrenie の 発症機制は　Schwachsinn の 寡細胞脳には 乗らないし　Schwachsinn は　Schizophrenie の世界に至ることはない　Schizophrenie とはあくまでも 群集団における"居心地の悪さ"に起因する 対人感情障害 のことである

Schizophrenie は"診断のごみ箱"と 言われているが　このことは　Schizophrenie の定義の曖昧さに 起因するもので　対人感情障害が Schizophrenie の中核とすれば　Krankheitskonzept はたちまちにしてすっきりし　Schizophrenie の　端正な山系を 仰ぎ見ることは　難くないのである

また　私見によれば 非定型と称されるものや　MDI と称せられているものの中にも　Schizo-Oligophrenie が かなり混入している　Schwach-begabte

は実生活の中で 様々な問題行動を惹こすが Angst Zwang Hypochondrie などの psychisch な症状から Besessenheitserlebnis や Primitive Reaktion といった psychotisch な症状に至ることもある また 青年の asozial な 行動 非行は Personality disorder などと言われ 中年で 沈みこめば Depression 時に女性が騒げば Hysterie であり hemmunglos enthemmt でも aufgeregt gehoben でも 安易に 気分障害 Mannie などと診断され るが heiter fröhlich な気分は 微塵もないものが 多い

Erregung は すべて Katatonie とされている

自主性の欠如 自信のなさに 起因する ひき籠り 逃避傾向は Simplex-Typus であり 中学までは中位の成績であった者が 高校へ入って ついていけなくなるという経緯を示せば Hebephrenie ということになる訳である Mental retardation の定義にも境界知能（I Q 71 ～ 85）の場合 発達期（17 ～ 18 才まで）に 適応障害が現れ 問題行動が顕在化するとあるように Jugendkrise は Schizophrenie の専売ではない その発症の様症状が Schizophrenie に如何に似て Schizophrenie と如何に異なるかは ［7章］の 112 人 の症例を読みこまれたい

また 大概の Schizo-Oligophrenie の発症は 人格反応の形をとるが 急性期症状のあるものは Organischer Schub の Boden に乗っていると 考えられ そのほとんどが Verwirrtheit 像を呈するが まだ その仕組に触れるには 至らない

［註5-1］ Organischer Schub とは Organiker が 心因（環境因 事件因）なしに
   急激な 症状の 増悪で 発症 再燃すること Bewußtseinsstörung を思
   わせる Bild が多い

Schizo-Oligophrenie の母親には まことに 妙な 人格像の人が居るが 残念ながら私に Schizophreniker と 診断された人は 居なかった 概ね Schwachsinn の母親と 同じ範疇で理解できた また Schizophrenie と私が診断した患者さんの子供の発症も何人か経験し 出産障害 脳炎（重い感冒と言

われたものも含め）頭部外傷の罹患はないかと　探索に腐心したが　幸か不幸か　一人として　確認できなかった

また　Schizophrenie の Suizidversuch 未遂者の脳侵襲も経験したが　本来の Bild が　本質的に 変った者は居なかった

[註 5-2]　Schizo-Oligophrenie 概念を提唱する私の意図は　勿論　統合失調症との鑑別　"criteria diagnoses" の問題であるが　もう一つ　重要な事を附言せねばならない　[7章] の疾患別統計表で御判りのように MDI なる疾患単位が欠けている　意図をもって　敢えて Einheitspsychose 説を　採った訳ではない　偶々 私の精神科医人生に　必要のない Krankheitskonzept であったというに 過ぎない

a）Akute Psychose

急性精神病とは　救急車で到着した腹痛の患者さんを　外科医が Akutes Abdomen と 称するようなものであるが　Schizophrenie の　Schub から Bewußtseinsstörung までと　実に 多彩な Zustandsbilder を 呈し　我々を悩ませる　これを大別すると　一団は Hypokinesie 群の Kataton ～ Stupor と　他の一団は　Hyperkinesie 群の erregt ～ Verwirrtheit ということになる

その中で　もっとも　所見の 採り難いのは　Akute Verwirrtheit で　意識の　急激な解体といった感じで　独語　筋の通らない話　一貫しない行動と　瞬時もじっとしていないことが多く　oneiroid amentia 風のこともあり　対応を示しても　verstimmt enthemmt gereizt aggressiv で　病因をさぐれない時に　ratlos amnestisch であったり　Desorientierung Personenverkennung などもあり　Illusion Halluzination Wahn といった体験を持ち　ひどく furchtsam のこともある　軽い時は　患者さん自ら Angst ungeduldig zusammenhanglos を訴えることもある　現在　あまり 呼称されないが　Ausnahmezustand とは　意識障害を 背景に生じる　詳細不明の急性　一過性の精神病状態で　突然の暴行　放火　Dipsomanie Fugue

などの異常行動で連れてこられるが　Epilepsie　の　Dämmer　や　Äquivalent　また Hysterie などの心因性の Dämmer　のことが多い

因みに　Verwirrtheit 錯乱とは　厳密には　意識障害に起因する思考の病態を指すが　見当識が犯され　注意の集中と持続が困難となり　思路が乱れ　論理の脈絡が失われ　話や　行動の纏まりを欠く状態　一般を言う　概ね　刺激に対しても易感的で　過誤　過大の言動を伴う状態像として　思考過程の統一関連性が失われることから　ドィツ語圏ではSchizophrenie　のBild に　Zerfahrene Verwirrtheit　などと　言うことがあるが　正しくないとされている

錯乱状態は psychogen にも起り　私のようにSchizophrenie にも　広義の意識障害がある Stupor は Bewußtseinsveränderung であるし　Oneiroider Zustand　もあると観得できれば　解消してしまう定義であるが　斯書では一応錯乱という用語は　Schizo-Oligophrenie　の状態像にも　使用しない Psychomotorische Erregung Katatone Erregung　など　興奮という呼称で Verwirrtheit　様の状態像を説明すればよいことで　[7 章] の症例では [A 43] [B 44] のような　興奮を参照されたい　また　Schizo-Oligophrenie　の Organischer Schub　の時に　いわゆる　意識障害と言ってよいような Bild を呈することは　よくある

夢幻の [A 33] [B 33]　昏迷像の [A 45] [B 48] は　ともに　体動が少なく　情報も少なく　難しい　よく刺激の大小で　反応が異なるのは Bewußtseinsstörung で　刺激の内容で　反応が異なるのは Stupor と言われるが　Schizo-Oligophrenie の　このような Bild　は Bewußtseinsstörung に近い Nuance　がある

自閉　空漠像も難しいが　上記像に対し　経過が長いので　緊急に診断を下せという要請はないが　鑑別としては　一番難しい　入院してから　暫くして　病棟へ馴染んだ姿や　他患との接触　交流の様を見れば Schizophrenie とは　似而非であることは一目瞭然である

私の統計（7章 統計 参照）によれば Schizophrenie という診断の中には 5 ～ 6 ％の Symptomatische Psychose が 含まれているが これは Exogene Reaktionstypen であるから 見落としがちな 軽い Bewußtseinsstörung が チェックされればよい 我々 精神科医に 委託される Bewußtseinsstörung は Vigilität の病態 即ち 単なる Trübung ではない 軽い Amentia などという Bild も 一度 ぶっつかっていれば 以後 観得 可能となる このように 種々の経験を積み Zustandsbild の Hintergrund にある 意識 の Nuance に敏感にならねばならない

急激な変化を 示し 一夜にして Katatone Erregung に至ったり Stupor に陥った Fall を意識障害との鑑別もできず Enzephalitis Hirntumor も negieren できないなどと 言い出せば 診断は立ち往生となり 身体保持をして 様子を見ようという 情けない事態に陥る 脳波検査は機能的な障害を 画像検査は 器質的な侵襲を掴まえてくれるが これも aufgeregt の者には 検査そのものが不能である

やはり 有用なのは Ausdruck-Symptomenkomplex を 観得 照見することである 表情もさることながら ちょっとした 体動が興味深い Dämmer と Delirium との Bild などは 観ていて飽きることがないが やはり我々にとって問題となるのは 軽い意識混濁の上に 種々の異常精神が乗っている臨床像であろう

b) Über Bewußtsein

さて 意識障害であるが 英語圏では 意識障害を記載する言葉が ほとんどなく さりとてドイツ語圏でも 混濁 狭窄 変容 などというが これでも意識障害を包括することは難い 通常 意識は清濁 明暗で論じるが 私は照曇（注意の喚起され方 集中と持続のむら） 開閉（注意が多くの物に向けられたり ある物に焦点が当てられる） 幻彩（過覚醒＋変容）などという面でも捉えるが これも 対診して その Nuance を知ってもらうしか 伝達方法はない

なお　精神疾患を急性期は意識の病態　慢性期は人格の病態として　展開された　興味深い　意識論などもあるが　ごたごたするので　ここでは　簡明に意識を診ておく

結局　臨床的には　注意の集中・持続困難　領識不全（状況把握の不良）見当識の減弱　思考の表在・粗雑・迂遠化　感情の平板化　応答動作の渋滞　意志・自発性の欠如　体験の稀薄化　記銘力低下　回想不全　などの要素の微妙な重なり　として所見を採っていくことになる

ドイツ語圏の意識は　対象意識と　自我意識に二分され　即ち　動物一般としての識覚　反応表出のあること　人間一般としての　自我　思考　表象　記銘　感情などの体験のあることから始めるので理解しやすいし　臨床像に関する Terminologie も幾つかある　三三九度方式のようなものは　生命に関する重篤度を即座に記載するのには便利かも知れないが　我々にとっては杜撰に過ぎ　有用な処はない

さて　対象意識の障害は　下のような比喩で　分類　考察　説明されるのが理解しやすい筈である

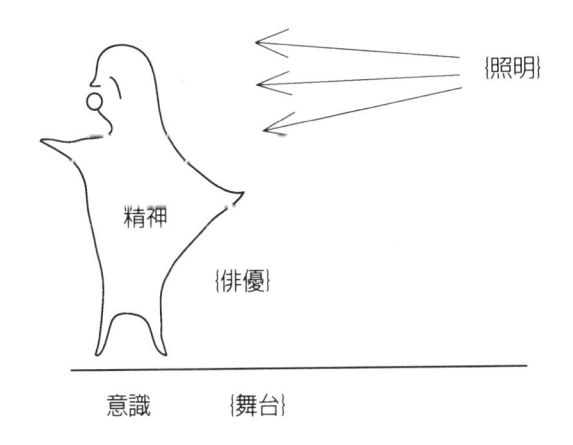

精神を　俳優とすれば
　　意識は　その舞台である

照明のあり方が意識障害の
　　様を決める

（図 5-1）

1 Bewußtseinstrübung（混濁）－－ ［図 5-1］で 照明が暗くなる
　klar 清明 －→ Schwer-besinnlichkeit 明識困難 －→ Benommenheit 昏蒙 －→ Somnolenz 傾眠 －→ Lethargie 嗜眠 －→ Sopor 昏眠 －→ Koma 昏睡 の系列に示される 清明度の低下 身体疾患の症状として
　　　　　　　　　　　　　　　　　　　　　　　｜一次的量的｜

2 Bewußtseinseinengung（狭窄）－－ スポットライト照明 他処は暗い
　Hysterie 催眠状態のように 心因性にも起きる

3 Bewußtseinsveränderung（変容）－－ 光源に色フィルタァ 楽屋へ照明
　　　　　　　　　　　　　劇の進行に関係のない小道具へ照明

　混濁は前景になく 機能低下＋易刺激性 による現実把握の障害 錯覚 幻覚 それに伴う 不安から 精神運動興奮まで Amentia oneiroi Delirium など 器質性 症状性 また 心因性にも起る
　　　　　　　　　　　　　　　　　　　　　　　｜二次的　質的｜

Dämmer ： 混濁の程度は軽度 外界の認知は 不十分ながら 一応保たれている 意識野の偏り＋狭窄 始りと終りが比較的はっきりしている 健忘を残す 体験は稀薄 Epi. に特徴的
　　　　　　　　　　　　　　　註　besonnener Dämmer

Delirium ： 軽～中度の混濁＋妄覚（幻視） 精神運動不安 苦悶 恐怖 時に恍惚などの 様々な内的体験 強烈な体験は 残遺妄想を形成 Toxikose の禁断症状 老人の Nacht-delir 註 Flockenlesen

Amentia ： 軽い Verwirrtheit ＋ Ratlosigkeit （Inkohärenz）

Oneiroider Zustand ：まさに dreamy state 空想と現実の混淆 体験内容は象徴的

Inkohärenz：支離滅裂　と称せられるが　正しくは　散乱
　　　　　　　　意識混濁；Inkohärentes Denken　散乱思考 -- symptomatisch
　　　　　　　　意識清明；Zerfahrenes Denken　滅裂思考 -- Schizophrenie

結局　Bewußtsein klar な Akute Psychose の鑑別は　精神の層構造（図1-1）から見ると　下の如き　精神の在り様のものを　論じていることになる

（表5-1）

		[身体]	[意識]	[気分]	[感情]	[判断]	[意志]
多動	瞬発	張 動 速	清 閉 明	高	不快 能動	悪 激 増	不続 無方向
	持続	張 動 遅	清 開 暗	高	快 能動	悪 激 増	持続 有方向
寡動		張 静 遅	清 開 明	低	不快 受動	悪 穏 減	持続 有方向

[註5-3]　瞬発とは　狭義の多動（過動）　持続とは　広義の多動

意識は　層構造で観ると　模式的だが　身体と精神の間にあり　身体の疾患により　障害される　稀に生じる　心因性の Dämmer と言われるものは　気分　意志の障害の結果である　なまじ Krankheitsgewinn など探ると　よけい判らなくなる　素直に Zustandsbild で観得する　難しいのは　軽い意識の障害 Schwer-besinnlichkeit であるが　ついで　各層の次のような処を　概観する

気分とは進化した意識　雰囲気の知覚　未分化な感情　感情の色合いのようなもの　低ければ　鬱　守り　文字通り　低迷　消沈　不活発　高ければ　躁　攻め　浮薄高揚している感情は　気分に比し　反応的　一過性　時には判断的で　総じて高ければ　能動的　興奮に至る　低ければ　受動的　怖れにも至る

この時　判断層としては　思考の障害で　かなり　持続的に　状況の把握が悪くなり　動けば　行動の障害となるが　意志層としては　思考の障害が目立ち　行動は逸脱するが　場面により　強弱　増減がある

ここで論じる Bewußtsein klar の Akute Psychose は 次のように群別される

(表5-2)

			[過動]	[多動]	[寡動]
1	Katastrophenreaktion	（反応的）	衝動的興奮	過度演劇的	困惑 喪失
2	Schizophrenie	（機能的）	緊張興奮	抑制解除	自閉 昏迷
3	Katatonie	（生理的）	精神運動興奮	（錯乱）	制動 途絶
4	Schizo-Oligophrenie	（器質的）	爆発的暴力	不穏 執拗	放心 無気力

[註5-4] Katastrophenreaktion は Psychogene Reaktion の極致 破局反応なる定義である また Katatonie を Schizophrenie から取り出してある

c) Über Wahn

私の診断に関しては 体験症候（患者さんの内界）そのものは ほとんど問題としないので ［2章］でも あまり 触れなかったが ここで 一応 Wahn について概観しておこう まず Schizophrenie の Wahngebäude を図式化すると

初期に妄想気分	－－ 自らにも理解できぬ奇妙な表象の出現
自己関係づけ 被害的	－－ 既成の概念の変更 新しい意味連合
経験則による訂正不能	－－ 再構築された思路への確信
systematisieren	－－ 物 事 世界の意味 の再編と統合

自我－－世界（他者）の境界の不鮮明化 自我の同一性 自己所属感の喪失 何らかの変化が 自我の中に起きているとは 思わず（時に自己変容感あり）世界が変貌したと信じこむ
事物は以前とは違った様子で 自分に係わってくる 人々は意味ありげな態度を示し 慣れ親しんだ状況も fremd な様相を呈し 時間の流れさえもが 不思議に感じられる

amorph な不安　　Wahnstimmung
　　よそよそしさ　不気味な圧迫感　神秘的　危機的
　　何かが起ろうとしている
↓

恐怖　混乱　　Wahnwahrnehmung
　　曖昧な意味　ーー　納得し　安堵感が欲しい　誰も助けてくれない
　　疑念を支持する証拠を求める
↓

了解（意味連合の解体）　　Wahnarbeit
　　奇妙に感じられた事件は　偶然ではなく　ある意図をもって
　　用意されていたらしいことを　突如　了解する
　　世界は今まで気づかなかった意味に満ちていた　"ああそうか"体験
　　奇妙な連合（符合暗合　部分→全体　比喩→実体）－→　関係づけ体験
　　世界の変貌　－→　気づかなかった意味　－→　名づけの変貌

そして　定住する世界の　Ｗａｈｎｓｙｓｔｅｍ　は

　　自我漏症候　自我の漏出　　サトラレル　　　　思考察知　思考伝播
　　　　　　　　　　　　　　　ヌキトラレル　　　思考奪取　思考停止
　　被影響症候　他者の侵入　　ミツメラレル　　　注察体験
　　　　　　　　　　　　　　　カタリカケラレル　幻聴
　　　　　　　　　　　　　　　オビヤカサレル　　被害体験　追跡体験
　　　　　　　　　　　　　　　アヤツラレル　　　思考吹入　作為体験
　　　　　　　　　　　　　　　タイドデワカル　　以心伝心

このように　Schizophrenie の Wahn の発生の緒には　必ず自我と世界との境界の不鮮明化が起こる　自我が世界に漏れてしまえば Egorrhoe 世界の侵入は　例えば Stimmehören といった不気味な体験　即ち Wahnstimmung と称せられる気分がある　その気分は　内界の変化によるものか　世界の変化によるものか　患者自身には察知できない　自己〜世界の一体化した amorph な不安感である　従って Kritik の余地のない　むしろ 自然な変貌

とさえ言える

そして 自我と世界との均衡が崩れ 世界に圧倒され 現実感が稀薄となり 他者が 今までと違った 存在として現れ やがて 世界が 今まで気づかなかった ある意味として迫ってくると感じた時 Aha-Erlebnis があれば 妄想構築への道が 敷かれることになる しかし いかに 妄想加工に 工夫を凝らしても それは あくまでも Kompensation に過ぎず それによって自我の歴史を繕ったり 自我をその仮想の価値に適合させたりすることは不可能で Konfrontation に敗退し その結果 防衛としての不感 Regression に移行する その世界が患者にとって安定したものであるなら Prozeß は進み 彼の精神の最後の姿 Verblödung に至る

Schizo-Oligophrenie の発症には この自然な 意味変貌の Prozeß がない 従って厳密には Wahn とは言えない あくまでも sachlich で 勘違いに端を発し 初期には居心地の悪い 自己の精神の異物として Kritik めいたものさえある amorph な不気味さはなく 時に 願望による phantastisch な趣きさえあって Wahnstimmung を欠く 他面から言うと 些事への拘泥から 発展した Zwang と Ratlosigkeit の要素が多い また 全般的に言語による表象化が浅薄で 主題性が貧困と言える

ここに Wahneinfall や Wahnwahrnehmung の 問題があるが TV を見ていたところ 飛行機が落ちた 私のせいだ 逮捕してくれ などと 警察へ出頭する類いは 凡そ Schizophrenie の Wahn とは 程遠いものがある 経時的に Wahnstimmung の中での自我と世界の 不思議な関係が "ああそうか体験" で 一元的に 了解された後 急速に Systematisierung されていく過程を踏まぬものは Wahngebäude の名に 値しない

また 願望充足妄想は いかにも次元の低い Wahnarbeit であるが 意外と知能の高い Schizophrenie にも お菓子が 宅急便で届いた筈だ とか 凶悪犯の情報を 提供したから 褒賞金が入った とか の類いを 執拗に 主張することがあるが 毎日 届くとか 一億円とか 非現実的な内容で Schwachsinn

の verständlich なものと判別可能である

繰り返すが amorph unbestimmt な 形をなさないものが systematisieren され それは überzeugt なものとなり Wahnsystem が完成する それは unkorrigierbar なもので ついには Wahnwelt へ 定住することとなる それに反し 些事へ haften した揚句 思いつきのように 出てくる fragmental な Wahneinfall 様の 体験 とか phantastisch あるいは 逆に alltäglich sachlich なものは Schizophrenie の Wahn ではない

症例［A17］の遺書は 一見 Wahn 風であるが 被害感が稀薄で 現実の漫画的な加工に過ぎない 学校での仲間はずれの原因は 自分の目つきの悪さにあるという結論に達した彼は 両親に不幸を詫び 良い子のお化けになって帰ってくると遺書を書いて 縁の下に寝床を作って 潜りこんでいた ［A19］の Stupor 風の Bild も 脛の毛を眺めている中に 熊になってしまうのでは 絵本で見た大男になって 家へ入れなくなってしまうのでは という恐怖からであり ［B38］の命を狙われる程の 大発明は phantastisch の極みで 人は 何かに寄らねば 生きていけないことを 教えてくれて微笑ましい

［A37］は電気工事夫の見習いとなって 知識が増えるにつれて 新聞で読んだ漏電の怖さが Übermässige Sorge となってしまう ［B40］の隣の男に意地悪され 次は 娘が 強姦されるに 違いないという 確信は Kurzschlußreaktion で 家に居ると危険だと 娘を外へ締め出してしまう いずれも 思いつきと固着に起因する低レベルの現実加工と それなりに辻褄を 合せようという 説明と納得の 破綻に 過ぎない 荒唐無稽な Wahn には まず異質感を抱くことが肝要であろう

d）Differentielldiagnostik

[鑑別診断三角錐]

VERLAUF
（発症）

経過のある時点
での割面

統合失調症　　心因反応

（寛解）　　Schizo-Oligophrenie　　（図 5-2）

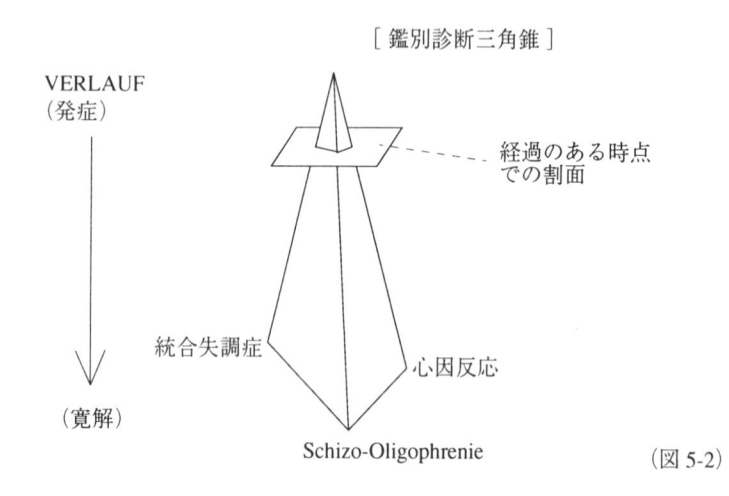

［図 5-2］の 三角錐の頂点は まさに 救急車で 入院してきたような 時点であり 急性腹症なら "兎に角 開けてみましょう" という手があるが 我々の科では 闇雲に薬物で抑制するは 危険であるので 興奮の激しい患者さんは 保護室へ収容したり 看護者の監視下 ベットへ拘束させていただくことになる

底辺は 症状が寛解した退院時を想定をすると その頂点では 急性期の Bild は Schizophrenie（Katatonie） Katastrophenreaktion Schizo-Oligophrenie とも似かよっているが 時間の経過とともに その Zustandsbild の差（各錐辺間の距離）は大きくなり 誰にでも 鑑別できるようになるが どの時点で 如何なる Zeichen で その Bild が観得できるかが "技" の 問題である

この際 諸氏の経験にあるように 治療者に 不可思議な 心的現象が 起きる 即ち 三角錐の頂点で Verdacht auf △△とやると 時を経るごとに ああ にも見え こうにも 見え 退院まで 確定診断が できないものである それに反し Diag.○○と 間違っても診断をつけると 経過とともに 状態像が 変ると ああ 誤診だったと反省が可能となる 退院時まで 初診時の誤診が 残るようでは Defektpsychiater と言わねばなるまい

そうは言うが　過動の鑑別は至難の技であり　鑑別に当って Katatonie のある種のものは　Schizophrenie から外しておいた方がよいと思われる　生理的嵐とも呼ぶべき身体像を伴う　何か　身体疾患の特殊な意識障害の範疇に入れるべきであろうと診ている臨床家は多い　即ち　絶叫に近い　一点を見詰めたままの　常同的な独語歯を食いしばって　全身に力を入れ　瞬時もじっとしていない時に　途絶に属するような　行動の停止が見られ　不気味な緊迫感が秘められている　再び発動する時は唐突で　衝動行為は　内的体験に伴ったものらしいが amnestisch で 追体験は不能である　動きの方向は　多方向　且つ　一貫性を欠き 幾つかのパタァンを繰り返しているだけで 意味がありそうだが 了解できない　体動に比して 表情表出は乏しい　このような場合　きまって　薬と症状の追いかけっこに陥り　まさに"日薬"時間の経過こそが頼りの綱となる　このような事をしていて　万が一にも　熱でも出てこようものなら　古くは Akute tödliche Katatonie　新しくは Syndrome malin なる概念がある　生化学的 デェタァもさることながら　究極的には　経験の集積により　生理面での異常な Nuance を 初期に 嗅げることである

徐々に増悪する autistisch　abulisch な病像　Wahnkranke などからは比較的情報も多く　何となく Schizo. と違うなあという印象を持たれるのであろう　一概に 言えば　思春期　中年期は Organiker にとっても　身体的 心理的 且つ 社会的にも Kriese であり　Schizophrenie を心因論で観て　その発症に Moment や Anlaß Motiv などを考える者に　Schizo-Oligophrenie の種々な Bild を Hebephrenie あるいは Paranoid などと誤診する一因ともなっている

Biologist であると称する 師は　前にも述べたが　この Gruppe について 外胚葉原基性器官に異形はないか　発生上 頭蓋骨に異常はないか　見逃された脳炎　外傷などの痕跡はないか　Faziale Lähmung は　軽度とは言え Reflex の左右差は筋のトゥヌスに問題はないか　掌の大小　指の長短は　拇指球に Atrophie はないか　はたまた Haut の trocken は　ひび割れは　Pigmentation はどうかと患者さんを裸にして　執拗に 触りまくられた

ただ ただ　怠け者 にして　scheu な 私は "Konfrontation zu Mitwelt" 並び "Regression von Mitwelt" の内界の有無に照らす　という便法を採った　これ

5 Schizo-Oligophrenie

にしても 芸技の世界の事で 文字による伝達に難いのだが 表記してみよう

Akute Psychose　症状比較一覧　　　　（表 5-3）

[多動]　　　　　　　　　　　　[寡動]

1　Katastrophenreaktion
　　übertriebend　　　　　　　　niedergeschlagen
　　theatralisch　　　　　　　　tränenhaft
　　impulsiv　　　　　　　　　　ratlos
　　sprach-u.wander-suchtig　　　stuporös
　　Paradefensive　　　　　　　　Konfrontation zu Mitwelt（−）
　　abnorme Erlebnis（−）　　　　abnorme Erlebnis（−）

2　Schizophrenie
　　enthemmt　　　　　　　　　　autistisch
　　unruhig　　　　　　　　　　　negativistisch
　　sprach-u.wander-suchtig　　　Stupor
　　Paradefensive　　　　　　　　Konfrontation zu Mitwelt（＋）
　　abnorme Erlebnis（±）　　　　abnorme Erlebnis（＋）

3　Katatonie
　　psycho-motorisch　　　　　　psycho-motorisch
　　erregt　　　　　　　　　　　gehemmt
　　explosibel　　　　　　　　　gesperrt
　　unaggressiv　　　　　　　　　Katalepsie
　　Bewußtseinsstörung（±）　　　Konfrontation zu Mitwelt（−）
　　abnorme Erlebnis（−）　　　　abnorme Erlebnis（±）

4　Schizo-Oligophrenie
　　erregt　　　　　　　　　　　inhaltarm 〜 leer
　　explosibel　　　　　　　　　furchtsam
　　aggressiv　　　　　　　　　　ratlos
　　unstetig　　　　　　　　　　Konfrontation zu Mitwelt（−）
　　abnorme Erlebnis（±）　　　　abnorme Erlebnis（±）

e) Vergleich der Zustandsbilder

いよいよ Schizophrenie と Schizo-Oligophrenie の鑑別に入るが Zustandsbild を [表5-3] のように あくまでも表出された主なる症状で観得していく 体験症候は ほとんど診断基準としない 内的異常体験すら 表出症候で見ている

そのため 状態像の基本は 多動か 寡動かで 特に 持続性の短い 瞬発性といった過動には注意を要するが ここでは広義の多動の中に入れてある

多動群 寡動群の中にも 様々の 様相があり 多動については 不穏 多弁 徘徊 興奮 暴行と 精神面に比重の多いものから 身体面に比重の多いものがあり 寡動については 体験に浸りながらも 外界に係わっているものから 他者への配慮の余地のないもの 全く 内界貧困 空虚なものなどが あることが 見えてくる

この際 多体動 寡内容（多動寡思）寡体動 多内容（寡動多思）の正常心理における原則が 大概の場合 適用されてよいから 患者への Kontakt の工夫がこらせることになる また このことが 病棟生活という 患者の全行動特性を見ている 看護婦に誤診を指摘される 要因でもある

後に 病像比較表（表 5-4 -5）に纏めてあるが 寡動群では 当初の急性期より 多動群では やや寛解してきた時（図 5-2 鑑別診断 三角錐の平面が挿入してある頃）に チェックされるべき有名な表出症候がある Amimie 無表情 Apathie 無感動と 簡単に 記載されてしまうが これを厳密に 観得できれば問題は 終りである
即ち

  Schizophrenie　　　：gespannt ～ steif
   何かに支配されていて 動けないから表情表出がない 緊張している 硬い
  Schizo-Oligophrenie：apathisch ～ schlaff
   内界に何も無いから 表情表出がない 表情筋に緊張がない 締りがない

というだけの些事だが 観得に難いらしい 適正な刺激を 与えてみればよいのだが それも不能らしい 可能な人には歴然で 前者には刺激が入らないが後者には入るという相違である 勿論 内界を観得して einfühlen したら Schizophrenie であれ Schizo-Oligophrenie であれ Stupor を 一日で解いてしまう なんて快事もありうる

言語交流などにより 少しく 内界に立入ることができれば その様として

Schizophrenie　　　　　：Assoziationslockerung　表象と その連合の変質
Schizo-Oligophrenie　：Integrationslockerung　表象と その統合の貧困

ということの相違が 観得できればよい　両者は一聞して 似而非だが　平たく言えば　前者は"結びつけが変"　後者は"纏め方が雑"の意である

同じ ratlos に見えても　前者は 世界対決の結果であるし　後者は 問題処理能力の低下によるものであるが　このような観得は　急性期には 不能なことが多い　だが 表出症候からは いとも簡単で　まず 治療者をも敵とするか味方とするかを観得できればよい　但し 多動の時は　かなり難しい　しきりに寄って来たからといって　必ずしも 人を求めているとは 限らない　電信柱に　オシッコを ひっかけに やって来た（症例A14）のかもしれない　むしろSchizophrenie の方が　自己主張とか　何かの事項の確認のために よく押しかけて来るが　心的な Kontakt を求めたり　治療者の対応に klingen することはない　鑑別点は 彼に選ばれたものが 心を交流できる人としてか 単に応える物としてかにある

加之　unruhig と unstetig を鑑別する力が あれば　もう少しく 患者の内界に近づける　M－Schule では　これを　峻別する　unstetig とは Organische Unruhe の意で身体的なものを言う　例を挙げると　ちょこっと頭を掻いてみたり　下がってもいないのに　ズボンのベルトに触れ　ちょっと上げるとか意味もなく　日常的にやる動作を　中途半端に繰り返すという　Organiker に特徴的な　絶えず 細かく どこかを動かしている といった身体的な落ち着きのなさのことである　指先 咬筋の動きにも現れる（B22）し 咳払い 鼻鳴らし（A31）時には 間をとって観察している 医師への催促なんてのも（A26）ある

寡動の時は　比較的　じっくり　種々な Bild が見ることができるので　観得照見しやすいが　適切な刺激を与える技術がないと　動きが少ないことはZeichen が少ないことにもなりかねない

ここで　3章にあげた　「Nicht－S－Zeichen」（表3-2）で　簡単に触れたことの中から　Schizo-Oligophrenie の症例を　幾つか見てみよう

まず "獣怯え" とは Schizophrenie の 対象を同定できない不安のまなざしに比べると Schizo-Oligophrenie の眼には 緊迫感がなく ただ怖がっている 言うなれば 捕えられた動物の怯えた目 (B32) である 前者の眼は運命を予感しようとする目であり 絶望 拒否 怒りを含んでいるが 後者の眼は 何が起こるか予測ができないための 単なる 怯えの目である 一般的には その行動は 現実的 具体的で Bild の変化も速く 当初 Schizophrenie の Stupor と見られたもの (B33) が 煙草一服で 解けてしまうことすらある

"馴染み" とは 初診時 Schizophrenie との鑑別に難かった患者 (B14) が数日にして病棟生活に適応してしまうことで 誰彼へとなくべたべたし始め 看護婦室へ くだらない報告をしに来たり えっと思うような気のきいた事を言う

"起伏" とは 内界の動きの Zeichen で [B23] に見られるように 素っ気なさと無遠慮 gehoben に見える時に 自然なジェスチャがすうっと入ったりする また ふっと punktlich な話題を提供したり (B51) する 気に入らぬ事があると 急に不機嫌になる 警戒という Nuance ではなく ただ 話しかけられたり 触れられることを 嫌がる (A41) その心情は 前後の状況から 理解できるし 感情の余韻が尾を引くこともある

"惚け" とは 意図的に そう 装っているのでは なく [A49] は seinbar Stupor だが どんぐり眼 獅子鼻で 曲がった眼鏡が 何とも 滑稽味を帯びていて 緊迫した 内界を 思わせない 原因不明の Kongenitale Epilepsie と称されている者に この様な 特徴的な顔貌が よく見かけられる

"無締り 間延び" というのは Stupor のような かちっとしたものも感じられず oneiroid とか schwer-besinnlich の意識障害でもなく 表情筋のトゥヌスが低く (A33) 如何にも 内界の不活発さが窺われ 言葉と言葉の間 動作と動作の間が間延びしていて 外界への反応全体ものろい 話しかけにも拒否的ではないが 真剣に応じているとは思えないよう (A50) な Bild を言う

多動は Organische Unruhe から Erregung へと かなり巾が広く 極度の興奮は explosibel だが 予測可能で 概ね 一定した 方向へ 徹底的 (A21) といってよい 奇行も時に見られるが 一貫しないことが多く ただやっている

だけ という感じの Automatismus に近いこと（B13）もある そんなに興奮のひどくない時には 相手や状況をかなり見ていて それへの反応という形で結構換り身が速く 行動を変換することができる その中に 愛嬌 馴々しさを示す（A23）ようになる 暴力行為も 本人なりの思惑 言い分としては理解できることが 多く 行動を裏打ちする感情（A01）も窺われる

Katatonie と称されるもの 過動のような Bild の把握の難しさについては先に述べたが これより やや 瞬発性の低いのは Schizo-Oligophrenie の Erregung で いわゆる katatonisch 緊張興奮の方向だが［A44］は待合室で 日蓮上人を産むぞと絶叫し 医師にも糞医者っと怒鳴っていたのが看護婦に 取り押えられそうになると 先生助けてと縋りつく 状況次第では大詰めに至る前に幕を下ろせる ［A22］は 要求 目的を持った興奮で 自分の能力は顧みず 仕事はやってんだからオォトバィを買え とガラスをぶち割りまくる 一方的で 一人合点だが 言い分のある多弁 途中で話を挾んでも 俺はオォトバィだぁ と固着を示す

そうかと思うと 適当に 話についてくることもある ［B41］は胃潰瘍で入院していたが 突然 点滴を抜き スタンドを振り上げ 他患を追い出し籠城する夢に出てきた 祖先の供養に 病室で祈祷をあげることを 病院が許可しないので あったまきたということ また［B43］は 同居の 弟嫁と その娘に 憤懣やるかたない 部屋を 糞尿で汚し 水風呂に飛びこむ いずれも落ち着くと 誰も 自分の苦労を解ってくれないと 愚痴りまくる

これに反し Schizophrenie の緊張興奮では Paradefensive のため その場その場で 多彩な行動を示すが お喋りは場辺り的で カンゴフサァン カンゴフサァンとか オッコッチャッタヨ オッコッチャッタヨ とかの類を執拗に言い続け 外力によって 転換されることがない

女性の "Enthemmt-Typus" では ヌゥドを御披露されることがよくあるがこれはあるものが見えたってしょうがねぇじゃねぇかという schamlos の次元の問題である Schizo-Oligophrenie では 卑猥語をまき散らすだけのことが多い（A43） それなりに知識 教養がある Schizophrenie にもかなりの色

情的なことが 披露されるが それは衝動的で 人に見せようという 人との関係でのヌゥド披露ではない 一方 Schizo-Oligophrenie の方が行動は纏まっているというか それなりの方向性（A28）がある 両者とも 抑制解除が不機嫌の上に乗っていることが多く 難しい 今晩 8時から○号室でストリップ・ショウを行いますと 男子患者に下手な絵入りのビラを回すなんてのは Schizo-Oligophrenie のものである

ついで やや落ち着いてくると Schizo-Oligophrenie の場合には 人へ人へといった動きが見られるが Schizophrenie は 人の気持などと無関係で構ってもらえないと転々と人を換えていく これに反し Schizo-Oligophrenie では 何等かの要求を持っていて 様子を見ながら人に寄って来てべたべたが始まり あまり人を換えない 要求が入れられない場合には それなりに考え 内容の方に工夫を凝らして（A09）くる

恐らく この辺りが 精神科における診断の最難関であろうが 多くの Fall を経験することである それも急性期の Bild の変貌は まず本気で当直をしないと学ぶことは適うまい 私は 7年間 毎週 土曜の夕方から月曜の夕方まで という勤務をやったが この 連続の二晩は 大いに 患者さんの秘処を観得できた 他患が寝静まり ざわざわした昼間の雰囲気が鎮まった時こそ これ等の病者は興味ある Bild を示してくれる 昼間 他患の中にあっては人を避け 自発的には何もしようとしなかった人が トィレの帰り 擦れ違い様 夜勤ですか などと声をかけてくる とか 保護室で 昼間は興奮して人を寄せつけなかった者が 深夜 人を呼び 寂しくて眠れないよう などと 言い出せば 即ち Schizo-Oligophrenie ということになる このような場面に遭遇することは 当直医冥利である

凡で 精神科医たるは このような事 一つ一つは 観察しいるに違いないのだが それらの Zeichen が 全体として 如何なる精神の内界を表出しているかを 纏めきれないのではなかろうか 一度判ると 患者さんの立居振舞は 我々に 自然に そして たちどころに 診断を誘発してくる 些か模式的に過ぎるきらいはあるが 次に Schizophrenie と Schizo-Oligophrenie の鑑別の極意 "ここを見よ" のさわりを 寡動群 多動群に分け 一覧してみよう

5 Schizo-Oligophrenie

病像比較　一覧　　　　　　　　　（表 5-4）

［寡動群］

	Schizophrenie	Schizo-Oligophrenie
構え	警戒的　gespannt 　目を逸らせがち 　面接時　終始一貫硬い 　入室時と退室時の態度不変 　話に乗らない　ガラスに石 　面接者との距離一定	怖れ　怯え　辺りを窺う 　窺い終ると安心 　面接の時間が経過するにつれ軟化 　馴々しさすら出る 　比較的乗り　べたべた　水面に石 　面接者との距離つかめず　構えなし
表情	ängstlich　恒常的 　gespannt ～ steif　amimisch 　表情変化唐突　感情 diskrepant 　警戒的に抵抗する目	furchtsam　反応的 　apathisch ～ schlaff　崩れた硬さ 　変化不円滑　動きがひっつれる 　捕えられた動物の目　怯えの目
問題 行動	自閉　一貫した内的生活あり 　不食　不眠傾向 　家人の中でも警戒的 　一貫した発展的奇行	無為　一貫した内的生活なし 　動物レベルで食べ　比較的熟眠 　家人の中では比較的安心 　断続的　一本調子の奇行
病棟 生活	Regression von Menschenwelt 　autistisch　isoliert 　テリトリィに過敏 　抽象的　観念的 　　この人がと思うほど駄目 　気配にアンテナを立てている	Annäherung zu Menschenwelt 　einfühlen　するとべたべた 　時に verstimmt　gehoben　目立つ 　具体的　現実的 　気の利いた事を言う 　無為と活動時との間に Diskrepanz
異常 体験	Wahn は一定方向　一貫した発展 　異常体験の自然な是認	haften　Zwang 風　無方向　平板 　体験に疑念　批判めいたものあり

[多動群]　　　　　　　　　　　　　　　　　　　（表5-5）

	Schizophrenie	Schizo-Oligophrenie
構え	unruhig 　　緊迫感　単純無意味な多動 　　Motivation　一方向　運動遂行 　　Echolalie　Echopraxie 　　状況は見ているが変化に不随 　　配慮は見えるが　判断的でない 　　　体動少なく　お喋り　発展し 　　　ていくため纏まらず	unstetig 　　一応目的を持った中途半端な行動 　　散乱し　運動遂行なし 　　馴々しさ　時に愛嬌　とぼけ 　　それなりに見ていて　換り身速い 　　無遠慮　時に細かい気遣い 　　　ジェスチャ入り　枝葉が出て焦点 　　　なく　羅列
表情	体動の一部に過ぎない表情 　　硬く　面の皮 　　首は不動　目は一点に固定 　　　瞬目少なく　口のみぱくぱく	動物に近い表情　硬いが合間に崩れた 　　ほき出すような　表情を消す笑い 　　首は可動　目は落ち着きなく動く 　　　瞬目多く　目は一応口について動く
問題 行動	impulsiv　予測不能 　　家人対象の乱暴　夜間飛び出し 　　物品破壊　狭範囲　集中的	explosibel　予測可能 　　他人へも暴言　暴行　昼でも出る 　　器物破壊　広範囲　徹底的 　　（Antrieb　の妙な上昇）
病棟 生活	衝動的　聞く耳持たんという態度 　　一方的　状況にそぐわぬ 　　Milieu に関心を示さぬ 　　　enthemmt　gereizt 　　　stereotypisch 　　喧嘩を形成せず 　　衣服への関心なし	人を見て反応　聞いてという態度 　　一人合点の多弁　自慢　悪口 　　Milieu への適応速い 　　　hemmungloo　gchoben 　　　perseverativ 　　喧嘩に巻きこまれる 　　妙なお洒落　意外と似合う
異常 体験	判断停止　極致では体験なし 　　oneiroid	判断混乱　極致では体験拒否 　　怯えの裏返しの興奮

5 Schizo-Oligophrenie

f) Merkmal der Alter

世に Schwachsinn (sub-normal) は Schwach-geneigte (Grenz) を合せると 人口の20％は存在すると言わざるを得ない 重篤で施設などに入所する者はそう多くない 軽症の子供は 勉強が嫌い 落ち着きがないなどと評され また 社会生活を送っている 大人の多くは 話の分からぬ 自分勝手な人 感情の起伏の激しい人などと 性格の問題で済まされている

Pubertätの特徴
（前思春期から思春期にかけて ―― 脳回路網完成期）

"拡がる" "高まる" という人生の図式において 新皮質の障害で 大脳辺縁系が露出し 判断の低下に併せ 感情が突出したり 辺縁系の障害により 判断が情動統制の悪さにより 攪乱されるという 脳回路網で 人生を送ってきたSchwach-begabte と Schizophreniker とは 思春期までに どのような人格像の差に至るのであろうか

厳密に言えば まだ人格像は枠組だけで 経験による修飾は あまりされていないが 端的に言えば Schizophrenie は回路網形成の方向が単一で 人格の変質へと向かう Schwach-begabte のそれは多様であるが 方向は人格の低下で そして 前者のJugendkrise は 硬さ の故のKrise における迂回への失敗で 後者のそれはKrise における種々の困難への正面衝突で 従って 環境因 事件因 といった 心因のNuance が濃い 問題行動として最終的に周囲からチェックされるものは 大別すれば 下の3 Gruppe である

    enthemmt ～ erregt
    autistisch ～ antriebsmangelhaft
    paranoisch - halluzinatorisch

急性期には まず ほとんど全員が Hebephrenie と誤診されている 7章症例の分類の見出しに使われている状態像は 前に触れたように Schizophrenie の分類に用いたもので Hebephrenie に出る症状は Schizo-

Oligophrenie にも 全て 出る訳で 人格の変質 (Schizophrenie) であれ 低下 (Schwachsinn) であれ その上に乗った症状は "Verlauf 三角錐" (図5-2) の頂点に 近い方では 鑑別に 難いということになる

これが beruhigen してくると 看護婦が 先に 何か Schizophrenie と違うことに気づく 脳波を撮ってみても irregular α pattern 基礎律動に θ が sporadic に混入しているくらいで within normal と判定してしまい "Hebe でいいや" ということになる 時に しつっこいのが居て CT を撮ってみて "ありました ありました" ということもある ひどいのになるとテスタァに I Q を依頼して "85もありますよぉ 高校生ですもぉん" などと勝ち誇ったように言う奴も居るが まさに I Q dull normal 〜 borderline の辺りが reaktiv に問題を起こしやすい

情報を得ようと とっ換えひっ換え家族を招集しても 家族の Angabe などは申し訳ないが 百害あって一利なし Schizophrenie だって 現病歴を問うていけば 了解できそうな Anlaß はある それより 生育歴に事よせて常時の 行動パタァンを 聞きこんでおくことが肝要で 何より 患者さんや家族を傷つけてまで Anamnese を採るべきでない Blickdiagnose で入室して 座るまでに診断が終っていれば それに 越したことはない

さて それぞれの 症例の 大概は 問題行動 初診時所見 検査の順 (年令は 初発時年令) で書かれていて 患者の 内的体験には 触れていない 彼等の 社会生活を阻害する Konflikt を 浮き彫りにし 表情 体動として 表出された ものを 如何に Zeichen として採るかを旨とした

過動群にあっては 焦燥 不機嫌から 昂進 興奮 (A24) へ 軽佻気分 抑制解除から 羞恥心欠落 逸脱行為 (A32) へ 男では 徹底的暴力 (A21) 女では 泣きわめき (A12) へと 意志は無方向に 増大しているから 行為の目標を窺うことはできないことも多い この時点では 心的機構や内的体験をあれや これやと詮索するより 身体保持に留意すべきである

多動群では 不安 動揺 心気 拘泥 から 不穏 強迫 (A15) また 困惑

夢幻（A33）へと問題行動は多い　病像の時期にもよるが　意志の方向を観得できることがある　人を見ているか　行動は状況に妥当しているか　に注目　あまり　合目的々でないが　護身のため（A35）であったり　獲得目標を持っていること（A26）が多い

寡動群では　低迷　抑圧（A08）　自閉　空漠（A50）から　途絶　昏迷（A47）妄想幻覚状態（A39）へ　また　情意減弱（A53）の在り方にも　着目されたい

なお　Organischer Schub について　病因論的には　記すことが　現段階ではできないのは遺憾であるが　思春期前後に　schubweise に katatonisch な Bild に陥ることがよくある　[A47] は入院中　面会　外泊もなく　院内で　特に問題となる刺激も浴びないのに　しばしば このような Bild を呈した　また　女性の場合　hormonal な変化には　Organiker は弱そうだが prämenstural の発症　Schub の割合に大差はなく　Hebephrenie も　入院したら Menses になっちゃった　という例は多い

Ｋｌｉｍａｋｔｅｒｉｕｍの特徴
（いわゆる更年期ではなく中年期 ―― 脳回路網脱落期）

思春期に"高まる"ことができず　様々な人生経験によっても"深まる"ことのなかった Organiker は　比較的　なるい　環境の故に　Jugendkrise を大過なく　乗り越え　何等かの　長所を認められて　結婚し　要求の少ない配偶者と生活を共にして　中年期に至る訳だが　彼等なりの　屈曲　鬱積があり女性の場合は"あまり頭の良い奴じゃあなかったが　家事　育児も特に問題はなかった　近所づき合いは駄目で　人の言う事はあまり聞かず　変な所に我を張ることが多かった"（B48）　男性の場合は"仕事が仕事だから　勤まってましたが　愚痴っぽくて　全く　傍らで聞いてて　嫌んなることがあります"（B01）といった Angabe が　配偶者からよく得られる　入院歴は ほとんどの者にない

発症は急激で 配偶者である夫は おろおろ 妻は この人は まあ といった顔でつき添ってくる 妻は予測を持ち 夫にとっては晴天の霹靂ということがこの発症の背景を物語っている 性別から見ると 中年期の女性の発症は鳴物入りで 20年 人の良い夫の許で ぼろを出さずにやってきたが 身体 住居 近隣 子供 はたまた 身辺の些事に関する事件を Moment として ratlos になり verwirrt 様に至る 夜も眠らず目を凝らし 家人と 口を きかなくなる (B07) あるいは 泣き 叫び あらぬ事を口走り 押える程に暴れ 外へ 飛び出そうとする (B39) また Suizidversuch も珍しくない (B03) が症状は 主婦という 狭い生活のパタァンの上に乗っていて 多彩ではない 男性の場合は 自分の能力 社会の要請の中に収った職業 生活を送ってきたために 反応の形も低レベルで 家の外で保護されることは稀で 庇護者の下で 気づいてもらいたいといった発症が多い

20年からの 社会生活を送った Schwach-begabte は 特有な 表情筋のトゥヌスの低い顔貌を有し また 意図的でない ちょっと 周りの人の気を引くような対応がある kataton Stupor に見えても 目配りが違う むしろ Hy. に近く (B09) かなり多動の時にも ちらり ちらりと Situation を見ている wahnhaft な体験も 底が浅く 女性の場合は 近所とのトラブル (B47) 夫の浮気 家が乗っ取られるの類 (B15) 男性の場合も 運転を妨害される (B33) 家が振動している (B14) 嘘がばれちゃう (B45) 気に入らないったら 気に入らないの類 (B21) で 世界対決などという Nuance は微塵もない

寛解は 急激な発症の時計の針を 恐る恐る ゆっくり 戻していくように あるいは勘違いがころっと取れた といった風に鎮静する 毒入りだと言っていた 御飯を一粒も残さず食べて 合掌する ぼろくそに言っていた夫が面会に来ると お父ちゃぁんと膝に縋りつく (B15) 若い者に布団は耳を揃えて畳め 妻に植木に水をやったかなどと世話をやく 些事への拘泥 押しつけがましい親切が 顔を出してくる (B45)

予後は反省のし過ぎといった感じで もう二度とあんな風になりたくない 一生懸命やるのが怖いといった風の Abulie になる者が多いし (B25) 自分

に似た症状を呈する人が近隣に居ると　本気で心配して連れて来る（B16）光景も　よく見られる

そして　悲しい事だが Schizo-Oligophrenie において　Suizid は思春期には皆無で　中年期に　片寄っている　推察するに　思春期には　未来を読み絶望するといったことはなく　中年期においては　辛い事のみ多く　楽しい事の少なかった人生を想うのであろう　思春期の Schizo-Oligophrenie を診ていると　いい加減にしろと怒鳴りたいことが多いが　中年期の人々にはそんなに小さな事は気にしないで　気を楽にして　もっと周りの人の好意に縋っても　良いんだよと　言って　やりたい場面が多い

g）Untersuchung

EEG　　　正常者にも 20％ の脳波異常が居るなどと　無神経に称されているが　その within normal の "normal" が問題である　世に Schizophrenie の脳波と称し論じられているが Schizo-Oligophrenie の脳波を読んでいる可能性が多い　私の問題にしている辺りの脳波は　障害との同定は未だしである　即ち α 波に関して言うならば　irregular あるいは unsteady などと呼ばれているような regulate の悪いものとか basic activity が少しく遅いが　眠かったのだろうで　済ませてきたものなどは　Schizo-Oligophrenie の臨床から　検討し直す必要がある　また　徐波速波の読みも　慎重にしたい

　　　　　θ 波　sporadic な混入の程度の再検討　また fast wave の
　　　　　　　　畳重した slow wave が　見逃されがちである
　　　　　β 波 ｜ 緊張状態などと言われているが　so-called oligo-
　　　　　γ 波 ｜ phrenic fast wave と称せられるものに注意

CT　　　　被検者はあまり多くないが　Schizo-Oligophrenie には　当検査でチェックされるような　粗大な欠損を　脳実質内

有する者は そう多くない 残念ながら ＭＲＩで検討される機会を持った者は１例もないが 近年精度のよいＭＲＩによって 40才台で 2～3 ㎜の硬塞が 2～3 個チェックされる人が 40％もいるという（世に 本人にEpisode の自覚症状がなくても Naso-labiale Falte に 左右差のある人がかなり見受けられる） 幼児期にあった 何らかの脳への侵襲も その目で 詳読されるようになることを 期待したい 情動障害の者に関しては 第三脳室近辺 透明中隔腔 ベルガ腔などに注意 猶 脳室が小さくぱんぱんに実質が詰った印象のもの（Panpan-Gehirn）は Gliose が疑われ so-called oligophrenic fast wave との関連を 検討されたい

PF-Study	対人障害を主徴とする Schizophrenie では 一定の傾向は認められないが Schizo-Oligophrenie では 幾つかの特徴がある GCR が低く 超自我因子を欠き 障害優位 甘えも含めて 要求固執が多く Fall によっては 外罰 あるいは内罰といった パタァンが多い
ＩＱ	次に 問診の要領を挙げておくが ±5 くらいの精度で判らねばならない
問診	テストをするという雰囲気でなく "ちょっと ぼんやりしていない 暗算してみようか" "そうか 吝嗇なのか 倹約とは どこが違うんだい" と いった風に 話の流れに 課題を ちりばめる
計算	17+18 ×3　500－　　駄目なら　7+8 ×3　100－500 円で三つ買える物　2000 円で 幾つ買える
集中力	100 －7　　－7　　－7　　－7 ……

5 Schizo-Oligophrenie

概念構成	学校　病院　従兄弟　親類　当用漢字　四捨五入　閏年　税金　英雄　自由　理想
概念比較	池と川　犬と猫　雨と雪　桜と梅　飛行機と自動車　人間と人形　嘘と間違い　吝嗇と倹約
記憶	大東亜戦争の開戦日と終戦日　子供の誕生日（男性には無理）　小学校の時の担任の先生の名前
記銘	昨日の天気　食事　品物隠し（5〜6ケ）
知識	日本の首相　アメリカ　ロシァの大統領　平成の前　その前　その前　その前　関東地方の県名　県庁の所在地　鎌倉時代と室町時代と　どっちが昔
諺	花より団子　猿も木から落ちる　豚に真珠　塵も積もれば山となる　枯れ木も山の賑わい
日常関心	時事ニュゥス　流行語

* 他に　簡単な Aphasie　Agnosie など　Herd のテストの知識を　少々

W–D について

W–Dとは Schizophrenie の世界 把握の特性を チェックすべく Rorschach 図版の Location に対して 私が試みた記号で あいまいな 認知の D を含んだ W という不完全全体志向性が 窺える 一つの Zeichen で まだ このような 事に触れている Rorschach 研究は見当らない ［5章 c］の Schizophrenie の Wahn の項で述べたことで 理解されたように まず Schizo-Oligophrenie に出現することはない

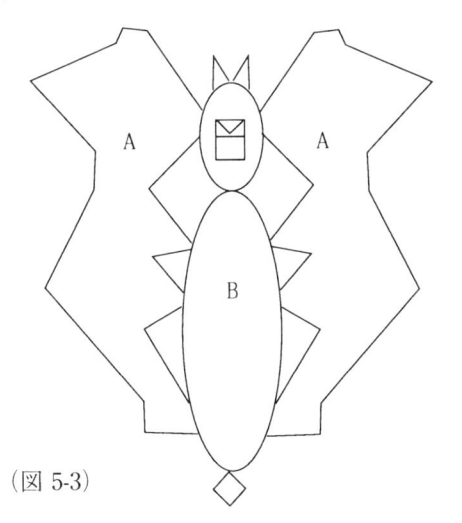

Ex. 1　何か（B）を捕まえて
　　　　爪をたてた龍の夫婦（A）
Ex. 2　何か（A）を纏った
　　　　不気味な悪魔（B)

の如き反応であるが Inquiry が いい加減であると W- に終って しまう

Schizophrenie に発生する Wahn の基盤は意味知覚の異常であるが これが曖昧なDを含んだWとして 言語化される confabulation とか queer relation などの other score

（図 5-3）

も同じ人格特性 心的状況によるもので 状況への過敏さ その反面 散漫な 注意 未分化な知覚 不鮮明な認知 歪曲された 思考 といった 現実検討識 害が生む 全体認知 抽象的態度の病態がW–Dと言えよう これに比し Schizo-Oligophrenie は 現実的で 判る範囲を D で出してくる 訳であるが 要求 水準の高い者には W 把握も 時に 見かけられる

\#　観念貧困の Schizophrenie の Stereotypie と観念固着の Schizo-Oligophrenie の Perseveration の差異については 幾つかの症例で触れてある
\#　私の 特殊記号 が幾つかあるが
　　W←D：D＋D＋D… と W 把握に失敗するが Inquiry 時に W に纏めら れるもの　　W_D　：DW　　M´：FM　等がある

h) Behandlung

i) Pharmakotherapie

薬物は状態像に対して投与されるから Organiker も Schizophrenie と同じとされてきたが この事が精神科医を怠慢にしている一因で 誤診をしても致命傷にならないから勉強しない 診断技術が低くても さしたる掻痒を感じない

しかし 注意深い臨床医は 気づいているのだが Organiker には Chlorpromazin はあまり著効を奏しないし Levomepromazin は めろめろ Haloperidol は ごちごちの Bild を よく 生じさせ 治療者を 閉口させる 即ち Dopamin 系を 直截にはいじらぬ方がよい という知見である

産褥で発症し 初期診断がDepression 薬物はImipramin Amoxapinなどが投与され 次の病院では Schizophrenie という診断で Chlorpromazin やら Perphenazin Bromperidol Alprazolam などを 3年も服用させられ 金縛り状態になって 連れてこられた30才の 主婦に 外来で1月 Diazepam 15 mg のみで毒抜きをし ついで Clonazepam を加え 3 mg に漸増し 寛解させてしまったことがある この際 前医達が 問題にして いなかった Hypodruck Sodbrennen や Verstopfung の 身体的 Beschwerde の薬はばっちり投与した こういう配慮に 対して 患者さんは 信頼を抱いてくれるものである そして Schizo-Oligophrenieには 何より精神的な指導が 大切なのである しかし この Fall は 安定すると 自分をいびった 舅姑への 正当なる批判力が生じ 離縁の申し出を受入れ 子供の養育も放棄し 簡単に離婚してしまった 実家に厄介になっていて 自立しなきゃあと 口では言うが 朝は起きない 動作は遅い 小理屈は言うと 母を嘆かせている さて 抑制的には Carbamazepin Benzodiazepin は GABA レセプタァにも 連動しているようなので この辺りの 薬物が 有効であるが Carbamazepin は EEGの基礎律動をかなり徐波化させるので 入院当初の興奮患者に使って 落ち着いてから検査という段取りに 支障をきたすこと

がある また これに併用した Haloperidol は 30 ～ 40% 血中濃度が減少させられるという知見がある また Carbamazepin による 薬疹 水中毒には とくに注意を要する

また 心すべきことは Organiker は 薬への耐性の幅が狭いことである まだ効かない まだ駄目と 増量していくと 最後 Haloperidol 5 mg くらいの追加で ころっとダウンしてしまうので注意 急性期を過ぎたら Major は 使わない方が よい

しかしながら まだ Peptid に関しての知見の ほとんど 得られていない現在 得心のいく 薬効仮説も少なく あまり 多くの事は 語られない

私は かなりの 治験例をもって 次ぎのような 投薬の基本に 至っている

急性期では	psychisch	な症状 |不穏 苦悶|	
		Diazepam	（ 15 ～ 30 mg ）
	〃	|焦燥感|	
		Tiaprid	（ 50 ～ 150 mg ）
	psychotisch	な症状 |妄想 幻聴|	
		Haloperidol	（ 9 ～ 45 mg ）
		Bromperidol	（ 3 ～ 18 m g ）
	gemütlich	な症状 |抑制解除 興奮|	
		Clonazepam	（ 2 ～ 6 mg ）
		Carbamazepin	（ 600 ～ 1200 mg ）
不眠には		Nitrazepam	（ 10 mg ）
		Phenobarbital	（ 10 % 1 A im ）
寛解後の再燃予防には		Thioridazin	（ 100 ～ 200 mg ）
		|200 mg が Chlorpromazin 150 mg くらいに 等価|	
		Propericiazin	（ 30 ～ 60 mg ）
		Diazepam	（ 15 ～ 30 mg ）

に置換えるのが 良いようである

いずれにせよ 同じような Bild でも 薬の効き方は一人一人違うことを 心せよ

ii) Psychotherapie

Schizo-Oligophrenie の精神療法は Schizophrenie と基本的に異なる ironisch に言えば このような人にこそ Psychotherapie が必要なのである 幾つかの相違点に触れるが まず 当初より 距離を置いて対応することが 肝要である 思春期の者には多少 教育的であるが 人生の読み方の指導が 中心となる Milieu その他の条件を考慮して その人に展開されるであろう 人生を語る 中年期の者には 一言で言えば人生とはこんなもの 上を見れば きりがない 下を見ればきりがない と 静かに語る 向う三軒両隣の彼方に 広大な世界が 拡がっていることを 寓話的に語る 更には 時間という道の 上を我々は 歩いていることを 比喩的に 教示してあげる

家族を 見てみると Schizophrenie の家族に比べ 癖のない 普通の人が多い 患者さんに対し 困った奴（思春期）昔から こんな人（中年期）として 抱え こんでいるし また 失礼な言い方だが 良い意味で そういう御夫婦には 牛は牛連れ といったところがあって 患者さんも 家族を ぼろ糞に言っても 初面会時に こんな所へ入れて ひでぇじゃねぇかようとか 私が悪かったよう と縋りついて わぁわぁ一泣きすれば けろりといった 家族間力動がある 家族は 今後 患者への要求水準を下げてという指導を 比較的正しく理解し 実行する事ができる

患者側も 一度 ぼろが出てしまうと 自らも要求水準を下げて そんなのは 無理と頭から決めてしまうようなところがある 楽しそうに外来へ来て 屈託 がない者も多い 治療者側も 君のような性格の人は とか それが貴女の悪 い癖 といった表現で指導ができるから 後めたい（？）ところがない 治療 者が 反応を起すこともなかろう また 人恋いつつも 閉じ籠っている Schizophrenie には 限りなく優しくすべきだが 距離のとれない 際限もな く甘え ごねる Organiker には 当初より適正な距離をもって接すること が肝要である 途中での態度変更は 不信を買うのみ

結婚の相談や 生まれる子供に関しての質問にも きちんと病因に触れて答え ればよい 親も器質的な原因に対しては罪業感は少なく 配偶者も自分が関与

する以前に起った事に対しては寛容であり　会社の上司も　正体が解って　成る程と　何かほっとした　ところが　見られる　親子　夫婦間に生じる Konflikt も Ehescheide も Schizophrenie に比し　はるかに　少ない

問題児は　我々が深い所の障害と言っている　ＩＱの高い　思春期の　Fall で服薬への抵抗が著しい　君の欠点は　時々　皆が同調してくれないような悪い判断を頑固に主張することだ　それは　必ず感情統制の悪い時である　という話を繰り返す

iii)　Erste Konsultation
　　　　　　　　　一般的には　[附1] Begegnung　出会いの心得　参照

❖　不安　動揺
全ての根底にあるのは　自信の欠如であり　それは　あらゆる症状へと　発展する　まず　病院へ連れてこられた事態に"同情"し　"共感"を示しつつ Moment を　探る　Schizophrenie に比し　軽症に見えても　家族が受診を決意するまでには　人生史に　かなりの紆余曲折がある筈で　入院のやむなき場合が多い　落ち着く　良い薬のあることを強調し　どうしたらいいのか色々相談しようと　病院での静養へ誘う

❖　低迷　抑圧
気分層の障害であるから明確な自覚のない場合が多い　傷つけないように元気がないことのみを指摘し　主に　"体の不調"を話題とし　血圧などを測ってあげる　自ら　調子が悪いと言い出せば　治療関係はつく　生活のリズムに重点的に言及　とりあえず外来で頑張ってみる　あまり抗鬱剤は効力がない　中年期は　Suizidversuch　に注意

❖　拘泥　心気
持って回った話をし続けるが　まず　聴いてあげる　辛いだろうことには　共感してあげる　頃合を　見計らって　昔から　拘る　性質なんだねと　話の腰を折り　羅列した悩みを"整理"してあげ　この人には解ってもらえるなという信頼感を得ること　但し　そうかい　そうかい　と言っていると限り

のなく 甘えてくる

❖ 不穏　強迫
大体において　原因 対象が　本人にもはっきりしているから "思い過ごし" であると　問題点を明示し　いずれ解決がつく事と　安心させる　家族には本人の訴えには　面倒臭がらずに　一々　対応してあげるように 要請する

❖ 不気味　疎遠
種々　話しかけ　治療者が "どんな人物" であるかを見せる　概ね　口をきいて　くれないから　治療者が　一人で喋っていてもよい　聞こえないような　ぼそぼそ話にでも　耳を傾けてあげる　何か話の糸口が掴めれば大成功

❖ 焦燥　不機嫌
自分でも　人より出来ないこと　駄目なことが 解っており　家族や周囲からの指示　強制によって　さらに苛立っていることが多いから　どうなれば安心　満足　できるかを問い　少し "僻んでいる" んじゃないのと　思いのたけを　話させ　じっくりと　聴いてあげる

❖ 軽佻　解除
ぺらぺら 喋り捲る者には　喧しい　喋り過ぎ　訳が判らん　と　呆れ顔で制して　言いたい事を　しっかり "三つ" だけ言ってと　聴く態度をも　見せ座り直す　すると　必死　になって　三つにしようと考え　もごもご言っている中に　少しく　鎮まってくる筈である

❖ 逸脱　欠恥
貴方（女）らしくないよ　と呆れ顔を示すと　口では　なおも　ああだこうだと言うが　その中　目に "たじろぎ" を示しだしたら　お説教調でよいが　家族とは　違った観点で 教示する　薬と症状との　追い駆けっこに注意　入院となったら　薬量は　最初から　ばっちり使う

❖ 困惑　夢幻
家族の附添で来院し　されるままになっていることが多い　Bewußtseins-

störung を思わせる　嫌な"匂い"がすることも多い　Enzephalitis Tumor にも注意　脳波と画像を　すぐ撮りたい　また　Hysterischer Dämmer なる難しい Bild がある　途絶　昏迷と違って　緊迫感がない　入院の やむなきに至るが　身体的な　看護に　重点を置く　特に　夜間の"おろおろ"には　気をつける　Amentia に似た Bild もよく見かけるが　知能低下のための　了解の悪さも　加わって　難しい　解けてきた時点での　接触が肝要でここがどこで　どうして来たのか　を説明する

❖　妄想　幻聴
警戒的拒絶と体験の真偽を確めてみたい態度を　こもごも 示すので　口をきき出したら　うん　それで　そう　それから　……　と少しでも多く言語化させる　Schizophrenie には　禁忌であるが　体験を解釈してあげ荒唐無稽でもよいから　似たような　"勘違い"の例を　話してみる　他人の事は　解るもので　そんな馬鹿な　そんな事 ありっこないよと　にやにやと応じてきたら　成功

❖　昂進　興奮
だらだら話に　応じていて　機を逸すると　些細な事から激昂し　破壊的な暴力を振うに至るから　たじろぐことなく　そんな事は 通用しないよと"問答無用"に　とり押さえ　病棟内に連れこんだら　身体的に拘束し Überdose 気味に注射をする　治療者が 親身になって 世話をしていることが解ると　詫びを入れてくるし　一夜 にして 鎮静することが多い　但し Organischer Schub は　鎮静するまでに　かなりの時間を要する　"時薬"（人生的に 時間が解決してくれる　時間が治してくれる　あるいは 血中に薬物が summieren してくる？　Rezeptor が減少　あるいは　繁茂してくる？）と 称されているものの効用が 必要である　また Schizophrenie の Erregung は "心"の 興奮　Schizo-Oligophrenie は "体"の 興奮の Nuance が あることに注意　即ち　Schizophrenie の場合は　病気に効く Mittel を使い　Schizo-Oligophrenie の場合は　身体的に　鎮静させるということ手をこまねいていると　その喧噪は伝染し　病棟内がたがたとなる

❖　途絶　昏迷
この Fall は後になって　夢を見ていたようだったと　断片的には思い出す

ことがあり　特に　対応に　注意　反応がなくとも　あれや　これやと　"執拗"
に　話しかけ　病気であることを　繰り返し言って聞かせ　病院が怖くない
ことをも話す　食事の介助を　無言でしないこと　拒絶に対しては　優しく
強制する

◆　自閉　空漠
それなりに　辛い　という自覚があるから　一方通行でよいから　話しかけ
反応を　示す"話題"へ　辿り着くこと　思春期では　院内で苛めの対象と
ならぬように注意

◆　情意減弱
Schizophrenie の　闘って　敗退した姿とは　違う　"引き籠り"だから　貴方
（女）を　支えてくれる人が　沢山いること　そんな生活をしていたら　体が
駄目になってしまうよと einfühlen し　"自信"を回復させるように　もって
いく

いずれにせよ　Schizophrenie とは違うという Nuance（症状が reaktiv に生じ
たものであること）を　素早く掴むこと　領識　了解の程度を見定めること
（どの程度の内容の話を理解できるか）が肝要である　そして　この人は　頼り
になりそうだと思わせること　総じて言語的接触にも反応は良く（向うからも
次元は低いが　会話を求めることが多い）ある時点から　でれでれと　甘えを
示し始めることが　多い

無論　Schizophrenie を　含めてのことだが　何故　このような人が　患者さん
として診断　隔離されることになるかについての原点に　我々は　常に　深い
想いを巡らすべきである　患者と認定されなければ　"それなりの人"に過ぎ
ないのだから……しかしながら　感情移入をしすぎて　外来で　頑張り過ぎ
病勢を　助長させぬこと　Schizo-Oligophrenie には　問題の環境　事件から
一時　退避させることが必要な場合が多い　通院　治療で　様子を見るのは高々
3回　2週間　まで　とする　最後に　一つ　心すべきことは　患者さんは
自分を　どんな人が　診てくれるかを　窺っている　ということである

6 Etwas Statistisches

私は 下のように 二病院に勤務し 30 年の 精神科医としての人生を送ってきたが 昭和 42 ～ 62 年の 20 年に亘る 私が診断した 患者さんの Kärtchen (調査カルテ) は 外来のみの方も含めると 1000 枚を越えた その中 入院のやむ得なきに 至り 親しく 面接 指導した患者さんは 876 人に達した 昭和 62 年に 私は 病を得て 新患 受け持たなくなったが その後も観察は 平成 9 年 までの 10 年間続けられた

	[U病院]	[H病院]
(国)		
日本橋道路原標より	25 km	90 km
責任領域	70.7 km^2 (市)	312.1 km^2 (郡)
人口	23.7万人	12.6万人
30 年間の増加	→ 47.8万人	→ 18.5万人
勤務の開始	S.42 ～	S.46 ～
勤務日	月　水　金 (日)	火　木 (土)
現在	月　金	水
Bett 数	222 床	120 床
症例数　　男	316 人	130 人
女	252	178
計	568	308
		総計　876 人

U病院は 受持制で 退院後も 外来で 患者さんを 引き続き 診察した H病院ては 入院患者さんのみ 診断 診察を担当した U病院の特徴は 措置指定は 受けていないが ほとんど 患者を選ばない 市内には 他に四病院がある H病院の特徴は 措置指定だが 老人 嗜癖患者はなるべくとらない 東北西の隣接市に各一病院あり 農耕の作業療法が盛んで 長期の療養所と見られている

6 Etwas Statistisches

Kärtchen

[表面]

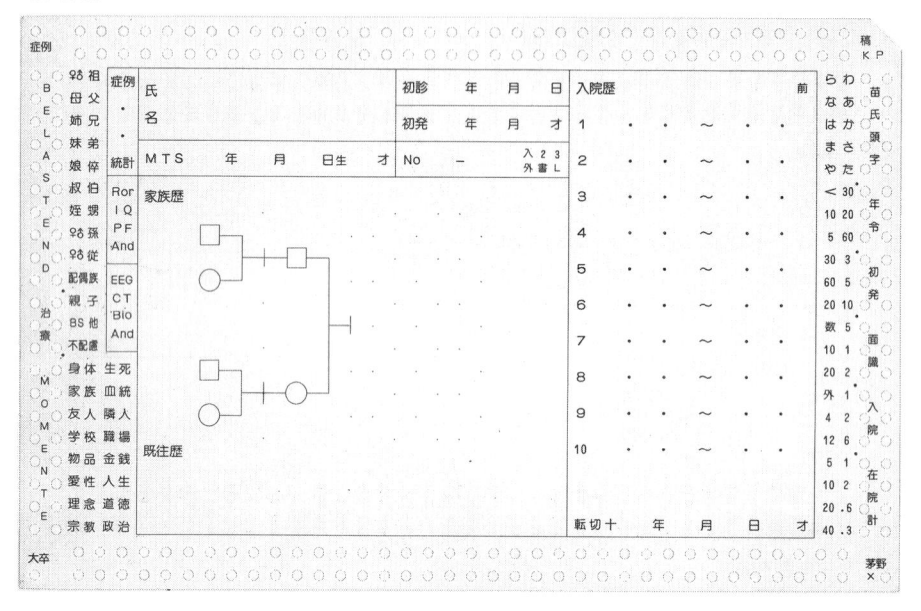

[裏面]

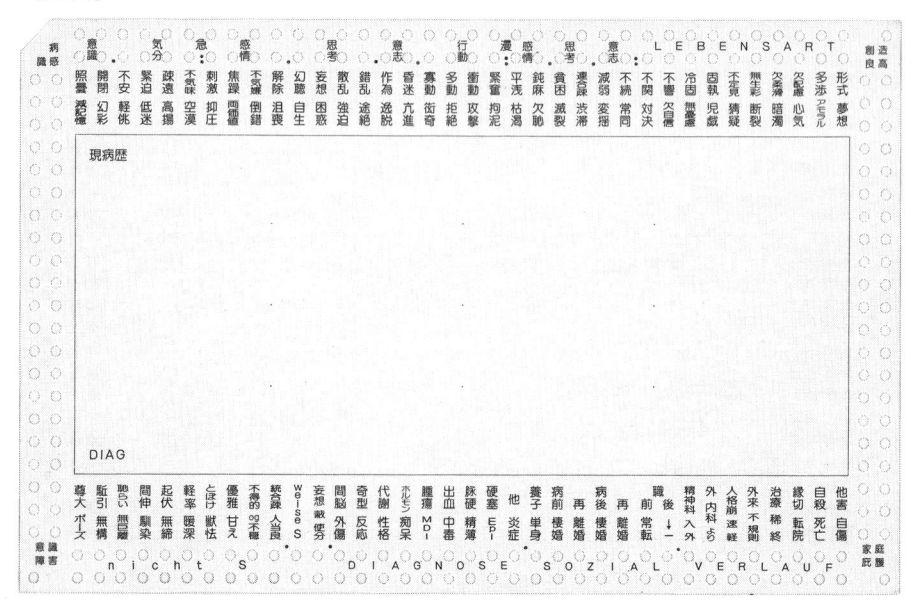

(原寸 126.5 × 201 mm)

疾患別分類　　　　　　　　　　症例総数　876人

U病院　男

	入院	外来	死亡	自殺	転院	縁切	治癒	合計	%
Schizophrenie	11	18	11	11	41	16	8	116	36.7
S-Oligophrenie	11	5	9	2	25	14	2	68	21.5
S-ähn Psychose	2	2	3	0	6	6	1	20	6.3
Schwachsinn	2	1	1	0	7	1	0	12	3.8
Epilepsie	1	1	2	1	11	2	0	18	5.7
Demenz	0	0	12	0	3	2	0	17	5.4
Sucht	1	1	9	1	12	22	3	49	15.5
Reaktion	0	0	0	0	5	1	0	6	1.9
Andere G-Störung	0	0	2	0	4	2	2	10	3.2

316人

U病院　女

	入院	外来	死亡	自殺	転院	縁切	治癒	合計	%
Schizophrenie	8	17	13	5	22	23	5	93	36.9
S-Oligophrenie	10	13	6	4	21	18	4	76	30.2
S-ähn Psychose	3	1	0	0	6	13	3	26	10.3
Schwachsinn	0	0	1	0	4	3	0	8	3.2
Epilepsie	0	0	2	0	5	2	0	11	4.4
Demenz	0	0	10	0	4	2	0	16	6.3
Sucht	0	0	2	0	1	4	0	7	2.8
Reaktion	0	4	0	0	1	5	1	11	4.4
Andere G-Störung	0	0	1	0	3	0	0	4	1.6

252人

総計 568人

6 Etwas Statistisches

疾患別分類

H 病院　男

	入院	外来	死亡	自殺	転院	縁切	治癒	合計	%
Schizophrenie	13	4	9	0	3	9	1	39	30.0
S-Oligophrenie	16	4	5	0	2	10	0	37	28.5
S-ähn Psychose	3	0	5	0	0	2	0	10	7.7
Schwachsinn	5	1	7	0	3	4	0	20	15.4
Epilepsie	3	0	2	0	0	0	0	5	3.8
Demenz	0	0	2	0	0	1	0	3	2.3
Sucht	0	0	1	0	1	8	1	11	8.5
Reaktion	0	0	0	0	0	0	0	0	0
Andere G-Störung	1	0	0	1	2	1	0	5	3.8

130 人

H 病院　女

	入院	外来	死亡	自殺	転院	縁切	治癒	合計	%
Schizophrenie	21	12	5	1	7	20	1	67	38.0
S-Oligophrenie	22	7	5	0	8	17	0	59	33.0
S-ähn Psychose	1	0	2	1	1	10	0	15	8.4
Schwachsinn	3	1	6	1	2	3	0	16	9.0
Epilepsie	4	0	3	0	2	0	0	9	5.0
Demenz	0	0	4	0	0	0	0	4	2.2
Sucht	0	0	0	0	0	0	0	0	0
Reaktion	0	0	0	0	0	2	0	2	1.1
Andere G-Störung	0	0	3	0	2	1	0	6	3.4

178 人

総計　308 人

Schizo - Gruppe

		Schizo	S-Oligo	S-ähn P	計（人）		総人数	
U	男	116	68	20	204	／	316	人
	女	93	76	26	195	／	252	
H	男	39	37	10	86	／	130	
	女	67	59	15	141	／	178	

		Schizo	S-Oligo	S-ähn P	計（%）	|参考| Schwach	
U	男	36.7	21.5	6.3	64.5	3.8	%
	女	36.9	30.3	10.4	77.4	3.2	
H	男	30.0	28.5	7.7	66.2	15.4	
	女	37.6	33.1	8.4	79.2	8.9	

［註 6-1］
 Schizo ： Schizophrenie
 S-Oligo ： Schizo-Oligophrenie   ］ Schizophrenie-Gruppe
 S-ähn P ： Schizophrenie-ähnliche Psychose
 Andere G-Störung： Andere Geistesstörung

［註 6-2］ 一般に入院患者さんの 70% 前後が Schizophrenie と言われているが　ここ
   でも　Schizophrenie-Gruppe は　そのような 比率である　しかし私の定
   義による rein の Schizophrenie は 40% 弱である

［註 6-3］ すでに 触れてあるが　MDI は この疾病分類表にも 欠如している

Schizophrenie-ähnliche Psychose　の内訳

	U病院 男	U病院 女	H病院 男	H病院 女
Psychogene Reaktion	2	9	1	6
Abnorme Persönlichkeit	1	3	0	1
Epileptische Psychose	9	3	4	2
Progressive Paralyse	1	1	0	0
Hirnarteriosklerose	2	2	1	1
Hirntumor	1	0	0	0
Enzephalitis	0	1	1	0
Moya-moya Krankheit	1	0	0	0
Endokrine Dysfunktion	0	6	0	5
Steroidspsychose	1	0	0	0
Philoponismus	1	0	1	0
Unbekannte	1	1	2	0
計	20	26	10	15 人

Schwachsinn　の入院理由

	U病院 男	U病院 女	H病院 男	H病院 女
感情易変　興奮	3	2	7	4
多動　徘徊	2	3	4	4
逸脱　触法	1	0	5	2
不穏　怖がり	1	2	2	3
拒絶　自傷	2	0	1	1
奇行　奇癖	3	1	1	2
計	12	8	20	16 人

[註 6-4]　Schwachsinn の入院理由は　精神（内界）の異常というより行動の異常で"困った事をしでかした"に過ぎない

初発状態像
U病院　　Schizophrenie

	入院		外来		死亡		自殺		転院		縁切		治癒		計	
	男	女	男	女	男	女	男	女	男	女	男	女	男	女	男	女
①															57	55
不安動揺		2	1	1		1		1	1	1	1	1		1	3	8
低迷抑圧	1		1	3	1	1	3	1	3	2	4	2	2	1	15	10
拘泥心気	2	1	2	2	1				3	1		1			8	5
不穏強迫		1	1	1			2		5	2		3			8	7
不気味疎遠	2	1	3	3	1	2	1	1	7	6	2	2			16	15
焦燥不機嫌	1	1		1		2		2	2	3	2	1	2		7	10
②															18	9
軽佻解除	2		2	3		1			1	1		1		2	6	7
逸脱欠恥	1		2			1	2		4		2	1	1		12	2
③															14	10
困惑夢幻			3	1	1		1		3		1	3	1		10	4
妄想幻聴	1		1		1	2			1	2		2			4	6
④															17	15
昂進興奮		1	1	1	3	1	1		5	2		2			10	7
途絶昏迷	1	1	1	1	1	1			2	1	1	3	1	1	7	8
⑤															10	4
自閉空漠						1			2	1	1				3	2
情意減弱					2	1			2		2	1	1		7	2
計	11	8	18	17	11	13	11	5	41	22	16	23	8	5	116	93
															209 人	

［註 6-5］　初発状態像（症状）とは　"その事で社会生活に破綻をきたした"という
　　　　　　定義で　かなり厳密に吟味された主症状で　7章の症例も　この順序に
　　　　　　書かれている

初発状態像
U病院　　Schizo-Oligophrenie

	入院		外来		死亡		自殺		転院		縁切		治癒		計	
	男	女	男	女	男	女	男	女	男	女	男	女	男	女	男	女
①															25	33
不安動揺	1			1	1				1			1		2	3	4
低迷抑圧	1	1		1	1			1	1	2	1	2			4	7
拘泥心気	1			1					1		2	3	1	1	5	5
不穏強迫	2	2			1	1			1	1	1	1		1	5	6
不気味疎遠	1		1			1		1	1	1	1	2			4	5
焦燥不機嫌		0		2				1	1	2	2	1	1		4	6
②															16	14
軽佻解除	1		1	2	1	1	1	1	1	3		3			5	10
逸脱欠恥	3	1				1			5	1	3	1			11	4
③															9	11
困惑夢幻		1	1	2	1				2	2	1	2			5	7
妄想幻聴				1	1				2	2	1	1			4	4
④															14	16
昂進興奮	1	2	1	2	1	1	1		3	4	2	1			9	10
途絶昏迷		1	1	2	1				3	2		1			5	6
⑤															4	3
自閉空漠		1		1					1						2	1
情意減弱		1							2	1					2	2
計	11	10	5	13	9	6	2	4	25	21	14	18	2	4	68	76

144人

[註 6-6]　　① 気分層　② 感情層　③ 判断層　④ 意志層　⑤ 欲動層
　　　　　　[図1-1]「精神の塔」参照

初発状態像

H 病院　　Schizophrenie

	入院		外来		死亡		自殺		転院		縁切		治癒		計	
	男	女	男	女	男	女	男	女	男	女	男	女	男	女	男	女
①															21	35
不安動揺	1	1	1	1								1		1	2	4
低迷抑圧	3	1	1	2	1			1	1	1	1				7	5
拘泥心気		1		1						1		1			0	4
不穏強迫	2	1		1					1		1	2			4	4
不気味疎遠	2	4		3	2	2			1	1	1	1			6	11
焦燥不機嫌		4	1			1					2	1			2	7
②															5	11
軽佻解除		1		2	1				1						1	4
逸脱欠恥	1	3			1				1	2	3				4	7
③															3	7
困惑夢幻	1	1										2			1	3
妄想幻聴			1	1	1						1	2			2	4
④															5	9
昂進興奮	1	1			1						1	2			2	4
途絶昏迷	1	2		2					1		2				3	5
⑤															5	5
自閉空漠	1		1								1	1			3	1
情意減弱		1		1	1						1	1	1		2	4
計	13	21	4	12	9	5	0	1	3	7	9	20	1	1	39	67

106 人

初発状態像

H 病院　　　Schizo-Oligophrenie

	入院		外来		死亡		自殺		転院		縁切		治癒		計	
	男	女	男	女	男	女	男	女	男	女	男	女	男	女	男	女
①															10	23
不安動揺		1										1			0	2
低迷抑圧	1	1									1	2			2	3
拘泥心気	1	1		1	1						1	1	1	2	3	5
不穏強迫		2	1								1				1	3
不気味疎遠	3	1				1					1		1		3	4
焦燥不機嫌	1	1		2							1		1		1	6
②															5	15
軽佻解除	2	3		2		1				1					2	7
逸脱欠恥		3		1		1					2	3	1		3	8
③															5	5
困惑夢幻		1							1		1	2			2	3
妄想幻聴	1	2			2										3	2
④															11	9
昂進興奮	3	2	2		1	1					3	3			9	6
途絶昏迷	1	1							1			2			2	3
⑤															6	7
自閉空漠	1	2		1	1	1									2	4
情意減弱	2	1	1								1	1	1		4	3
計	16	32	4	7	5	5	0	0	2	8	10	17	0	0	37	59

96 人

初発状態像
U病院　まとめ

	Schizophrenie				Schizo-Oligophrenie			
	男		女		男		女	
	人	%	人	%	人	%	人	%
①	57	49.1	55	59.1	25	36.8	34	43.4
不安動揺	3	2.6	8	8.6	3	4.4	4	5.3
低迷抑圧	15	12.9	10	10.8	4	5.9	7	9.2
拘泥心気	8	6.9	5	5.4	5	7.4	5	6.6
不穏強迫	8	6.9	7	7.5	5	7.4	6	7.9
不気味疎遠	16	13.8	15	16.1	4	5.9	5	6.6
焦燥不機嫌	7	6.0	10	10.8	4	5.9	6	7.9
②	18	15.5	9	9.7	16	23.5	14	18.4
軽佻解除	6	5.2	7	7.5	5	7.4	10	13.2
逸脱欠恥	12	10.3	2	2.6	11	16.2	4	5.3
③	14	12.1	10	10.8	9	13.2	11	14.5
困惑夢幻	10	8.6	4	4.3	5	7.4	7	9.2
妄想幻聴	4	3.4	6	6.5	4	5.9	4	5.3
④	17	14.7	15	16.1	14	20.6	16	21.1
昂進興奮	10	8.6	7	7.5	9	13.2	10	13.2
途絶昏迷	7	6.0	8	8.6	5	7.4	6	7.9
⑤	10	8.6	4	4.3	4	5.9	3	3.9
自閉空漠	3	2.6	2	2.2	2	2.9	1	1.3
情意減弱	7	6.0	2	2.2	2	2.9	2	2.6
計	116人		93人		68人		76人	

初発状態像
H病院　まとめ

	Schizophrenie				Schizo-Oligophrenie			
	男		女		男		女	
	人	%	人	%	人	%	人	%
①	21	53.8	35	52.2	10	27.0	23	39.0
不安動揺	2	5.1	4	6.0	0	0	2	3.4
低迷抑圧	7	17.9	5	7.5	2	5.4	3	5.1
拘泥心気	0	0	4	6.0	3	8.1	5	8.5
不穏強迫	4	10.3	4	6.0	1	2.7	3	5.1
不気味疎遠	6	15.4	11	16.4	3	8.1	4	6.8
焦燥不機嫌	2	5.1	7	10.4	1	2.7	6	10.2
②	5	12.8	11	16.4	5	13.5	15	25.4
軽佻解除	1	2.6	4	6.0	2	5.4	7	11.9
逸脱欠恥	4	10.3	7	10.4	3	8.1	8	13.6
③	3	7.7	7	10.4	5	13.5	5	8.4
困惑夢幻	1	2.6	3	4.5	2	5.4	3	5.1
妄想幻聴	2	5.1	4	6.0	3	8.1	2	3.4
④	5	12.8	9	13.4	11	29.7	9	15.3
昂進興奮	2	5.1	4	6.0	9	24.3	6	10.2
途絶昏迷	3	7.7	5	7.5	2	5.4	3	5.1
⑤	5	12.8	5	7.5	6	16.2	7	11.9
自閉空漠	3	7.7	1	1.5	2	5.4	4	6.8
情意減弱	2	5.1	4	6.0	4	10.8	3	5.1
計	39人		67人		37人		59人	

初発状態像　χ²検定　有意確率

Schizophrenie と Schizo-Oligophrenie での初発状態像の発現率の差

	U 病院		H 病院	
	男	女	男	女
①				
不安動揺	0.501	0.400	0.163	0.497
低迷抑圧	0.129	0.740	0.091	0.585
拘泥心気	0.907	0.240	0.070	0.586
不穏強迫	0.907	0.780	0.184	0.829
不気味疎遠	0.096	0.056	0.326	0.096
焦燥不機嫌	0.071	0.528	0.587	0.959
②				
軽佻解除	0.547	0.151	0.525	0.242
逸脱欠恥	0.248	0.277	0.746	0.590
③				
困惑夢幻	0.762	0.197	0.279	0.873
妄想幻聴	0.435	0.871	0.606	0.497
④				
昂進興奮	0.321	0.226	0.017	0.384
途絶昏迷	0.727	0.888	0.688	0.585
⑤				
自閉空漠	0.066	0.683	0.688	0.129
情意減弱	0.348	0.021	0.358	0.829

① 不気味　疎遠　は Schizophrenie に　多いか　くらいのこと

参考　初発状態像　χ²検定　有意確率

U病院とH病院間での　初発状態像の　発現率の差

	Schizophrenie		Schizo-Oligophrenie	
	男	女	男	女
①				
不安動揺	0.437	0.533	0.195	0.600
低迷抑圧	0.437	0.481	0.920	0.364
拘泥心気	0.092	0.872	0.889	0.677
不穏強迫	0.497	0.831	0.327	0.701
不気味疎遠	0.805	0.961	0.662	0.963
焦燥不機嫌	0.117	0.951	0.465	0.645
②				
軽佻解除	0.497	0.831	0.702	0.822
逸脱欠恥	0.987	0.025	0.245	0.093
③				
困惑夢幻	0.203	0.957	0.702	0.364
妄想幻聴	0.638	0.969	0.662	0.600
④				
昂進興奮	0.480	0.701	0.150	0.594
途絶昏迷	0.715	0.795	0.702	0.516
⑤				
自閉空漠	0.153	0.762	0.529	0.095
情意減弱	0.834	0.210	0.097	0.454

附　Schizophrenie-ähnkucge Psychose の初発状態像

	U 病院 男	U 病院 女	H 病院 男	H 病院 女
①				
不安動揺	1			1 人
低迷抑圧	2	1		1
拘泥心気	1	3	1	
不穏強迫	1	1	4	
不気味疎遠	1			
焦燥不機嫌	2	2		
②				
軽佻解除	3	5	2	1
逸脱欠恥	3	4	1	3
③				
困惑夢幻	1	2		
妄想幻聴	1	1		2
④				
昂進興奮	1	1	1	3
途絶昏迷	2	4	1	3
⑤				
自閉空漠		1		1
情意減弱	1	1		
計	20	26	10	15 人
その中				
妄想	9	7	7	9 人
妄想体系	1	1		

6 Etwas Statistisches

初発年齢

		Schizophrenie			Schizo-Oligophrenie			
		男		女		男		女
U病院 才	人	%	人	%	人	%	人	%
10 〜 15	5	4.3	1	1.1	4	5.9	3	4.0
15 〜 20	19	16.4	22	23.7	18	26.5	18	23.7
20 〜 25	43	37.1	21	22.6	18	26.5	17	22.4
25 〜 30	25	21.6	24	25.8	10	14.7	10	13.2
30 〜 35	8	7.0	6	6.5	4	5.9	10	13.2
35 〜 40	7	6.0	9	9.7	7	10.3	7	9.2
40 〜 45	4	3.5	4	4.3	2	2.9	2	2.6
45 〜 50	1	0.9	2	2.2	4	5.9	4	5.3
50 〜 55	3	2.6	3	3.2	1	1.5	2	2.6
55 〜 60	1	0.9	0	1.1	0	0	2	3.9
60 〜 65	0	0	1	0	0	0	1	0
H病院								
15 〜 20	0	0	2	3.0	1	2.7	2	3.4
20 〜 25	5	12.8	7	10.5	6	16.2	19	32.2
25 〜 30	16	41.0	21	31.3	12	32.4	7	11.9
30 〜 35	10	25.6	18	26.9	11	30.0	11	18.6
35 〜 40	7	18.0	7	10.5	2	5.4	5	8.5
40 〜 45	0	0	2	3.0	3	8.1	7	11.9
45 〜 50	1	2.6	5	7.5	2	5.4	3	5.1
50 〜 55	0	0	2	3.0	0	0	4	6.8
55 〜 60	0	0	2	3.0	0	0	0	0
60 〜 65	0	0	1	1.5	0	0	0	0

Schizophrenie と Schizo-Oligophrenie 間の U検定
 有意確率　　U病院　　男　0.53609　　女　0.87433
　　　　　　H病院　　男　0.86740　　女　0.50722

妄想出現 －－ 体系化 の差

下段は 妄想を有する者の中での |%|

U病院
Schizophrenie

男 61／116人 (55.2%)
　　　妄想

	−	＋	＋＋
体系化−	52	16	0
	-	25.0 %	0
＋	0	38	0
	-	59.4 %	0
＋＋	0	0	10
	-	0	15.6 %

女 60／93人 (64.5%)
　　　妄想

	−	＋	＋＋
体系化−	33	8	0
	-	13.3 %	0
＋	0	39	0
	-	65.0 %	0
＋＋	0	0	13
	-	0	21.7 %

Schizo-Oligophrenie

男 34／68人 (50.0%)
　　　妄想

	−	＋	＋＋
体系化−	34	32	0
	-	94.1 %	0
＋	0	2	0
	-	5.9 %	0
＋＋	0	0	0
	-	0	0

女 41／76人 (53.9%)
　　　妄想

	−	＋	＋＋
体系化−	35	38	3
	-	92.7 %	7.3 %
＋	0	0	0
	-	0	0
＋＋	0	0	0
	-	0	0

Schizophrenie と Schizo-Oligophrenie 間の χ^2 検定
　　有意確率　　妄想出現の差　　男　0.706505　　女　0.482556
　　　　　　　　体系化の差　　　男　0.000039　　女　0.000000

妄想出現 －－ 体系化 の差

H病院
Schizophrenie

男 34／39人 (87.2%)　　　　　　女 54／67人 (80.6%)
　　　妄想　　　　　　　　　　　　　　妄想
　　　－　　＋　　＋＋　　　　　　　　－　　＋　　＋＋
体系化－　5　　2　　0　　　　体系化－　13　　8　　0
　　-　　　5.9 %　0　　　　　　　-　　　14.8 %　0
　＋　　0　　29　　1　　　　　　＋　　0　　39　　0
　　-　　85.3 %　2.9 %　　　　　　-　　72.2 %　0
　＋＋　0　　0　　2　　　　　　＋＋　0　　1　　6
　　-　　　0　　5.9 %　　　　　　-　　　1.9 %　11.1 %

Schizo-Oligophrenie

男 19／37人 (51.4%)　　　　　　女 40／59人 (67.8%)
　　　妄想　　　　　　　　　　　　　　妄想
　　　－　　＋　　＋＋　　　　　　　　－　　＋　　＋＋
体系化－　18　　16　　1　　　体系化－　13　　8　　0
　　-　　84.2 %　5.3 %　　　　　　-　　5.0 %　0
　＋　　0　　2　　0　　　　　　＋　　0　　2　　0
　　-　　10.5 %　0　　　　　　　-　　　5.0 %　0
　＋＋　0　　0　　0　　　　　　＋＋　0　　0　　0
　　-　　　0　　0　　　　　　　　-　　　0　　0

Schizophrenie と Schizo-Oligophrenie 間の χ^2 検定
　　有意確率　妄想出現の差　男 0.147881　　女 0.529836
　　　　　　　体系化の差　　男 0.001437　　女 0.000003

対人感情・人格水準低下　　（χ² 検定）

U病院
Ｓｃｈｉｚｏｐｈｒｅｎｉｅ

男　　　　　　　　　　　　　　　　女

　　　　　対人感情障害　　　　　　　　　　　対人感情障害

　　　　　－　　＋　　＋＋　　　　　　　　　－　　＋　　＋＋
　　　－　　3　　1　　0　　　　　　　－　　9　　3　　0
人格　　　2.6%　0.9%　0　　　　　人格　　10.7%　3.6%　0
水準＋　　0　　85　　2　　　　　水準＋　　0　　58　　1
低下　　　0　　75.2%　1.8%　　　低下　　　0　　69.0%　1.2%
　　＋＋　0　　1　　24　　　　　　＋＋　　0　　0　　22
　　　　　0　　0.9%　21.2%　　　　　　　　0　　0　　26.2%

Ｓｃｈｉｚｏ-Ｏｌｉｇｏｐｈｒｅｎｉｅ

男　　　　　　　　　　　　　　　　女

　　　　　対人感情障害　　　　　　　　　　　対人感情障害

　　　　　－　　＋　　＋＋　　　　　　　　　－　　＋　　＋＋
　　　－　　62　　0　　0　　　　　　　－　　69　　1　　0
人格　　　91.2%　0　　0　　　　　人格　　90.8%　1.3%　0
水準＋　　4　　2　　0　　　　　水準＋　　6　　0　　0
低下　　　5.9%　2.9%　0　　　　　低下　　7.9%　0　　0
　　＋＋　0　　0　　0　　　　　　　＋＋　　0　　0　　0
　　　　　0　　0　　0　　　　　　　　　　　0　　0　　0

　　　Schizophrenie と Schizo-Oligophrenie 間の χ² 検定
　　　　　有意確率　　妄想出現の差　　男　0.000000　　女　0.000000
　　　　　　　　　　　体系化の差　　　男　0.000000　　女　0.000000

対人感情・人格水準低下　　（χ² 検定）

U病院
Schizophrenie

男　　　　　　　　　　　　　　　　女
　　　　　対人感情障害　　　　　　　　　　　対人感情障害
　　　　　－　　＋　　＋＋　　　　　　　　　－　　＋　　＋＋
　　－　　　0　　0　　0　　　　　　　－　　　2　　0　　0
人格　　　　0　　0　　0　　　　人格　　　3.0%　0　　0
水準＋　　　0　　23　　0　　　水準＋　　0　　55　　0
低下　　　　0　　59.0% 0　　　低下　　　0　　82.1% 0
　　＋＋　　0　　1　　15　　　　＋＋　　0　　0　　10
　　　　　　0　　2.6% 38.4%　　　　　　　0　　0　　14.9%

Schizo-Oligophrenie

男　　　　　　　　　　　　　　　　女
　　　　　対人感情障害　　　　　　　　　　　対人感情障害
　　　　　－　　＋　　＋＋　　　　　　　　　－　　＋　　＋＋
　　－　　35　　1　　0　　　　　　－　　　58　　0　　0
人格　　94.6% 2.7%　0　　　　人格　　　98%　0　　0
水準＋　　0　　0　　0　　　　水準＋　　1　　0　　0
低下　　　0　　0　　0　　　　低下　　　1.7% 0　　0
　　＋＋　1　　0　　0　　　　　＋＋　　0　　0　　0
　　　　　2.7%　0　　0　　　　　　　　　0　　0　　0

Schizophrenie と Schizo-Oligophrenie 間の χ² 検定
　　有意確率　　妄想出現の差　　男　0.000000　　女　0.000000
　　　　　　　　体系化の差　　　男　0.000000　　女　0.000000

在院年数(計)

U病院

年	Schizophrenie 男 人	%	女 人	%	Schizo-Oligophrenie 男 人	%	女 人	%
0 〜 0.5	4	3.4	5	5.4	2	2.9	5	6.6
0.5 〜 1	22	19.0	15	16.1	9	13.2	14	18.4
1 〜 2	36	31.0	26	28.0	18	26.5	27	35.3
2 〜 3	13	11.2	17	18.3	6	8.8	5	6.6
3 〜 4	10	8.6	4	4.3	4	5.9	4	5.3
4 〜 5	3	2.6	4	4.3	3	4.4	7	9.2
5 〜 10	12	10.3	6	6.5	8	11.8	3	4.0
10 〜 15	6	5.2	8	8.6	3	4.4	4	5.3
15 〜 20	2	1.7	4	4.3	6	8.8	1	1.3
20 〜 25	2	1.7	1	1.1	3	4.4	2	2.6
25 〜 30	2	1.7	2	2.2	6	8.8	1	1.3
30 〜 35	3	2.6	-		-		2	2.6
35 〜 40	1	0.9	1	1.1	-		1	1.3
40 〜 45	-		-		-		-	
計	116		93		68		76	

[註 6-7] 区間数字は 左側は以上 右側は未満

在院年数（計）

H病院

| | Schizophrenie |||| Schizo-Oligophrenie ||||
| | 男 || 女 || 男 || 女 ||
年	人	%	人	%	人	%	人	%
0 〜 0.5	2	5.1	3	4.5	2	5.4	4	6.8
0.5 〜 1	-		7	10.4	1	2.7	5	8.5
1 〜 2	4	10.3	8	11.9	3	8.1	13	22.0
2 〜 3	3	7.7	6	9.0	4	10.8	3	5.1
3 〜 4	3	7.7	5	7.5	4	10.8	-	
4 〜 5	2	5.1	3	4.5	1	2.7	1	1.7
5 〜 10	3	7.7	7	10.5	2	5.4	4	6.8
10 〜 15	3	7.7	4	6.0	2	5.4	7	11.9
15 〜 20	3	7.7	6	9.0	3	8.1	3	5.1
20 〜 25	4	10.3	4	6.0	4	10.8	9	15.3
25 〜 30	3	7.3	5	7.5	5	13.5	5	8.5
30 〜 35	7	18.0	4	6.0	4	10.8	3	5.1
35 〜 40	2	5.1	3	4.5	-		-	
40 〜 45	-		2	3.0	2	5.4	2	3.9
計	39		67		37		59	

入院回数

U病院

	Schizophrenie				Schizo-Oligophrenie			
	男		女		男		女	
回	人	%	人	%	人	%	人	%
1	32	27.6	28	30.1	23	33.8	22	28.9
2	27	23.3	25	26.9	7	10.3	23	30.3
3	19	16.4	9	9.8	10	14.7	12	15.8
4	11	9.5	13	14.0	8	11.8	7	9.2
5	10	8.6	5	5.4	9	13.2	3	3.9
6	6	5.2	3	3.2	5	7.4	4	5.3
7	2	1.7	2	2.2	5	7.4	1	1.3
9	2	1.7	2	2.2	1	1.5	1	1.3
10	1	0.9	2	2.2	-		1	1.3
11	3	2.9	1	1.1	-		-	
12	-		-		1	1.5	-	
13	1	0.9	-		-		-	
14	-		1	1.1	-		-	
15	1	0.9	-		-		-	
16	1	0.9	-		-		-	
17	-		1		-		-	
計	116 人		93 人		68 人		76 人	

Schizophrenie と Schizo-Oligophrenie 間の U検定
　　有意確率　　男　0.76777　　女　0.72627

128 6 Etwas Statistisches

入院回数

H 病院

| | Schizophrenie |||| Schizo-Oligophrenie ||||
| | 男 || 女 || 男 || 女 ||
回	人	%	人	%	人	%	人	%
1	5	12.8	17	25.4	6	16.2	14	23.7
2	5	12.8	8	11.9	6	16.2	13	22.0
3	6	15.4	7	10.4	7	19.0	11	18.6
4	4	10.3	4	6.0	2	5.4	5	8.5
5	5	12.8	7	10.4	7	19.7	1	1.6
6	-		5	7.5	1	2.7	4	5.8
7	5	12.8	4	6.0	1	2.7	3	5.1
8	-		5	7.5	3	8.1	4	5.8
9	1	2.6	2	3.0	1	2.7	-	
10	4	10.3	3	4.5	-		1	1.6
11	1	2.6	1	1.5	1	2.7	1	1.6
12	2	5.1	-		-		-	
13	-		2	3.0	-		1	1.6
14	1	2.6	-		2	5.4	-	
15	-		1	1.5	-		-	
16	-		-		-		-	
17	-		-		-		-	
18	-		-		-		-	
19	-		1	1.5	-		-	
20	-		-		-		-	
21	-		-		-		1	1.6
計	39 人		67 人		37 人		59 人	

Schizophrenie と Schizo-Oligophrenie 間の U検定
　　　有意確率　　男　0.33773　　女　0.20256

入院年（月）／回

U病院

| | Schizophrenie | | | | Schizo-Oligophrenie | | | |
| | 男 | | 女 | | 男 | | 女 | |
年	人	%	人	%	人	%	人	%
0.1	65	14.3	42	13.4	20	8.8	40	18.0
0.25	148	32.5	109	34.7	55	24.1	76	34.2
0.5	137	30.0	75	23.9	61	26.8	41	18.5
1	54	11.8	45	14.6	32	14.0	30	13.5
2	19	4.2	18	5.7	16	7.0	15	6.8
3	10	2.2	6	1.9	9	3.9	5	2.3
3～5	7	1.5	5	1.6	10	4.4	6	2.7
5～10	7	1.5	4	1.3	7	3.1	3	1.4
10～15	3	0.7	4	1.3	7	3.1	-	
15～20	2	0.4	2	0.6	3	1.3	3	1.4
20～25	2	0.4	2	0.6	6	2.6	1	0.5
25～30	1	0.2	-		1	0.4	1	0.5
30～	1	0.2	1	0.3	1	0.4	1	0.5
延入院回数	456		314		228		222	回
総員	116		93		68		67	人
平均入院回数	3.93		3.38		3.35		3.31	

[註6-8]　0.1 年 = 0～1ヶ月
　　　　　0.25　　　1～3
　　　　　0.5　　　　3～6

入院年（月）／回

H病院

| | Schizophrenie |||| Schizo-Oligophrenie ||||
| | 男 || 女 || 男 || 女 ||
年	人	%	人	%	人	%	人	%
0.1	54	25.6	72	22.5	29	17.3	62	26.4
0.25	51	24.2	77	24.1	50	29.8	64	27.2
0.5	32	15.2	58	18.1	21	12.5	33	14.0
1	26	12.3	44	13.8	23	13.7	24	10.2
2	8	3.8	22	6.9	12	7.1	11	4.7
3	11	5.2	13	4.1	7	4.2	4	1.7
3 〜 5	7	3.3	6	1.9	6	3.6	9	3.8
5 〜 10	4	1.9	7	2.2	4	2.4	8	3.4
10 〜 15	4	1.9	6	1.9	3	1.8	3	1.3
15 〜 20	4	1.9	4	1.3	5	3.0	8	3.4
20 〜 25	4	1.9	4	1.3	4	2.4	4	1.7
25 〜 30	2	0.9	4	1.3	2	1.2	1	0.4
30 〜	4	1.9	3	0.9	2	1.2	4	1.7
延入院 回数	211		320		168		235	回
総員	39		67		37		59	人
平均入院回数	5.41		4.78		3.14		3.98	回

学歴

	男 Schizo		男 Schozo-Oligo		女 Schizo		女 Schizo-Oligo	
U病院	人	%	人	%	人	%	人	%
小学（尋常科）卒	1	0.9	5	7.4	5	5.4	13	17.1
中学（高等科）卒	20	17.2	30	44.1	14	15.1	36	47.4
高校（旧制中学）中退	8	6.9	13	19.1	8	8.6	9	11.9
高校（旧制中学）卒	40	34.5	19	27.9	53	57.0	16	21.1
専門学校　短大卒	3	2.6	0	0	7	7.5	2	2.6
大学中退	7	10.3	1	1.5	2	2.2	0	0
大学卒	32	27.6	0	0	4	4.3	0	0
H病院								
小学（尋常科）卒	13	33.3	5	13.5	6	9.0	12	20.3
中学（高等科）卒	13	33.3	27	73.0	28	41.8	36	61.0
高校（旧制中学）中退	0	0	0	0	3	4.5	4	6.8
高校（旧制中学）卒	4	13.5	5	10.3	25	37.3	6	10.2
専門学校　短大卒	1	2.6	0	0	3	4.5	1	1.7
大学中退	2	5.1	0	0	2	3.0	0	0
大学卒	6	15.4	0	0	0	0	0	0

Schizo-Oligophrenie の I Q

	U病院 男		U病院 女		H病院 男		H病院 女	
	人	%	人	%	人	%	人	%
40〜50	2	2.9	8	10.9	1	2.7	2	3.4
50〜60	8	11.8	11	14.5	1	2.7	15	25.4
60〜70	21	30.9	18	23.7	7	18.9	24	40.7
70〜80	19	27.9	27	35.3	12	32.4	13	22.0
80〜90	13	19.1	11	14.5	13	35.1	4	6.8
90〜100	5	7.4	1	1.3	3	8.1	1	1.7

ＩＱの検査法

U病院

	男			女		
	WAIS	田中ビネ	問診	WAIS	田中ビネ	問診
才						
40 〜 50		1	1		3	5
50 〜 60	4	2	2	5	3	3
60 〜 70	8	6	7	2	7	9
70 〜 80	2	7	10	1	9	17
80 〜 90	4	3	6	5	3	3
90 〜 100	5			1		
計	23	17	28	14	23	39 人
総計		68			76	

H病院

	男			女		
	WAIS	田中ビネ	問診	WAIS	田中ビネ	問診
40 〜 50		1			2	
50 〜 60		1			7	8
60 〜 70		3	4		12	14
70 〜 80		5	7		6	7
80 〜 90		5	8		3	1
90 〜 100		2	1		1	
計		23	14		29	30 人
総計		37			59	

U病院　WAISで測った者の　言語性　動作性別得点

	男			女	
IQ	言語性	動作性	IQ	言語性	動作性
	>			>	
97	108	83	94	98	97
93	95	89	85	90	78
90	96	83	82	87	79
84	87	83	82	86	79
82	97	69	76	78	73
81	82	81	67	74	64
77	84	74	62	63	62
75	76	74	<60	64	<60
68	73	62	推定55	62	<60
68	71	66			
67	79	66			
61	62	60			
<60	68	<60			
<60	64	<60			
	<			<	
93	92	96	85	84	88
92	92	94	80	77	80
88	80	101	<60	<60	64
70	58	72			
68	67	74			
68	68	70			
61	60	68			
<60	<60	<60	<60	<60	<60
推定50	<60	<60	<60	<60	<60

EEG

	正常範囲	境　界	軽度異常	中度異常	計
U 病院 男	13 26.5	16 32.6	19 38.8	1 2.0%	49/68 人
女	17 36.2	12 25.5	15 31.9	3 6.4%	47/76
H 病院 男	9 33.3	6 22.2	11 40.7	1 3.7%	27/37 人
女	14 33.3	12 28.6	15 35.7	1 2.4%	42/59

CT

	U 病院 男	U 病院 女	H 病院 男	H 病院 女
	4/68	1/76	22/37	22/59 人
異常なし	1		8	6
前頭葉萎縮			3	1
側頭葉萎縮	1		2	2
前頭＋側頭萎縮			1	2
側脳室拡大		1	4	2
III 脳室			2	1
透明中隔腔開存	1		1	1
III 拡大＋透明中隔腔開存				2
Cavum Vergae	1			
基底核石灰沈着				2
頭骸骨変形			1	3
(Panpan-Gehirn)			(8)	(4)

痴呆化

U病院

		55〜	60〜	65〜	70〜	75〜	80〜才	計
Shizo								
男	痴呆（−）	8	5	5				18人
	痴呆（＋）	1		1	2	1		5/116人
女	痴呆（−）	3	4	2				9
	痴呆（＋）		1	1	1		3	6/93
S-Oligo								
男	痴呆（−）	6		3	2			11
	痴呆（＋）		2			1		3/68
女	痴呆（−）	6	4	1				11
	痴呆（＋）							0/76

H病院

		55〜	60〜	65〜	70〜	75〜	80〜才	計
Shizo								
男	痴呆（−）	5	3	2	1			11人
	痴呆（＋）		1	1	2	1		5/39人
女	痴呆（−）	3	6	3	2			13
	痴呆（＋）		1	3			2	6/67
S-Oligo								
男	痴呆（−）	5	6	3				14
	痴呆（＋）			1	1			3/37
女	痴呆（−）	1	8	2				11
	痴呆（＋）		1			3		4/59

Schizophrenie で　対人感情の障害が消失した者は
H病院の女に　57才　66才　各1人ずつ居たのみ

U病院における Schizophrenie と Schizo-Oligophrenie の自殺者

手段

		縊首	手首切	飛下り	電車	服毒	放火	入水	出奔	計		総人数	
Shizo	男	3	1	2	2	1	1		1	11人	/	116人	9.5%
	女	1			2	1		1		5	/	93	5.4
S-Oligo	男				1			1		2	/	68	2.9
	女	2			1			1		4	/	76	5.3
	計	6	1	2	5	3	1	3	1	22	/	353	6.2

年齢

		~20	~25	~30	~35	~40	~45	~50	~55	~才
Shizo	男		1	3	3	1	1		2	
	女	1			1	1	1		1	
S-Oligo	男							1	1	
	女				1	1				2

発病後

		~1	~2	~3	~4	~5	~10	~15	~20	~25	~30	~35年
Shizo	男					1	2	2		3	2	1
	女		1	1			1	1		1		
S-Oligo	男							1		1		
	女			1		2	1					

外来　入院中

		外来	入院外泊中	院内
Shizo	男	9	2	0 人
	女	5		
S-Oligo	男	1	1	
	女	3	1	

初診（私による）時　年齢

	U病院				H病院			
	Schizo		S-Oligo		Schizo		S-Oligo	
才	男	女	男	女	男	女	男	女
10～15	1	1	2	1				
15～20	10	11	10	14	1	2		3
20～25	37	17	15	13	3	7	3	7
25～30	24	19	14	10	3	9	8	8
30～35	18	12	7	12	6	11	7	9
35～40	8	10	9	8	4	11	7	12
40～45	8	7	5	4	12	17	8	9
45～50	4	5	4	7	6	3	3	5
50～55	4	5	2	1		2	1	6
55～60	1	3		5	1	2		
60～65		2		1	2	1		
65～70	1					2		
70～75					1			
75～80		1						
計	116	93	68	76	39	67	37	59

[註6-9]　調査用 Kärtchen は Schizo-Oligophrenie の Etwas を捉えんと　S 52 年に作成された　当時の 統計処理の方法は このような パンチ・カァド しかなかった
実物は 12.5 × 20.1 cm　2列孔（231 穴――調査項目数）のものである

6 Etwas Statistisches

面識年数 ーー S 42 年 〜 H 9 年の 30 年間の中 ーー

年	U病院 Schizo 男	U病院 Schizo 女	U病院 S-Oligo 男	U病院 S-Oligo 女	H病院 Schizo 男	H病院 Schizo 女	H病院 S-Oligo 男	H病院 S-Oligo 女
0 〜 0.5	7	10	6	1	3	3	5	12
0.5 〜 1	7	6	1	4	2	1	0	1
1 〜 2	4	5	3	7	3	4	0	2
2 〜 3	8	9	7	12	0	4	2	5
3 〜 5	12	6	4	9	3	11	5	3
(0 〜 5)	(38)	(36)	(21)	(33)	(11)	(23)	(12)	(23)
5 〜 10	19	10	12	10	6	9	2	6
10 〜 15	15	16	6	6	1	6	1	3
15 〜 20	12	5	9	3	5	5	2	3
20 〜 25	9	10	11	12	7	8	11	11
25 〜 30	23	16	9	12	9	16	9	13
計	116	93	68	76	39	67	37	59

"統計とは 認めたくない人を 無理やり納得させる法" という 解せる定義がある が 数ヶ月間 目を くしゃくしゃにして 数十万の数字を パソコンに 打ちこんだ 結果は予想通りで Schizophrenie と Schizo-Oligophrenie の鑑別に 関して言える 事は 症状の出現 初発年齢 入院期間などに有意の差はなく ただ 体験症候では Schizophrenie の 妄想の体系化 その前の 不気味 疎遠な 体験と 表出症候 では Schizo-Oligophrenie に 対人感情障害が 認められぬ事であった

心ならずも 統計処理の大業に とり掛からんとした時 若い人に "花伝書" に数字の裏付けなど 要らない のでは と揶揄られたが まさに 医者が 職人なら精神科医には Schizophrenie の "匂い" が嗅げるくらいの "技" の習得は 欠くべからざる ものである という事を 統計なる "思想" は 示してくれたこと になる

自未得渡先渡他

7 Klinische Fälle

Dr.I 師
Dr.C 私

症例　A　思春期

＃　不安　動揺

A01　男　16才
問題行動
高校 1年の夏　木型職人の父が　バァの女と同棲してしまう　工場は　その春　姉と結婚した 一番弟子が　継ぐ事になっていて　母も　夫がいずれは出ていくと　覚悟していたらしい　患者だけが 知らなかった様　口をきかなくなる　新学期が始まったが　だんだん　学校へ行かなくなり　自室へ 閉じ籠るようになる　時に　足踏みをしたり　鋭い目つきで 家人の後姿を睨んでいる　おろおろする母に当る　一言も父の事は言わない　姉夫婦が遊びに行ったりすると 服をびりびりに破いてしまう　義兄がドライブに誘うと　喜々として車に乗りこむが　道中は 押し黙って ただ 貧乏揺りをしている

初診所見
のっぺりした　蒼っちょろい　大柄な青年　肢体はどてっとしているが顔は幼い感じ　机上に落とした視線は鋭い　落ち着きなく絶えず指先が動いている einfühlen しても口を開こうとせず　時に Kaumuskel が ぴくぴくと動くが 身体全体の動きは少ない　鈍さと鋭さが妙に mischen していて　不機嫌さが纏まった表情として 表出されない　全体としては生気がなくでれっとしているそれでいていかにも何かやりそうな気配　先生を見てと言うと　さっと見るが対決の気迫はない　周りで起きている事は気にいらないが　どうでもいいやといった所　お薬服んで　先生とお話して　悩みを解決しようと言うと　お願いしまぁすと答える　看護婦が来ると　ぴょこっと立ち上がる

検査
WAIS　言語性 67　動作性 74　IQ 68　　田中ビネ　62
EEG　irregular α pattern　7Hz θ sporadic に混入するも within normal
CT　Cyst of cavum septi pellucidi

経過
かなりの資産があり　父の女が裁判を起こしそうだし　姉の夫も金に汚いという事で　患者も役員にして会社にしておきたいという母の希望で 1年で退院するも　終日いらいらして 物にあたる　2ヶ月で再入院　15 年に至る　へらへ

らしていたかと思うと　同室の者が菓子をくれとしつっこい　何とかしてくれと看護室に入りびたる　相手にして貰えぬと突然壁を蹴破る　鏡を1時間も見ていて　眉の形が悪いと訴える　ヘァスティルの雑誌を買ってきて美容院へ行ってモデルのとおりにしてくる　父に密かに電話をしては　その後暫くはにやにやしている　母に言わせると　4,5才の頃の様子に似ている　おとなしく猫を撫でていたかと思うと　障子をびりびり　破いていたと

Ａ０２　男　２１才

問題行動

農業高校　食品化学科卒業後　学校の推薦で　製薬会社へ勤める　1年程して薬の知識がない　仕事が合わないと　考えこむようになる　上司に　大丈夫と言われたが　結局2年で辞めてしまう　胃腸が悪いと称し　家でぶらぶら　煙草を買いに行く位しか　外へ出ない　母に　やいやい言われ　アルバイトを二、三するが続かず　体を鍛えねばと屋根へ登って　3時間も　大の字になっている　日射病になると言われると　今度は水風呂に3時間漬かっている　蛋白質をとらねばと　卵を10個も茹でてしまう　その中　食物には毒が入っていると　言い出し　ここ数日は水しか飲まない

初診所見

蒼白い顔　Grimasse 様に　眉間に力が入るが　全体的には　のっぺりした　浮腫んだような顔　肩を落して　でれっとしている　太い眉が　何かアンバランス　考え考えほそぼそと答える　声に張りなし　毎日不安　頭の中で足音がする　人影がすうっと通って行く　食べ物も変な味がすると言うが　怖いとか不安の表出なし　口を半開きにして　ぽわぁんとしている　突然　椅子からずり落ちるように　がばっと　土下座をして　助けてください　お願いしますとかすれた低い声で　ふり絞るように言う

付記

母　妊娠中毒　難産　仮死　4,5才の頃　Fieberkrampf がしばしばあった

Ａ０３　女　２２才

問題行動

高校卒後　保険会社の事務　ミスが多く　職場不適応という事で　1年後に転

勤させられる　嫌な上司が居ると　3ヶ月で辞めてしまう　辞めなければ良かったと　くよくよ　不食となり近所の内科へ入院　院長夫人に気に入られて受付嬢となる　看護婦と和せず　職員旅行にも頑として参加せず　院長の娘の女医に　コォフィが甘いと言われ その後は 金輪際入れようとしない　そうかと思うと　薬剤師に頼まれ　嫌と言えず　手伝い　違法ではないかと悩む　見合いした男との2回目のデェトが　暑い日のドライブで　緊張のあまり　罐ジュゥスにも手をつけず　疲れきって　帰宅　翌日　出勤するも　吐気で仕事ができず　点滴を受け　そのまま　入院となる　5日目の事　Magen－DLだというのに　朝菓子を食べてしまう　それ以来　反抗的となり　目をかけてくれていた夫人にも返事をしない　男からの連絡をしきりに気にしていた　今朝　父親が見舞に来ると　急に興奮　強姦されると絶叫して　窓から跳び降りようとした

初診所見　（母のみ救急車に同乗）

診察台の上で　全身に力を入れ　のけ反り　はぁはぁはぁっと過呼吸　暫く放置しておいて　息をし過ぎちゃっても　死んじゃうよと言うと　眼瞼をぴくぴく　その中に呼吸も収まり　目も開ける　濃い眉　乱杭歯　唇厚く　目許にも締りなし　精神科ですか　入院ですかと言って　自ら驚くように　手をばたばた　雑な表情変化しか現れず

検査

WAIS　言語性78　動作性73　IQ 76
EEG　irregular α pattern　7～6Hz θ　混入の　slightly abnormal

経過

外来面接時は　子供っぽく　にこにこ　なかなか気の効いた対応もする　家では無為飽食　ぶくぶくに肥ってしまう　また　OLやるより　結婚がいいわぁと　けらけら

A 04　女　15才

問題行動

小学校時代は　きびきびした子だった　成績も中の上　初潮は中1の秋で　この頃より　動作が鈍くなった　中2の暮　生理がなく　気持が悪いと　言っていたが　正月　兄弟とのゲィム　団欒にも加わらず　その中　座ったら座った

きり　立ったら立ったきり　何か考えている様　声をかけると　はっと気がつく　人の顔を見るのが怖いと登校しなくなるが　食欲は旺盛で　肥ってしまう　それを気にして　鏡をじっと見ている　突然　夜半起き出して　学校へ行くと大騒ぎ　翌朝は　喋り　笑い　転げ回る

初診所見　（入院2日目）

保護室の戸を開けると　転げ出てくる　廊下に尻を落として　ぺちゃんこ座り　幼い可愛い顔　乾いた唇を　ぱくぱく喋りまくる　Sprachdrang　Organische Unruhe の一種　体型も pyknisch　肥り方が 不自然　全体に Proportion も悪い　話の内容は具体的で　好きな学科を　問うと　国語好き　英語好き　何でも好き　〇〇先生好き　にいちゃんオォル5　あたしはオォル1　一呼吸しては　にぃっと笑う　喋らせておくと内容が跳ぶなんてものではなく　一つ一つの センテンスは有意だが 前後の脈絡は全くない　Dr.の手を握り 感触を楽しんでいて離さない Schizophrenie の Katatone Erregung の時の Zerfahrene Sprache とは凡そ異質のもの　胎生異常の Organiker

検査

ＥＥＧ　slow α pattern だが basic activity の遅延として　4Hz θ まで混入

＃　低迷　抑圧

Ａ０５　男　２２才

問題行動

中学を出て　工員として勤めるが長続きせず　家業の農業に従事　兄が次々に結婚して　家を出て行き　父の遺言で跡を継ぐ　相続の時　税務署員が来て色々尋ねるが　応じられず　土地を　みんな取られてしまうとくよくよ　不眠となる　農薬を飲み　救急車で近医へ入院　たいした事なく　翌日退院　それからは　庭に立って　ぽぉっと畑を見ている事が多い　夜は眠れないと　頭を抱えて　部屋の中を歩き回っている

初診所見　（自らタクシィを呼んで　母と来院）

こんにちわぁっと　母の先に立って入室　Dr. と距離とれず　机に肘をついてしまう　眠れないからなぁと呟く　どうして　こんなんなりやがったのかなぁ

と肘の上に顎を乗せ 片方の手で頭を抱える 入院かねと刺激すると さっと顔を上げ 大丈夫かなぁとにやにや 頭を振ってみて 眠れないからなぁとまた呟く 母に おめえ 入院する気で来たんだべと 言われると うん じゃそうするよと立ち上がろうとする 悩みを異物のように見ている Grimasse様に眉をしかめるが どんぐり目と似合わない 入棟して窓から 駐車場を見てあっ まだ居る 料金大変だぞと おろおろ

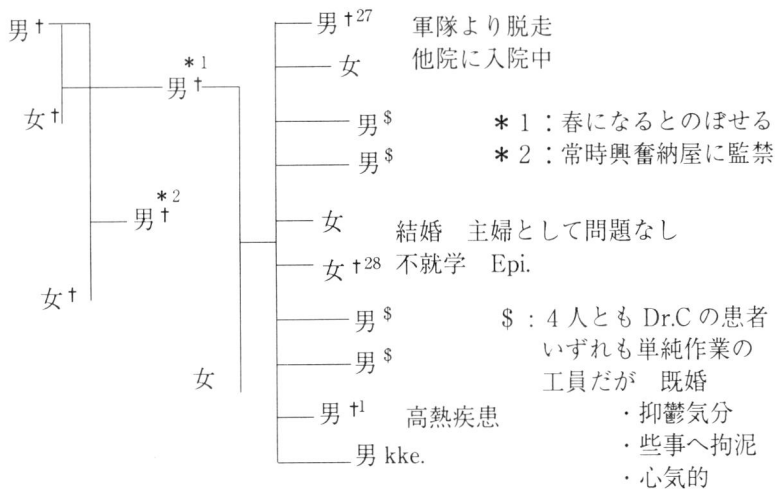

```
男†                 ┌─男†27    軍隊より脱走
    ┐              │            他院に入院中
    │  *1          ├─女†
    ├─男†           │
女† ┘              ├─男$      *1：春になるとのぼせる
                   ├─男$      *2：常時興奮納屋に監禁
    ┌              │
    │  *2          ├─女      結婚 主婦として問題なし
    ├─男†           │
    │              ├─女†28   不就学 Epi.
女† ┘              │
          女       ├─男$      $：4人ともDr.Cの患者
                   │             いずれも単純作業の
                   ├─男$          工具だが 既婚
                   │
                   ├─男†1    高熱疾患   ・抑鬱気分
                   │                    ・些事へ拘泥
                   └─男 kke.            ・心気的
```

（昔は庄屋 近親婚が何回かあった様）

ＡＯ６　男　２３才
問題行動
中卒 無口 我儘 甘ったれ ガスライター工場に3年勤務 よく面倒を見てくれた係長が転勤したら つまらなくなったと辞めてしまう フィルム工場とか 眼鏡の縁とか ちょっと変った仕事を新聞広告で見つけては 行くが2,3ヶ月しか勤まらず ある日 貯金を全部おろしてオートバイを買い 一日がかりでどこかへ行ってくるという生活が始まる 道路下へ転落して額を10針縫う 兄にお説教され自衛隊に突然入隊 一度も家に帰って来ない 2年で辞める 家でぶらぶら 一日中寝ている事がある 昼夜逆転の生活 夜中に漫画本を読んでいる 母が大量の風邪薬の空箱を発見

初診所見

待合室で　片手で顔を覆って　煙草をフィルタァの所まで吸っている　呼ぶと抵抗なく入室　ちらりちらりと　Dr. を上目使いに見るが　概ねは床を見ている　妙な髪形　額の傷跡を隠すために　自分で切っているとの事　母が事情を説明するのを　恨めしそうに　ちらちら見るが　何も言わない　事故の怪我を問うと　ここと　こことぉと　シャツをやたら捲って見せる　薬の事は風邪っぽい時　元気が出るから　自衛隊の頃から飲んでたと　首を竦めて恥ずかしそうに言う　まるで悪戯を見つかった子供の様

検査

WAIS　　　言語性 76　動作性 74　IQ 75
EEG　　　normal record
PF study　　GCRやや低く　他者を容認　規則や成りゆきに任せるが言い訳も多い　前半外罰も出るが　後半は無罰に転じる　Morality は保有している

経過

10年の外来　二人住いの老母と交互に来院　町の製本屋の雑用に甘んじていて　無欲

A 07　女　15才

問題行動

中学2年の頃から　友達と遊ばなくなる　3年では苛めの対象となる　泣きもしないで　為すが儘になっている　無月経となり　Gyne 受診　子宮発育不全と　言われた　女子高校へ　入学したが　ぼわぁっとしていて　授業に全然ついていけない　家ではじっと座って　考えこんでいる風　だんだんひどくなり食事も　箸でお菜を抓んだまま　途中で止ってしまい　首を傾げていて　食べ終るのに2時間もかかる事がある

初診所見

名前を呼ぶと　すっと立ち上がるが　そのまま動かない　歩いてと言うと　唇を捩じるようにして　のろうりと頷き　二歩進むが停ってしまう　Katalepsie 様　手を握ると　しっかり握り返す　再び　歩いてと　命じると頷き　今度はすたすたと　歩ける stuporös　肌は真っ白で　ひょろ高い　やや頭が小さい

とり澄ましたような　老けたような　妙な Mimik　内界が全く表出されない　斜視のせいもあって 顔は向けるが視線が合わない　その後は小声で 反応は遅いが きちんと答える　鼻にかかった声

検査
口蓋破裂 LCC 8 M の未熟児　1500 gr.　二卵性双生児で　兄の方はやや落ち着きがなく　易怒性がある（5 年後　父に暴力で入院となる）
E E G　irregular slow α pattern　basic activity に 5Hz θ まで混入の軽度異常
C T　側脳室拡大　大脳皮質萎縮著明　　　IQ　田中ビネ 46

A 08　女　19 才
問題行動
中学卒後　製糸工場主の家に住みこむ　真面目だが　気のきかない子だった　鍋を磨けと言われると　小半日がりがりやっている　ご飯を食べるのも　一生懸命という感じで　3 年経っても体が大きくなっただけ　工場の方へやってみようという事になる　中年の女工が多く　面倒を見てくれたが　なかなか馴染めない　糸が切れたよと言われても　止った糸巻の方を見ればよいのに　切れた糸の方を　きょろきょろ 探している　お茶の時間にも下を向いて　手の甲を擦っている　おかしい話が出ると　笑うが　ワンテンポ遅れている　ある朝出勤してきたが　手許の機械のスィッチも入れず　肩をこづかれると　ぴくんとして動き出したが　全然口をきかない　突っ立っている時は　白眼を剥いている　後で判った事だが　主人に 夜這いに入られたらしい

初診所見
浅黒く　逆三角に　黒い毛を三つ編みにしている　ちょっと額のついたような顔　瞳が半ば上眼瞼に隠れ　頬をひくひくさせている　母がこうやると直るんですと　背中を叩く　本人も　あっと言って普通の目つきになる　直ったわぁと　にやにやっと笑って恥しそうに俯く　簡単な質問にも　解らないの　わたし頭が悪いからと　深く考えようとしない　糸の種類を問うても　木綿じゃないかしらと　自信なさげに答える　いじめられたのと口癖のように言う　甘えた顔　いやらしい事されたのと問うとそうなのと　また下を向いてしまう　その中　下肢がぴょこんぴょこんと跳ね出す　こういう風にもなるのと　Dr. をじっと見詰める　わざとらしい所なし　本当に困った顔

検査

IQ　田中ビネ56　　　CT　頭蓋骨変形

　拘泥　心気

A09　男　21才

　問題行動

妊娠5〜7Mの頃　母　下腹部痛頻発　出産は軽く　産声もすぐ上げた　初歩1.5年　よく発熱　吐き　自家中毒と言われた　言語発達が遅く　4才頃まで人に言葉が通じなかった　お父さんをお茶に呼んでと言われ　オブゥデンの如し　就学も1年遅れる　小　中学ともに成績は下　仲間外れだったが　真面目に通学　定員に満たない工業高校があって　入学できた　在学時　特に問題なし　卒後　溶接工となるが　頭痛　眩暈　吐気　腹痛　不眠などを訴え　よく休み　仕事にならず　病院を転々と　回り始める　診断も　低血圧　メニエル　肋膜炎　遊走腎　髄膜炎　その中　夜　部屋の中に　誰か入ってくる　消した筈のテレビがいつの間にか点いている　昔　嫌な爺さんが居たが　そいつに違いない　自分を犯そうとしている等と言い出し　精神科の受診を勧められる　二病院ともSchizophrenie　一家の生計を支えていた　婚約中の妹が　こんな兄が居ては　結婚に差し支えると　邪険にしだす　その頃から吃逆が始まる　ふらふらっと　倒れる事もあるが　母の前だけで　甘えていると　妹はかんかん　母はおろおろ

　初診所見

頬のこけた大男　短く刈った髪の毛が突っ立ち　額が狭く　大きな鼻　あばた面　眼鏡の厚いレンズの中で　目玉がぎょろぎょろ　黒目がいやに大きい　突き出た頬骨は非対称　全く情感がない　冷たい面の皮といったMimik　本人が吃逆を止めて欲しいと切り出す　妹が　そんな事じゃあないでしょと　気色ばんでも平然　鼻にかかったどら声で　いかに辛いか　ゆっくりゆっくり喋る　ちっとも辛さが伝わってこない　母はこの子は小さい時から可哀相な子でとハンカチで目を押える　妹は横を向いてしまう　異物が座っている　感じ　鈍い　その中　ポケットを　ごそごそ　やっていたが　前の先生がよく知ってますか

らここへ電話をして下さいと　紙切れをほいっという感じで突ん出す　妹がそんなもん納っときなさい　治してくれなかったんだからと　手の甲をぴしゃり　僕は信頼してますと　たじろぎもせず　了解は悪く　回りくどく　しつっこい　治るんでしたら　入院してもいいですと　自分から言い　Dr.の答を迫るように　ぐっと肩を前に出す　グロテスクな容貌が　甘えを伝える事も妨げている

検査
EEG　　　irregular α pattern　　fast wave 重畳しているが　7〜6Hz θ かなり混入　slightly abnormal record

WAIS　　言語性 73　動作性 60　IQ 65

病棟生活
孤立　不関　他患との交流全くなし　気味悪がって近づく者なし　終日ベットに潜っている　食事と煙草の時間にはぬっと出てくる　Dr.が病気起きないねぇ　そろそろ当番でも始めようかと　揶揄するように言うと　解って　そんな事ないです　具合悪いから　寝ているんですと　じゃあ　お大事にと　去ろうとするDr.を追いかけてきて　ぐずらぐずらと理屈を言う　その後　暫くの間　執拗に眩暈を訴えて　看護婦をてこずらせる　入院7年　家庭状況も変る　患者を追い出して結婚した妹は離婚　今度は新しい男を連れこむ　母は子供を見て貰うのに必要　病人は不必要　外泊も拒否する

A 10　男　21才
問題行動
中卒　2才の時　右上腕骨の骨髄炎のため　右腕全体の筋肉が薄く　学業も不振という事で　手に職をつけさせようと　見習奉公に出すが　いずれも2,3ヶ月で帰ってきてしまう　最終的に　左官業の姉の夫が面倒をみようと引きとる　何をやらせても中途半端　怒って頑張らせると　腹が痛いとしゃがみこんでしまう　本当に下痢になる　自分の意志で風邪をひけるんじゃないかと思う程に　何かあると鼻水が出てくる　最初は本性の怠け者と見ていたが　ぽやぁっとしている様子がどうもおかしい　鋭い目をして　何かに聞き入っている風　問うと　色んな言葉が浮んできて苦しいのだと

初診所見

頬がこけ おでこが出っ張り 全体的にも dysplastisch 目つきは厳しく Dr. を凝視 話しかけると口許を歪め 小馬鹿にしたような笑み 肩はだらん 背中は突っ張っている 妙な力のバランス 絶えずちょこちょこと指先が動いている 質問の質を変えても深い層は動かず 口先だけで話についてくる 逆に体の心配事について質問してくる ちょっと吃るのが真剣さを感じさせるが あっそぅ あっそぅと次へ移ってしまう 頭に浮ぶ言葉について問うと もぞもぞとポケットを探り 折り畳んだ紙を取り出す 見ないで言ってみよと言うも その都度違うから 忘れちゃうと 読みあげる ラジアルタイヤ カメンライダ ウグイスダニ カントリィクラブ ロクデナシ オオバカ サンタロゥ usw. カルテに貼っておこうかと 言うと 嬉しそうに 差し出す 視線恐怖症だそうだけど ちっとも 怖がんねぇじぁねぇかと Dr. がわざと顔を突き出すと 先生は良い人だものと 目から笑い出し 子供の顔になってしまう

検査

田中ビネ IQ 63 EEG within normal record CT 側頭葉萎縮

A 1 1 女 2 3 才

問題行動

中学卒業後 洋裁学校2年 デパァトへ勤める 几帳面で融通がきかない 友人も少ない 1年前 職場の上司の紹介で 交際を始めた男性と結婚する気で居たが 母と兄に頼り甲斐のなさそうな男と言われ だんだん嫌になって断ってしまう こんな事になって居辛いと 半月後退職 丁度その頃 出産で里帰りしてきていた妹と 赤ん坊の面倒を見てやったり 父の死後 母が始めた駄菓子屋の店番等 やっていたが 妹が婚家へ引き上げてしまうと ぼんやりしてしまった どうして私は結婚しなかったんだろうと 独り語を言う その中 生理の量が少ない 体中が痛いと朝も起きてこない 妙な事を口走るようになる 私は寝ているから 年をとらない お母さんも 兄さんも 先に死んでしまう どうしようとか 店へ病気の人ばっかり買いに来るとか 母が医者に診て貰おうと言っても 医者はなんでも病気にしてしまうから 怖いと抵抗 ある朝鏡を見ていて 死相が現われている 近所の人も言っていると 帯も締め終らぬ母を引っ張って近医へ 暫く通院していたが 精神科の受診を勧

められる

初診所見
母に背中を押されるようにして　ぽわぁっと入室　オゥバァを脱ごうという気もなし　ハンカチを握りしめ　体動ほとんどなし　目はじっとDr.に向け続けたまま　瞬目なし　Gesicht gedunsen　情感全く表出されず　睫毛に眼脂がこびりついているのが　余計　救いを求める情けないMimikに見える　返事も間をおいて　ぼそぼそ　鈍いのとは違う　刃物が通らない　抜けないといった感じ　近所の噂も　そんな気がしたと曖昧　入院を勧めると tränenhaft となる　治りたいんでしょには　のろり　こくぅり

病棟生活
ぽつんと廊下の椅子に座っている事が多い　動作ものろい　自発語もない　話しかけると涙ぐむ　入院5日目　夕刻　突然　お母さんが死んだと　泣き出す　家へ電話をしてみようと言っても　お通夜に行かせてぇと　泣き叫ぶのみ　興奮は一夜で治まる

検査
EEG　　　7Hz θ が sporadic に混入するが　normal　悪くとっても border-line

Rorschach　Score としては　R 23 +3　W 16　D 9　Dd 1　だが　第一反応は W で　nonF Carddes 7 Cardimp 3で　HW 6.3%　HD 33.3 %と内容的には形態水準 の良いものは　Dが圧倒的に多い　iT 5（Ⅸ）～153（Ⅲ）とばらつきが大きい　T／R 55.9 とテンポ遅い　M 1　FC：CF＋C　0：2+5　と生産性は低く　情動に流されている　P 3（W 1　D 2）（P）1（W）　H 1.5　（H）1　A 5（A）0　CR 7 と現実性　共感性は残されているが　人間への関心は薄い　At 0 と心気的指標は欠く　体験型は M：ΣC 1：4.9　Ⅷ＋Ⅸ＋Ⅹ／R 50.0 %　と　強い外拡型で　mF Add 5　M：M'1：4.5と　欲動の統制を欠く　repetition 4　symmetry 4　と心的発展がなく　拘りをみせる　全体として現実適応は悪い　｜註　M'＝FM｜

WAIS　　言語性 73　動作性 62　IQ 62

経過
外来5年　最後の1年は Mittel（－）で観察　結婚　10年　年賀状をくれる

Ａ１２　女　２０才
問題行動
中卒　文具製造工場に３年勤務　頭痛を訴え　よく休む　蓄膿症の手術を機に退職　その後　工員を３ヶ月ずつ二ヶ所　１年前より蕎麦屋の店員　無口で返事が良いと可愛がられる　１０日位い前から落ち着きがなくなる　暫く言わなかった頭痛を　また言いだす　熱があると言って　仕事は半日行ったり休んだり　昨夜　風呂から上がり　部屋でがたがた　母親が見に行くと　素っ裸で洋服の山の中に埋っている　びりびりに破いてしまった物もある　叱ると弱いか丈夫か試してみた　かあちゃんが安い服を買ってくるから風邪をひくと　わめき散らした　母親が心配して一緒に寝たが　夜半おしっこをしたい　トィレは寒いから嫌だと　洗面器を持ってこさせ　その中へした　一寝入りしたが母親を起こし泣き喋る　しきりに怖がり　外を何回も見に行かせる

初診所見
救急車で来院　お出でっと呼ぶと　スリッパも履かずに　どたどたとすっ跳んで来る　熱あるの　助けてっ　怖いようと　足踏み　体温計を出すと　さっと掴み　シャツのボタンも外さず　首の所へ　やたらに突っこもうとする　入れてやると　指切りして　指切りしてくんなきゃ　怖いよぉと　Dr. の手を握る　丸ぽちゃ　くりくり目　口をとんがらして　子供が一生懸命危険を訴えているといった感じ　無熱　Dr. が　あるある　風邪と言うと　むしろ安心したように座る　生理は終った――まだ　何日なの――わかんないよう　つけてないの――つけてないよう　何のためにあるの――女の子になるため　何日女の子になった――中学生のとき　幾つ――わかんないよ　先生幾つだ――百才　そんなになるか――じゃあ　五十だぁ　Dr. が黙っていると　怖いよぉ　怖いよぉと話を催促するように言う　Dr. の膝に触り　果は乗っかろうとする

検査
ＷＡＩＳ　言語性　動作性とも　＜ ６０　　ＩＱ＜ ６０
ＥＥＧ　　Rest 7～6Hz θ sporadic　HV　6Hz　burst　slightly abnormal

不穏　強迫

A13　男　17才

問題行動

高校2年在学中　小さい頃から我儘で　自分の思うようにならないと　すぐ物に当る　何か物がなくなると　弟や妹をしつっこく追及する　中学の頃から陰気な面が目立ち　友達が減っていった　家は八百屋で　店番を頼んで両親が出かけた事があった　帰宅すると顔を見るなり怒鳴りだした　蠅がいるから客が来ない　父ちゃんがだらしないからだと　それからというものは　学校から帰ると　蠅を追いかけ回す　その中　食事の時　今　父ちゃんの唾がおつけに入ったと　怒りだすようになる　初めの中は本当に入ったかと思って　父も謝っていたが　あり得ない時にも言っている　そうかと思うと　頭が重い　さっき　後を通った時　息を吹きかけたろうと　しつっこく言う　面倒くさいので　かかったかもしれないと答えると　やっぱり　やりやがったなと　いきなり殴りかかる　だんだん登校しなくなり　夜も寝ないで　ぶつぶつ言っている　今朝　突然興奮して　愛の鞭だぁとわめき　父を殴り始める　興奮しているのに　蛇のような冷たい目で　死ぬまでやんなきゃ　駄目なんだと　止める母を蹴倒す

初診所見（往診）

台所で　ご飯の上に　コロッケとキャベツをのせたまま　ぽわぁっと座っている　頬はこけ　髪は突っ立ち　雲脂が浮いている　目は不気味にぎらぎら　どうしたいと声をかけると　あっあっと口をぱくぱく　きょろきょろと辺りを見回し　母ちゃぁんと叫ぶ　遠くで　母がDr.にお願いしますと言うようにぺこぺこ　電話しやがったなと立ち上がろうとする　Dr.が　また興奮する　今朝も騒いでたろ　だからちょっと寄ったんだよと言うと　ええっ　知ってたのぉと　にやぁり　何かあったんだろ　言ってみなと座りこむと　じゃあ　お話しますぅと座り直す　父と母は見かけは良いが　それは触れ合っているだけ　本当は仲が悪い　心霊波動で解る　子供は親の鏡と言うでしょ　僕が何とかしなきゃぁ　だからぁ　殴って治さなきゃぁと口角に泡を溜め　喋りまくる　Dr.が殴って治るんなら　先生なんか皆殴っちゃうよと言うと　何科の先生ですかと　聞いてくる　心の先生だよと言うと　やぁっぱり　生長の家ですか　違う

違う　生長の城だよと言うと　ええっ　そんなのあるのぉと目をぐりぐり　さっ修養に行くの　さあ立ってと　Dr. が立ち上がると　腰を浮かせかけるが　嘘だぁと　尻込み　理屈をこねだす　聞いてやると　ああ　そうかぁと膝を叩いて自ら頷く　思考偏移著明　Mimik は scheinbar S だが妄想知覚とは違う　低レベルの独善的納得　粗いが感情の起伏あり　ティミングを計って　母に目配せ　さあさあと車に押しこむ　車中　喋り通し　Dr. が　わっ今唾かかったよと言うと　ほんとぅ　ごぉめんなさぁいと謝る

検査
ＷＡＩＳ　言語性 79　動作性 66　IQ 67

経過
入院 20 年　父への Haß は募るばかり　母は 2 週間おきに　雨の日も風の日も面会に来る　きまって　ごね　病棟では　新患が入院して来ると　悪い奴だぁと必ず殴る

A 14　男　13 才

問題行動
男の子が三人居る所へ　父が知人に頼まれて　生後 4 ヶ月で貰ってきた　下の子とは 5 才違い　少し落ち着きがない位いで　生育歴に変った事はない　小 3 の頃よりお喋りになる　すぐ何処かへ居なくなる　物に拘る　執念深いのが目立ってくる　小 6 の時　近所に　放火事件が 3 回もあり　いずれも遊び友達の家で　かなり計画的だった　中学へ入ったが　夏休前から全く喋らなくなる　学校へは父が送って行くと　なんとか行く　増築中の二階から出火事件　大工さんの邪魔をして　怒られた腹癒せらしい

初診所見
Dr. I　Autism かね　Dr. C　人当りが良い　I　目を細めるようにするのは 一種の Grimasse　人を見ていない　C　良い笑顔だと思う　I　子供が笑えば可愛いし　若い女が化粧すればきれい　そんな事は差っ引く　全体的に不自然奇妙な感じ　特に対人的に　この Ausdruck　黙って見てたって S だろう　Leeres Lachen　体験とは関係なさそう　teilnahmlos　姿勢が奇妙　C　右手をよく動かす　左手は あまり動かさないが人差指と中指を絡ませて妙な仕草　Gang も左足を外転させて引き摺る感じ　Hemiparese があるのでは　I　神

経症状より 精神症状だろう　C　頭でっかち　体も 妙にぷっくりし dysplastisch　漫画の山寺の小僧　Organische Unruhe　I　違うなぁ　やはり Early infantile autism　つまり自閉症だが　対人接触が 見られない所は Kinder S そっくりだが　事物への異常な 関心　落ち着きがなく 関心事が移って行く所は S と違う　臨床像には S 的 endogene なものと organisch なものが重なっているように見える　この子がべたべた触ったり　人にくっついてくるのも　狭い病棟内で歩くと人にぶつかるから やるまでの事で 人へではなく物として対応しているに過ぎない　電信柱に犬がおしっこをひっ掛けに来るようなもの こうやって広い外来の部屋で 放置しておくと stereotypisch な行動　発言が随分と出るじゃない　Sprechen も 人へかける言葉ではなく　人の方を見て返事を求めている訳でもない　Autism については　もう少し見守る必要があるが（往時 心理 教育畑では 何でもかんでも Autism で Mütterlichkeit に その原因が 求められていた）因みに IQ 58　10 年後 23 才　誰が診ても問題のない Schwachsinn に収まったのであった

A 15　女　2 1 才
問題行動
中卒　ハム工場へ就職　立っているのが辛いと 3ヶ月で辞める　どこへ勤めてもお喋りが多く　手がちっとも動かないと叱られ　工具を転々　19 才でバァに勤める　客扱いが悪いと怒られ　ママをナイフで刺し　首になる　その後は 全く働こうとせず　だんだん食事をしなくなる　肥るのを気にしていた 自分では体の具合が悪くて食欲がないと言う　昼夜逆転の生活になり　夜間徘徊が始まる　用もないのにガスに火を点ける　服を着たり脱いだり落ち着かない　注意する母に怒鳴り返す　物を投げつける

初診所見
髪を男の子のように短く切り　まるで子供　口を尖らせて喋りまくる　怒鳴る 急に泣き声になる　かと思うと　にこにこ　腰が痛いんです　心臓が悪いんです　やくざに強姦されて　子供の産めない体になりましたと　泣く　涙がころころ　やくざに今も追いかけられてます　男は助平です　こんな助平たらしい顔に　産んだぁと　突然脇の母親に武者振りつく　感情状態が一定せず　突き上げてくる衝動のままに　攻撃目標が変る　表情は鋭いが　冷たさはない　笑

うと鼻の頭に皺が寄って　人懐っこい
病棟生活
すぐ馴染んでしまって　しつっこい事この上もなし　何でも聞きに来る　ノックもしない　押し入るように入ってくる　トイレへの拘りが凄い　トイレヘズボンなんか捨てちゃいけませんよねと　やって来て　帰りに捨てる　自分のを捨てきってしまうと他患のを盗んで捨てる　何故そんな事をするか問うても捨てちゃいけませんよねっの一点張り　気のきいた事も言う　人形と人間の違いは――人形は動かないから飾る　人間は動いて働いて　旨いもの食って　旅行なんかする　男と女――下が違う　女は結婚して子供を産む usw. その中に妙な Zwang が始まる Apo. 後の Hemiplegie にそっくりの Fußspitze を外側に　半円状に回しての Hinkengang　本当に足関節炎を起こしてしまう neurologisch intakt　時々 Seite を換える Gewinn unklar　であった

検査
田中ビネ　IQ 48　　CT O.B.
EEG　irregular α pattern　sporadic に　7Hz θ が混入　borderline

A 16　女　16才
問題行動
高校1年の夏　顔面　胸部に湿疹　掻痒のため不眠となる　続いてトイレを汚ながり始める　手拭が汚いと　手を拭かず　ドアのノブが汚いと　スカートの弛んだ所で巻いて開ける　トイレから出てきた兄達の歩いた所を避けて　廊下の端を蟹のように歩く　その中　妙な目つきで兄達を見る　ヌゥドで寝る母が窘めると　兄が犯しに来て　爪を立てるので　この方が気持いいと言う　生理の時に　ナプキンを当てない　翌朝食卓で　にやにや　兄の顔をねめ回し見たでしょうと　けけっけ　けっと笑う

生育史
兄三人　姉二人　母42才の時の子　ミイラ化した胎児が　後から産出されたという　幼児期から喘息持ち　一人で本ばかり読んでいて　兄姉とは孤立していた　自己中心的でかたくな　感謝知らずの子だった　父にもあまり可愛がられなかった　中学の時に　妙な宗教に凝り縁起を担ぐ　当時 IQ は 111 あったという　二ヶ所の精神科へ入院したが　何や彼や　汚い汚いと　大騒ぎ

をして　管理不能で　退院させられた
初診所見
入室するや Dr. の挨拶にも応えず　母にどうしてこんな汚い病院へ連れてきたのよとぎゃあぎゃあ　痩せて　顔はしわしわ　白っちゃけた皮膚　わめいても表情は硬く冷たく　空虚　黙って見ていると　人の顔　見ないでよ　ちゃんと診察してよ　何か聞いてよと　頭の天っ辺から叫ぶ　母から引き離そうとすると　男は汚い　寄らないで　眼鏡嫌い　煙草嫌い　小指の爪の長いの嫌いとわめきながらも　よく状況を見ている
病棟生活
他患を馬鹿にして話をしない　確かに凄い知識量　耳に挟んだ噂を理論的に整理できる　乞食の居る病院なんか嫌だと　前日　駅で保護されて　仮入院した者の事を　もう知っている　本人を見て　あんなお尻の恰好のいい乞食は気味悪いと　言いながら　また見に行き　怖い怖いと胸を抱き締めて　跳ねているこれを教えて貰わないと眠れないとやって来る　セックスするとクリトリスがぴかっと光るのは本当かと　真剣に顔を突ん出してくる　schamlos の域を脱している　面接日には今日は縁起の悪い日だから遠慮しますと来ない　廊下で会うと　さっきは失礼しましたと　しゃあしゃあ
検査
田中ビネ（ＷＡＩＳは知っているから違うのでやってくれ　病気で馬鹿になったから駄目だと思うよと）　ＩＱ91
ＥＥＧ　basic activity 8～10 Hz α　7～6 Hz θ　sporadic に混入　borderline

＃　不気味　疎遠

Ａ17　男　14才
問題行動
半年前から元気がなくなり　学校では黒板を見ないで何か書いている　家では食事に呼んでも自室から出てこない　箸をとっても下を向いて身じろぎもしない　夜も寝ないでじっと座っている　半月前から学校へ行かなくなる　テレビをかける事もあるが立ったり座ったり　落ち着かない　一昨日　学校へ行った

が　夜になっても帰らない　弁当と茶色のマジックペンで書いた遺書が　ベットの下に隠してあった　"おじいちゃんへ　変な目つきや態度をとってすみませんでした　どうしてもなおせませんでした　さきに死んで　おばけになって帰ってきます　右側のいすの後ろにミニカァがあります　いとこへのおみやげにでも使ってください　パパとママへ　変な目つきや態度をとってすみませんでした　死んだらまたもどってきます"　昨日　縁の下に潜んでいるのを発見　物置からマットを持ってきて　寝床が作ってあった　呼ぶと這い出してきて　ああ見つかったか　もう1日見つからなければ死ねたのにと　ぽつりと言った

初診所見　(往診)

自室で祖父に添い寝をして貰っている　声をかけると　ぴくんと肩を震わしDr. を見る　きょときょとと入り口の方まで見回す　やがてもぞもぞと体を起こして正座　ängstlich　unruhig　substuporös　それにしては体の動きが多い　きょとんとして怯えている　あちこち妙にぴくぴく動く　右の Faziale Parese　表情は leer arm だが　その割りには　対応は prompt　発語は langsam stumpf　動物的な怯えた目とちぐはぐさが目立つ　全体的には　unstetig　physikalisch　に unruhig　器質性のもの　Schizo. の Stupor　の世界とは違う　先生は人生相談のお医者さん　早く検査して　早く治そうと言うと　へっ　息を詰め顎を引き　目を丸くして　はぁぁいと　間延びした返事　寒いから靴下はいてと誘うと　ぴょこんと立ち上がる　車中拒否的ではなく　話しかけにはわざと絞ったような低い声で囁くように答える　膝の上でしきりに手を擦り合せる

既往歴

母は狭骨盤で　Weh schwach　Keiser Ope. ca.3000g　APGAR 指数は　悪くなかった　生後半年の頃　高熱　Polio を疑われたが　一寸重い風邪と言われ収まった　という

学績

	国語	社会	算数	理科	音楽	図工	美術	家庭	体育	保健	英語	習字
小6	3	2	3	3	2	5		3	3			
中1	2	2	3	3	2		3	2	3	3	3	4

よく努力しているが算数では文章問題を解く力が欠けている
下段階のものが多い

検査
E E G　　high volt. irregular α pattern　7Hz θ 混入多し　borderline record
P E G　　第Ⅲ脳室　拡大著明　側脳室の後角もやや拡大
W A I S　　言語性 95　動作性 89　IQ 93
Rorschach　R20　W18　D0　Dd 2　S3　M：M' 3：0　M：ΣC 3：6.25　F% 55
　　　　　　ΣF% 75　F+% 27.5　ΣF+% 30.7　A% 45　At% 7.5　P1　CR5
　　　　　　W －↑ Dr 1　non F ↑　Card des ↑ Card imp ↑ Face ↑　eye ↑
　　　　　　Eye 2　blood 2　dead 2　threaten 1　fighting 1 rear view 1
　　　　外界の刺激に対し情緒的に混乱し易く　具体的現実的処理ができない
　　　　対人的に過敏であり　かつ　漠然とした被圧感に怯えている　豊かな
　　　　想像創造機能に乏しい

経過
学校では苛めの対象となり　高校1年で中退　祖父も死に　日中は病弱な母と
二人の生活で Abulie となり　ぶくぶくに肥ってしまう　思いついたように自
転車を乗り回す　注意されると時に興奮　16 年の間に 7 回の入退院を繰り返
していたが　公務員の父は定年とともに　一家で郷里に引きあげる決心をした
らしい　一言の話もなく縁切れ

A 1 8　男　2 1才
問題行動
高校卒　下　自転車製造工場へ　就職するが　理由も言わずに　半年で　辞めて
しまう　部品工場等へ勤めるも　3，4ヶ月で辞める事　3回　この間　父に
言われて運転免許をとる　本来　無口であったが　家でぶらぶらしている時も
終日口をきかない　接触事故を起こしてから　ここ1年　二階の自室に籠って
いて　全く外へ出ない　食事の時は見計らったように降りてくる　自動車の音
がすると箸を止めて鋭い目つきをする　風呂へも入らなくなってしまう　昨夕
父が帰宅すると　茶の間に　電気も点けずに座っていたが　突然　きゃあ
きゃあと騒ぎ　一言　殺されると言って　震え出した

初診所見
待合室では壁を向いて　ぽけぇっと座っている　呼ぶと　父の2メェトルも後
をのろのろとついてくる　父と並んで座るが　足を投げ出し　背広の胸が脹ら

んでしまっても平気　細い赤毛　口角の上と顎に　薄い髭がちょぽちょぽ　ちらっと　Dr.を見てちまちまっと妙な笑いを見せ　ぷいっと横を向いてしまう　小鼻に横皺が残る　元気ないねえと持ちかけても　にやらにやら　今日は何日だったっけと言うと　きろきろとカレンダァを探し　視線を止めるが　にやらにやらで終り　不関とは違う　時々左手で服の脇を払う仕草　右手はにぎにぎ　それ何の意味と問うと　これですかと　初めて甲高い声で答える　二三度頷いて　またにやらにやら　kontaktlosではなくinhaltlosで　Schizo.の崩れと似而非　Schwach.の気のよさがBodenに隠れている

検査

I Q　　できませんと　にこにこ　手を出そうとせず　　Debilität
E E G　　fast w pattern　α poor　fast 重畳しているが　7～6Hzθ　かなり混入の slightly abnormal record

経過

7年間に　6回入院　近所の家に　おたく　人殺しやってますか等と聞きに行く　その事を問うも勘違いでしたとにこにこ　あっけんからん　兄の入院している病院に転院

A 19　女　15才

問題行動

猿〇郡猿〇村という山村の娘　中3の春先　足底の鶏眼が化膿して切開　抗生物質の注射をされた　3日目に全身に紅疹　数日で消褪　その後も　吐気がする　小便が出ない　目が寄ると　学校を休む　顔面だけ発疹が残っていたが　麦の穂で突いたように痛いと　夜も眠れなくなる　じっと腕の毛を見ていて熊のようになるのではないかと　不安がった　登校し出したが　口数が少なくなり　ぽぉっとしている事が多く　物忘れがひどい　人の顔が歪んで見える　先生の頭に角が生えていて怖いと　夏休前から休み始める　食欲がなくなり無理に食べさせると吐く　生理もなくなる　暗くなっても　ぽわぁっと庭に座っている　体が屋根まで大きくなって家の中に入れなくなるんじゃないかと泣く　日本で一番良い大学で診てもらわなくっちゃぁと　一家で上京　入院しばしば脱院　解放病棟では無理という事で　転院依頼あり　連れに行く

初診所見

母の後から おずおずと Dr. を見る　全体的に Proportion 悪い　頭と手掌が大きい　獅子鼻　静かな病院へ行こうねと言うと　こくり　うんと　幼児のような声で答える　車中では　母と Dr. の間にちょこんと座る　背はもたれず　それでいて　肩に力も入れず　俯いていて　窓外を見ない　先生にうっつかってもいいよと言うと　うんと言うが　そのまま　二　三度　Dr. の顔を窺う　絶えず　指先を　もぞもぞさせている　一見 substuporös　ほら　田んぼと言うと　うっと　きょろきょろっと　見回すが　すぐ下を向いてしまう　母が車に酔って げえげえやりだすと　かあちゃあんと 言って背中を擦るが　のろりのろり　すぐ止めて　また俯いてしまう　車中 遂に 馴染まず

検査

田中ビネ　ＩＱ　54

ＥＥＧ　irregular α pattern 7～6Hz θ かなり混入 slightly abnormal

Dr. W

Ｘ－Ｐで 左 Körperbau 若干小さい　Gaumen 高い　Haut も trocken 肥厚　胎生障害　母の風疹は？　Antibioticus の Symptomatische Psychose 等は考えない　何でもないのに　体を調べるとやたら痛い痛いと跳び上る　こういう人格特徴を持っていない Episode が　juvenil によくある　他派では Minor organic psychosis 等と言う　身体症状少なく　精神症状の多いもの　こういう Stupor は substuporös と表現しておこうか　Stupor の軽いという意味ではなく　軽い意識障害の様に見えるという意味

Ａ20　女　21才

問題行動

高校卒後　縫製業の伯父を頼って上京　なかなか都会の生活に馴染めず　近所の人に挨拶もできない　声をかけられると耳まで赤くなる　生理用品も遠くの薬局まで買いに行く　仕事は真面目で　能力を一段下げたまつりを　雑談にも加わらず　隅っこで鼻の頭に汗をかいてやっている　難しい仕事を教えようとしても　まだいいと言って手を出さない　右の親指が一関節少ない　それは隠そうとはしない　ある夜　自分の部屋と向き合った隣家の二階に泥棒が入る　それ以来　安眠できなくなり　日中ぼんやりしている　部屋を換えてやると言

われても　いいと言う　かたくなな面は以前からあった　朝降りてこないので行ってみると　布団の上に座って　身を震わせて壁を凝視している　失禁している　声をかけると　呪文のように怖いよ怖いよと言うのみ

初診所見
げじげじ眉　団子っ鼻　厚い唇　太い首　怒り肩　盲ら乳　全体に妙な脂肪の付き方

検査
田中ビネ　ＩＱ　76　ＥＥＧ　within normal　Ｘ－Ｐ　頭蓋骨の著明な肥厚

経過
1週間で寛解　一旦帰郷するが　兄嫁との折り合いが悪く　再上京　従姉妹の夫の弟と見合い　結婚　2回流産の後　一女をもうける　ぽっつりぽっつりだが　また眠れなくなっちゃったのぉ　2時間かかるのよぉと　にやらにやらやって来る　Momentは日常の茶飯事　近所の奥さんの一言等　夫の会社が倒産　病院のある町の銀行寮の管理人の口を　新聞広告で見つけ　これがいいと断固主張　夫は彼女の通院を知らず　近いから　もう安心だわぁと　体重は80キロ　20年が経過　娘の自慢話を一くさり

＃　焦燥　不機嫌

Ａ21　男　18才

問題行動
気の小さい子で　小学校時代　注意する先生を恨み　その授業には全く身が入らなかった　中学時代は一人も友人ができず　高校も無試験に近い学校で　ただ出席しているだけだった　家でも　二人の姉と話が合わず　2時間でも3時間でも　碁石の白石黒石を交互に並べ　盤面一杯になると　崩すといった事を繰り返したり　幼稚だった　卒業後は　家業の陶器工場で働くようになったが自分は子供の持つような物しか運べないくせに　職人を馬鹿にする　注意する父に陶器を投げつける　姉達は大学に行けたのに　自分だけ行けないのは親のせいだとごねる　ちょっとした事があると製品を打ち壊す　人の顔をじろじろ見たと隣の工場の陶器を破壊　だんだんエスカレイトして　土地に居られなく

なり　一家で上京　父はトラックの運転手となる　事故を起こして入院した父を見舞に行って　家が貧乏なのは　お前のせいだと病室で　大暴れ

初診所見（パトカァで来院）

肥満　dysplstisch　掌と足が大きい　田舎の がき大将のような Mimik　全く Dr. と距離がとれず　病院でも暴れたの――　……　お父さんを見舞に行ったんだろう――お前なんか 関係ねぇだろ　乱暴は駄目だろう――　……（立ち上がりそうになるが辺りに得物がないと解ると　どてぇんと反り返り　不安そうにきょときょと）お母さんも苛めるの――根拠のねえ事を言いやがんなとわめく　Dr. がふざけんなと一喝すると　横でおろおろしていた母が　患者に縋りつき泣き出す　患者も　うえぇんと顔をくしゃくしゃにして　手の甲で涙を擦りまくる　kleinmütig　反面 explosibel　威かせば通るとしてきた様　付添いのポリスが　私共の事も 怖がんないんですよと 呆れ顔　母は momentlos と言うが　とんでもない 昔の事を言ってごねる　いわゆる耐性欠如

検査

EEG　　7Hz θ　ごく少量 sporadic に混入の within normal
WAIS　　言語性 83　動作性 74　　IQ 77
PF study　外罰要求固執型　無罰低く　GCR 32.1　ΣM＋I　26.1 とともに低
　　　　く　社会的精神発達不良　すこぶる未熟な人格

経過

看護婦には甘え　かなり　強引な要求を持って来る　Dr. の前では極度に緊張ブルドックの如き顔で不動　人類共通の Kommunikation としての表情を学習しなかった　4M　6M　7M と再入院を繰り返す　徹底的に躾ける　箸の上げ下しから正座まで　魚の焼き方が 悪いと 母を小突いていた男を　靴下の繕い方まで仕込む　スレイト瓦工場の雑役に 勤務する事 5年　給料安いけど気楽でいい　お祖父ちゃんの仕事に似ているしと 治療終了　父母も変る　父は遠縁だが養子　代々続いた陶業を守るのに汲々としていた Väterlichkeit を欠く人　母は一人娘で 生活力を欠く人　何かあると夫に解決を求めるだけで思うようにならないと すぐ hysterisiren していた　嫁に行った 姉達は　全く不関　親子三人　互いの足に まとわりつくような一家であった

A 22　男　21才

問題行動

小学校時代は普通の子　中学時代から口数が少なくなる　商業高校入学頃から親をも避け自室に閉じ籠る　友達も全く居なくなり　身辺もだらしなくなる　3年になると試験の答案も白紙に近い事あり　学校へは行くが家では机の前で悪戯書きをしていた　何とか卒業できて　就職した時は笑顔が出た　プラスチックの製品ができ上がるのを見ていればいいだけの仕事だが　ぼんやりしていて先輩に怒られ通し　4ヶ月で辞めてしまう　3年間で6ヶ所仕事を換わる　その後　不機嫌 反抗的となり　兄が自分の自動車修理工場へ引き取る　何度注意してもネジをごちゃごちゃにしてしまう　怒られると翌日は休む　テレビを見たり　落ち着かない様子で部屋の中を歩き回る　その中こんなに一生懸命やっているのに皆でけちをつける　オォトバイ位い買えと母に暴力　窓ガラスをぶち破る　昨夜兄のオォトバイで国道を暴走　スピィド違反で捕まり　説教する警官を　税金泥棒と罵倒　家人に引き取られ帰宅　こんな俺にしたのは悪い成績をつけた教師のせいだと卒業証書を破り　親にも責任があると　ごねまくり　眠らず

初診所見

がっちりした体格　均整のとれた肢体　のっぺりした Mimik　時々出る弛んだ笑いが似合わない　喋りまくる　Dr. との距離とれず　きょろきょろと　視線が動揺するが Blickscheu とは違う　widerständlich gehoben gereizt　こんな格子の中に入れられてたまるか　ちきしょう　俺に酷く当る奴等の方が悪いんだ　中学の先公がやばい高校へ願書なんか出すから悪いんだ　sprunghaft だが locker ではない　状況について動き　話も現実的であり Organiker の Dysthymie deutlich　内的体験で　動いているのではない

検査

EEG　　irregular α pattern　7Hz θ がかなり混入する slightly abnormal
PEG　　第Ⅲ脳室　側脳室後角　拡大著明
WAIS　言語性 68　動作性 < 60　IQ < 60
Rorschach　R8　Rej Ⅳ　Fail Ⅶ card　iT 9.2 (non c 2.7 color 15.6) T／R 30.9　W：D 3：5　M：M' 0：1　ΣC 0　F% 100 Σ F% 100 F+% 12.5　ΣF+% 12.5　A% 87.5 %　CR 2　P 2 (1)　perseveration

4　symmetry 5
回避的　説明も粗雑　解んねぇやを繰りかえし　困惑　不機嫌　弁解　観念内容固着　現実把握が不適確で　明細規程ができない　表面的な思考態度　貧困　幼稚な内界　情緒的感受性　表出性の鈍化　CR 2 と関心の幅も極めて狭く　人間反応は P（1）most dislike card に Ⅳ ｶｧドを上げている事も問題　対人共感性に乏しく　不安を抱きやすい　総じて　知的適応レベルが極めて低い　貧困な人格像を呈している

因みに　学校時代の成績は

	国語	社会	歴史	地理	数学	理科	音楽	図工	美術	家庭	体育	技家	英語
小6	4	3			3	3	3		3	3		2	3
中3	4	3			3	3	3		3	3	3	2	2
高1	4			2	3				3	3		2	
2	3	3	2		3	2				4		2	
3	2		2		3					3		2	

商業科目は
1〜3年を
通じて all 2

5才の時の 40 度の高熱持続は Masesern か Dyphterie か Enzepharitis Va. 上記成績表は　少ない Gehirnzellen で耐えてきた handicapped person が Pubertät に入って　崩れていく過程を物語る　健常な兄達　同輩達から落ちこぼれていく　焦燥

A 2 3　女　19 才
問題行動
中卒　落ち着きのない子だったが　だんだん　我儘と意地の悪さが目立ってきて　皆に嫌われた　卒後　数人の級友とミシン工場へ　集団就職　他から来た子と仲良くなれず孤立していた　嫌がらせをされると 2 年で辞めてしまう　農業手伝いをしていたが　腰が痛いと身を入れず　22 才で嫁に行くが　口をきかないという事で　1 ヶ月程で返される　時々　勤めに出るが　長続きせず　気に入らない事はやらない　すぐ口答えをする　不機嫌で苛々している　注意する父に殴りかかる　皆が殺すと言っているぞ　今も　殴れと言われたからやったのだ　おとなしくしていると殺される　世の中は怖いのだと囁く　1 年と半年の 2 回　他院への入院歴あり（いずれも Diag. は Schizo.）退院しても全く働く気なし　役場へ行って　生理不順だし　顔が変っていく病気だから

心身障害者の証明書を書いてくれと　座りこみ　梃でも動かず
  初診所見　（30才）
どかどかと床を踏み鳴らして入室　全体的には体動少ないが　指先をからめ絶えず動かしている　上目使いに Dr. をねめるように見る　警戒的 Grimasse とも見える嫌な Mimik が出るが前景を覆っているのは Verstimmung　なかなか話に乗ってこない　入院の理由なんかない　誰がそんな事言ったんだよとぞんざいな言葉が返ってくるのみ　Dr. が人間　機嫌の悪い時もあらぁなと合せると　そうだよねぇと　忽ち鬼瓦が崩れたような顔となる　Rücksicht の欠如ではなく認めると不利になるという彼女なりの計算　Wahn ではなく邪推と思いつきの自己正当化に過ぎない　実に幼稚　関東地方の県名　知ってるよ知ってるよと　懸命に言い直す　県庁の所在地はしどろもどろ　最後は旅行した事ないもんと逃げる　吝嗇と倹約　私　けちじゃないもんと　前置して口角に泡を溜め　必死に説明　Dr. が正解っ　と言うと　ねっとにっこり溜息をつく　顔の変形については左を下にして寝ると鼻が左へ下がる　夜中に気がついて右を下にすると　朝までに戻っている　写真を比べると　みんな顔が違っていると真剣に訴える　Dr. が荒唐無稽な説明をすると　うむ そうかぁ うむ そうだぁと　一々感心し　退出時は　みんな 先生みたいだと　いいなぁと　お世辞を言う

  検査

IQ　　　これやると　馬鹿かどうか判るんだろうと　初めは拒否　田中ビネ 68
EEG　　irregular slow α pattern　7〜5Hz θ 混入 HV で burst 出現　epileptic abnormal
 Kommentar　Hydantol　CBZ 投与で脳波は かなり改善　臨床像も mild となる　既往歴から　3才の時の発熱は Masern-Enzephalitis が 疑われる　幼児期 Fieberkrampf あり

A 24　女　19才
  問題行動
高校卒　2年の頃から理由もなく休む　自室に閉じ籠っている　家は大衆食堂　姉は結婚して　早くに家を出てしまう　常々　食い物屋なんて　格好悪いと言っていたが　卒後も習い事をしていて手伝おうともせず　本来　我儘　気に

くわぬ事があると3日も口をきかない　使用人にも　父の二号だろうと　悪態
をつく　突然　家出　東京でウエイトレス　菓子屋の店員等を転々としていた
らしい　1年程して店から客に変な事を言うので引き取ってくれと　連絡が
あって迎えに行く　何を聞いても喋らず　庖丁で首を刺すという事があって
入院　1M　2M　10Mの入院歴　今回は弟が婚約したのを機に家族に八つ
当りが始まる　自室に鍵をかけ　ガラス窓には紙を貼り　外から　覗かれない
ようにする　電気も点けず　特に怯えている様子はない　家人には荒い口

初診所見　（25才）

入室してもなかなか座ろうとしない　やっと目が覗く位のマスクをしている
色々言ってマスクを取らせようとするも　風邪をひいてるの　おできができて
るのと抵抗　Dr. が　悪い所は医者に見せるんだろうと一喝すると　暫時　躊躇
して　済みません　実は飴玉なめてたのと取る　この辺りの間は良い　ちらち
らっと Dr. を見ては視線を机の上に落とす　体で Dr. の話しかけを受け止め
ている　いわゆる　硬い　冷たいという Mimik だが　悪戯っ子が叱り手と向
き合っている感じ　口許が神妙らしさを作っている　gemütlich unzugänglich
返事はするが　矛盾した事を平気で言う　前景は警戒心　ぽつぽつと　家は見
られている感じがして嫌い　怖いという訳じゃない等と言い出す頃には脇に居
る CW の方へも視線をやるようになる　Dr. が　どうも病気じゃなくて単な
る劣等感と焦りみたいだねと笑うと　頷きかけるが　ぐっと堪え　もういいで
しょうといった感じで　煙草一本くださいと　にゅっと手を出す　火を点けて
やっても有難うでもない　また　殻へ引籠ってしまって　遂に　ぼろを出さず

経過

3日で FF　母が父を説得して予てからの希望のアパート住いをさせ　母と姉が
交互に泊りに行った　どうも父と従業員の関係は患者の言うとおりで　家族は
それぞれ患者に負目があるらしい　何にも悪い事しないのに　私を監視すると
わめき　家宅侵入と110番したり　一悶着あって　こんな事なら　病院の方
がいいわよと　再入院となる　1ヶ月間面接拒否　中庭でぷいっと逃げようと
する患者の背に　Dr. が一言声をかけた事より態度一変　べたべたとなる　趣
味が良いとか　Have you？と Do you have？とどこ違うとか　機会を掴まえて
はやって来る　そうかと思うと　すれ違う寸前　挨拶をしないですむ距離で
にやっと妙な笑みを示し　さっと脇へ避けてしまう等　人を見ての変り身が速い

安定している時は 社会生活をという事で 出たり入ったり　5回の入院　最終的には出奔　興味ある Episode あり　ある町で 夜喫茶店に入ると求人の貼紙があって　頼んだら採用された　翌朝 行ってみると そんな店はなかった　土蔵造りの洒落た店構だった事　契約書に名前を書いた事　和服のママさんの髪形まで憶えていると　警察に店の事を尋ねに行って　保護される　母が迎えに行った時は　不機嫌そのもので当り散らしたという　今でも その体験は憶えていると　40才を過ぎたが　全然年を取らない感じ　月1回2泊の外泊で満足している　家は 支店を出して失敗したりで　今は父が一人でバィパス脇の運転手相手の飯屋を細々と営んでいる　母はカラオケ大会を渡り歩きテレビにも出て　昔は亭主の浮気に泣かされてと　ぎゃははと笑いこけたとか　患者もあれは父の細やかなお楽しみでと　にやらにやら　全ては怨念の彼方に我は我の感あり　中庭で　ドリップ・コォフィを楽しんでいる

検査

知能検査　お菓子を持って　婉曲に断りにきた由　dull normal ならん
Rorschach には興味を示し 26才（A）と 37才（B）の時　2回の検査を受けている

	[A] iT non c	color	T	R R-R'	R'	[B] iT non c	color	T	R R-R'	R'
I	17		49	1		5		85	2	
II		20	106	2	1		26	76	1	
III		9	40	1	1		3	45	1	1
IV	30		69	2		3		49	1	1
V	2		53	1		23		72	1	
VI	9		31	1		5		38	1	1
VII	4		73	1		Rej				1
VIII		6	43	1			2	55	2	
IX		30	63	1			19	114	1	
X		12	65	1			1	47	3	
計	62	77	621	12	2	36	51	581	13	4
平均	12.4	15.4	10.35	14		9.0	10.2	10.06	17	
		13.9″		52.1″			9.6″		44.7″	

W : D : Dd : S	8 : 5 : 1 : 0	13 : 4 : 0 : 0
HW % (LW %)	62.5 (16.5)	30.8 (50.0)
HD % (LD %)	40.0 (40.0)	50.0 (25.0)
M : ΣC	1 : 5.2	1 : 4.5
M' + Σm : ΣC' + Σc	1.5 : 2.5	0 : 7.5
W : M	8 : 1	13 : 1
M : M'	1 : 0	1 : 0
FC : CF+C	3 : 3	0 : 3
Ⅷ + Ⅸ + Ⅹ / R %	21.4	47.1
ΣC' + Σc / ΣC	2.0 / 5.2	7.5 / 4.5
F : FK+Fc	3 : 1	8 : 1
CR (Add) DR (Add)	5 (4) 6 (2)	7 (3) 4 (2)
F % ΣF %	21.4 78.6	47.5 52.9
F+% ΣF+%	100.0 50.0	62.5 66.7
A % H % P %	38.6 21.4 38.6	29.1 11.8 17.6
Other scorings		
dirty	1	2
symmetry	1	3
perseveration	4	4 − − Rep.
queer-relation	1	1
dysphoric	1	0
rear view	1	0
caricature	0	1
self-reference	0	1
impotency	0	1
automatic phrase	0	7

[A] は女性 CW [B] は Dr. C の採ったもので これを Schizophrenie の Prozeß と読むか Schizo-Oligophrenie の それぞれの時代の適応と読むかは なかなか興味深い所 10年間の変貌としては 反応数 時間は大差なく W 把握で外拡体験型も不変 M はともに 1 dd 0 turn (−) 目立つ変化は HW の減少 FC の消失や F % C' の増加 Ⅷ + Ⅸ + Ⅹ /R % の増加 H % P % の減少等であるが Schizophrenie の Prozeß と採れる score であろう この辺

が在来のRテストの限界と言えよう　Test-situationとして　CWにはSex反応をromptに出して　bloodを加味　FC±にレベルも採られたりしているがDr.Cには　皆さん何ておっしゃるんですか　きれいなものに見えないと異常ですかと　しきりに評価を気にし　VでPを押えたり　Ⅶで女の子を抑えこんでいる　other scoring では dysphoric rear view がなくなり　automatic phrase が頻繁に出てきている　それと問題は　Rep.とされていたものが　観念貧困のSサインなのか　観念固着のOサインであるかという事である　彼女の場合　[A]ではⅡでPも出し　Mensesも出しと　統覚のままに進めていったが　[B]ではインクをこぼした本を　拡げたと統覚し　各カァドの平凡反応を押えるため　インク墨　絵の具から抜け出せなくなる　Schwach-begabte の Hospitalismus

　軽佻　解除

A25　男　16才

問題行動

高校1年の夏休　万引で補導される　2学期が始まっても　登校しようとせず自室に籠ってカセットを聴いている　煙草を吸う　ふらっと町へ出て行く　小遣がない筈なのに　小物が増える　電話帳を見ては　やたらに電話をかける買いもしない物の使い方を質問する　盗んできた物に関しても　その店へ聞いた事もあるよう　一昨日　窃盗で逮捕　警察官から　言っている事がおかしいからと　精神科受診を勧告される

初診所見

ひょろっとした蒼白い青年　表情変化に乏しい冷たいMimik　質問にはよく答えるが　ちょっと　ピントが外れている　逆にDr.に質問をしてくる　窃盗に関しても　お金や品物が手に入るのが嬉しいからと平然　子供っぽい表情がちらちら出る　恥じるべき話なのに　母が間違った説明をすると　訂正したり補足を入れたりする　手の動きが多い　丁寧な言葉と　粗い言葉が入り交じる距離がとれない　その中　立ち上がり　コップどこですか 水が飲みたい等と言い出す　人格の崩れではなく　未熟

院内生活
一時も じっとしていない あっちに居たかと思うと こっちにも居る 些事に拘泥 看護婦室へ他愛のない事を言いに 何十回もやって来る 精薄の女の子と べったり

検査
ＷＡＩＳ　　言語性 97　動作性 69　　IQ 82
ＥＥＧ　　basic activity に 7Hz θ sporadic　HV build up（＋）slowing（＋）
　　　　　回復悪く 1.00″ でも 6Hz　trangent θ 残る　slightly abnormal
ＣＴ　　Cavum Vergae

Ａ26　男　24才
問題行動
中学卒　ペンキ工場　鋳物屋　印刷屋等を転々　母　胃癌で死亡　父　脳出血と不幸が続く　暫くは　食事作り等もやっていたが　不眠　疲労を理由に仕事を休み始める　人が俺の顔を見る　馬鹿にしている　何か言っていると　夜半ステレオをがんがん鳴らす　くだらない事を何時までも喋って　高笑い　皆を寝かせない事もある　弟妹を脅して金をせびる　夜間高校へ通っている弟の月謝まで巻き上げて　遊び歩く　そうかと思うと　お土産を買ってきて　済まねえなあとへらへら　翌日はまた脅す　殴る

初診所見（往診）
テレビを見ていたが　訪れた Dr. と民生委員の姿を見ると さっと 立ち上がり傍らで寝ていた父に 野郎 呼びやがったなと怒鳴る 半身不随の父はいざって窓から逃げようとする 二重顎 真ん丸な目は不気味だが 目尻が下がっていて Dr. にも凄んでみせるが 迫力なし 言い分を聞こうと言って Dr. が座りこむと 聞いてくれますかと腰を下ろす 俺だって金欲しいから 働きてぇんだ でも何んか 皆んなが こそこそ言ってやがんだと まくしたてる Dr. が黙っていると 何か言って貰いたそうに 貧乏揺り 働いてない劣等感じゃないのと言うと そうかもしんねぇなぁと考えこむ 全体としてはでれっとしている そのくせ目はきょときょと すこし静養して 人生を立て直した方がいいんじゃない 長男だろともっていくと そうなんだよなぁ 父の方を見て 先生の言うようにすべぇかぁと 自ら 二 三度 肯く

検査
ＷＡＩＳ　言語性87　動作性83　IQ 84
ＥＥＧ　　7～6Hz θ sporadic に混入の　slightly abnormal
職業興味テスト　対人的　言語的に興味あり
職業適性テスト　中２換算でも適性職なし　指先は器用

経過
社会復帰訓練のため外泊を要請　家族は拒否　職親のダンボゥル工場へ　外勤半年　その実績をもって　外勤継続の上　土日外泊を再要請　突然　弟が父を絞殺して出奔

Ａ27　女　20才

問題行動
農業を手伝いながら　夜間高校を卒業　上京して　音響メィカァに勤務　女子寮住い２年　無口で友人は少ない　48才のパァトの独り者のおばさんとは仲が良い　泊りに行ったりしている　２ヶ月前から落ち着きがなくなる　仕事中　ベルトコンベァの前から離れる　寮では何かぶつぶつ呟いている　窓辺に座って　同じ歌を繰り返し繰り返し歌っている　同室の者に　この会社の女の子はもてない　道を歩いていても判ってしまうからだと妙な話をした　相手の決っている班長に　ラブレタァを書き続けて工場長に注意を受ける　夜半　肝試ししてくると飛び出す　日曜日に突然　郷里に帰ると　きんきらきんの恰好で寮を出る　駅で改札係に身の上話をし始め　保護される

初診所見
初対面だというのに　にこにこ満面の笑み　寮長の説明をもどかしそうに聞いている　やたら手足を意味もなく動かす　その中　鈍い冷たい Mimik となってしまう　全身はでれっとしている　Grimasse 様のいやぁな表情も出る　体験を問うと　くしゃくしゃっと　崩れた笑顔となる　会社が判ってしまうというのは確信的　相手の態度で判ると　心も判ってしまうかと問うと　そんな事はありえないでしょと　けろけろ

病棟生活
すぐ馴染んでしまう　お話したぁぃ　と寄って来る　面接は午後と言うとつまんないなぁぁと　鼻を鳴らす　言う事は　馬鹿は田舎へ帰ればいいん

でしょうっの一点張り
  検査
ＷＡＩＳ　　言語性87　動作性79　IQ 82
ＥＥＧ　　　7Hz θ が sporadic に少量混入　borderline

Ａ28　女　２２才
  問題行動
高校へ入ったが　つまらないと２学期の途中で辞めてしまう　農業手伝１年　つまらないと中華飯店に勤める　適当に働き　同僚ともトラブルはなし　化粧はいくら注意しても下手　故意ではない厚化粧　控え目というのが　理解できないようだったと　２ヶ月前から　年下の調理士見習のアパートに押しかけ同棲　職場であった事をぐじぐじ言って　男を寝かせない事がしばしば　ここ１週間あまり眠らない　仕事にも行かない　食事もほとんどしない　黙って壁を見ていたかと思うと　急に喋り出す　今朝　突然出勤し　屋上へ出て金網をよじ登り　天っ辺へ足を絡ませ　流行歌を歌っている
  初診所見
ピンクのスッツ　痩せてぶかぶか　目ばかり　ぎょろぎょろ　勧める前にがちゃんと　椅子へ座る　全く　体動なく　Dr. を見ようともしない　一見 gespannt　steif　と言える　社長と男が交互に説明するが　表情動かず　色々に問いかけても　反応なし　突然ほき出すように　悩みがあれば　誰だってノィロォゼになるわよと叫ぶ　何の悩みかと問うても　喋ろうとせず　kataton といった高級な Bild に見えず　がさつな人格像　丸出しの感じ　男は傍らで喋らそうと　おろおろ　完全無視　verstimmt　眉ぴくぴく
  病棟生活
多弁　滅裂　手紙を書きまくる　小学生のような字　他患が最中を食べていると　同じメィカァまで指定して　持って来いといった類の文面　やや落ち着くと　同室者に中華料理の話を自慢そうに喋りまくる　検査は最後まで拒否　EEGはやっと撮らせる　normal record　どうした　どうだった　隠さないで教えてと　ついて回る　甘え歴然

＃　逸脱　欠恥

Ａ２９　男　２２才
問題行動
高卒後　喫茶店を経営している叔母に頼みこみ　テレビの 小道具の 会社でアルバイト　予想に反して重労働だと半年で辞めてしまう　その後はプロダクションとは名ばかりの会社を２，３ヶ月で転々　レストランのボォイになるがバイクで 追突事故を 起こし　大腿骨骨折　３ヶ月入院　リハビリへ通わず食っちゃ寝の生活　でぶでぶに肥り歩けなくなる　知人の紹介で温泉療養所へ全く医師の指示に従わず　飯がまずいの　煙草を自由に吸わせろのと　雑言若い看護婦にＨな言葉を囁く　婦長に怒られ　ナァススティションのガラスを松葉杖で打ち破り　強制退院となる　警察にも自分が悪いと判定されているのに　事故の相手に補償を求め　母に毎日電話をかけろとごねる　興奮　器物破壊がエスカレイト　トィレでうまく用がたせぬと　扉をぶち抜くに至る

初診所見（往診）
ダイニングキチンでテレビを見ている　戸口で名乗ると　きょろきょろと杖を捜す　さっとDr. が座ってしまうと　凄い目つきて睨む　ひしゃげたポットを拾い上げ　君がやったんかいと問うも返事をせず　病院でも暴れたそうじゃないか　言い分は何だい　ともっていくと　看護婦が酷い事を言ったと　もごもご　だからガラス割っていいのかと怒鳴ってみる　顔が歪んで　涙ぽろぽろ　だって頭へきたんだもんと鼻を啜る　落ち着いて　少し気持を話してごらんと言うと　ぐずらぐずら　一方的　迂遠　鈍い

病棟生活
ナァススティションに入り浸る　普通のトィレじゃうんこできない　退院させろと 甘えとごねの繰り返し　思うようにならぬと興奮　寝つけないとコォルホンをぴぃぴぃ　薬を持って来るのが遅いと　灰皿を　ガラス戸へ投げつけるギタァを貸したら　単調なメロディをいつまでも弾いてて　頭へきたと　叩き壊す　Dr. が一喝すると　めそめそ目を擦る　興味 関心の巾狭く　衝動的我慢するという事ができない　人格の未熟さより　崩れに見える　医局では誇誇　Hebe.　Epi.　Haftreaktion　Haltlose　まで出る

経過

半年で退院　足の痛みを理由に働かず　その癖 ふらふらと遊びに出かける　半年の中にサラキン8ヶ所から50万　質入れ30万　飲み食いと トルコ通いに使ってしまう　最終的には 金も持たずに 観光地へ行き　ハンドバックを衆人環視の中で盗み　逮捕　検事と Dr. のやりとりの結果　刑事処分を免れ再入院　sorglos flach が目立ってくる　糖尿食でのカロリィ・コントロゥルも守れず　菓子の貰い食い　果は盗み食いをする　他患が　この動物に餌をやらないで下さいと似顔絵入りの貼紙を出す　その前で似てる似てると喜んでいる　海老で鯛を釣るような物々交換を強要　中年女性から金のアクセサリィを寸借詐欺　弱い男子からは脅迫　喧嘩の場には必ず居る　若い女子とトィレに籠る　苦情続出　3年弱の入院で　男女別病棟の病院へ 転院の止むなきに至る　10年経った昨今　まだ時々電話が入る　やっぱり先生の所が一番いいよぉ　空いてないのぉ　二三　病院を換ったらしいが　居場所は金輪際言わない

検査

EEG　　　low volt.fast wave pattern　α poor　7〜6Hz θ　少量　sporadic borderline

WAIS　　　言語性 96　動作性 83　IQ 90

PF study　　一応　内罰型だが　GCR 68% と高く　転移が多く　判然とした態度　特に　外罰傾向の表明を避け　無罰の方向に変って　攻撃を押えている

YG性格検査　AB　平均型　活動的　積極的　やや社会的不適応

Rorchach　R 12+3-3 Rej　Ⅶ　T／R 19.0　iT 10.0（non c 11.8 color 8.6）
　　　　　W 8　D 3　Dr 1　M：M' 2.3　M：ΣC 2：3.25　FC：CF+C 0.5：3.0　F% 33.3　ΣF% 91.7　F+% 25.0　ΣF+% 63.6　CR 4 P 5　H 1　A% 58.3　Ⅷ+Ⅸ+Ⅹ／R 25.0%

テンポは速いが　素っ気ないし　取消　追加等も多く　レベルも低く　熟慮を欠く　知能は W±5 M±2 などから　一応 normal range か　観念的把握が多いが　高度の抽象性はなく生産性を欠く　現実処理能力　常識性も ある程度は保たれているものの　低い self-reference　repetition など　精神的視野は狭く　confabulation　connected　split　など　思考の偏りも見られる

外拡型で 感情統制が悪く 感受性も 低く 濃やかさを欠く 上辺だけは 何とか 整っているが 対人感情の低下は 著明である

A30　男　19才

問題行動

父は大工　5人兄弟の長男　両親とも大酒家　家は貧困で　勉強等した事はなかった　中3の後半は　ほとんど登校せず　映画館に入り浸っていた　金は払わず　怒られると済んまへぇんと　尻を中に向け　後退りで 潜りこんだという　卒業はさせて貰って　塗装業1.5年　大工1.3年　その後は 2, 3日の所も含め 20 回位い転職した　その間家へ寄りつかなかったが　たまに帰ると必ず金品を持ち出した　放浪癖があり　縁も所縁もない町でマッチをすりすり歩いていて　警察に保護　支離滅裂な事を 言って入院させられる　半年で脱院当市へ現われ　駅前の交番で 人を殺しそうやと 座りこむ

初診所見　（24才　警察官と福祉係に連れられて来院）

両膝を揃え　手を突っ張ってしゃちほこばる　何処から来たのか問うと　わては悪い事をしましたんやの一点張り　入院になりますやろかと　後をきょろきょろ　福祉の人が　お金の事は心配ないから　先生の言う事に 答えてと言うと　解りましたわと　怠け者だとか　親不孝者だとか喋りまくる　表情の動きは少ないが　時にくすくすというような　妙な笑みを漏らしたり　涙を擦ったり　全く纒まらない内容　肝心の所を意図的に ちょっと外そうとする緊張している割りには鈍い　それでいて剽軽な感じ

病棟生活

ひょっとした発言から 身元が判る　平然と 知られてしまった事の近縁の話はする　しけもくの吸い方は堂に入っている　ちゃんとした時間にちゃんとした煙草を吸えと言っても　わてはこれでええんやと真顔で答える　ベットの枕許に　エコノミストなんて雑誌が積んである　揶揄すると　精神集中に見るんですわと　にこりともしない

Dr. I （入院1ヶ月後）

パンツ一つになって――（衣服を脱いだ後 ゆっくりとズボンを畳み シャツをきちんとその上に重ねておく）　良い歯しているね――まだ子供だから　幾つ――24　何年生れ――×年×月×日（○）　学校は――中学　毛深いの――昔

から　胸毛は－－えへへへぇ　|rs.Arm schlaff|　中学出て　何してたの－－ペンキ屋　何年－－1年半位い　それから－－大工　| ls. Ⅳ指　Ⅰ関節切断|それで怪我したの－－そう　何年やった－－1年一寸　それから－－免許とって車の運転してた　何－－普通免許　どんな仕事－－あっちこっち　歩いてた　陸送もした事ある　それから－－うまくなくてまた大工した　それから－－病気になった　どんな－－えへぇ　もう　治りまへんな　Diaddoko bds. ungeschickt bsd. ls. fein な Motorische Störung　Motorische Perseveration-grobe Kraft まあまあ rs. 41 ls. 31 Muskeltonus rs. schlaff Faziale Parese rs. (+) 上肢 Sehnenrefrex seitengleich 下肢 PSR gesteigert 心持ち ls. (↑) ASR gesteigert 明かに ls. (↑) 全体の動きは素速くて自然 Pathologische Reflex (−) Tastsinn freiF-H Frei F-N frei Lomberg frei Arm-Deviation (−) Finger にunwillkürlich な 細いぴくっという動き schnell unrythmisch 母指球に Zuckung　前腕 bsd. に ls. は 伸側 Myoklonus rythmisch 何かこの人は　neuroiogisch　に色々ありそうだね　運動は－－普通　運動部入ってた－－入ってない　昔病気した－－乳児脚気　中耳炎　死にそうになった－－いいや　今どこ悪いって－－放浪癖かな　ヒロポンは－－そんな事しない酒－－よう飲みます　何日から－－中学の頃から　悪い友達がいましたんちゃんと学校出たの－－出たけど　ようさぼりましたわ　勉強嫌い－－嫌い本読むのは好き　頭痛い事は－－ない だけど ずる休みの種には言った　何で向うの病院　逃げ出したの－－病気のせい　何の病気－－ここへ来たいという病気　そんな病気　あるかい－－えへぇへっへっ　凄い病気　色々あり過ぎて一口には言えない　Organische Krankheit　だね　動作　感情の動き速い　落ち着きがなくて持続性がない　徘徊等　Organische Unruhe 気分 sorglos flach 疎通性はいい　剽軽で愛嬌があるし子供っぽい　よく喋るね　Mimik は Epi. みたい 鼻が胡座をかいて鈍い　neurologisch には rt. Parese ls.SR の軽い昂進 fein な運動障害　指の不随運動　Grosse Hirn Kortex の diffus な軽い障害 1) Meningoenzephalitis japonica じゃないね　japonica は parkin 症状がなくて Enthemmung がもっと強いからね　子供の頃から何か behviour disorder があったろうが　目立たなかったのだろう　2) prenatal なものとしては親の Alkohlsucht も原因としてありうる　3) Degenrative Krankheit では Myoklonus seisure progresive　いわゆる epileptic　なものじゃないだろう

4) Pathie ってのは　まあ　色々とあるが　Leichtsinnige（Bumke）Triebmensch（Kraepelin）Haltlose（Schneider）兎に角　sorglos　euphorisch　動きは速い　hypomanisch に見えるが　fröhlich なものがないねぇ　この人 Hemmung がなく　Antrieb が高まっている　知能の問題じゃなくて　行動の問題　何 Pneumo あるの　Kammer mehr klein　じゃ Mißbildung angeboren なもの　胚芽障害

検査

E E G　　low volt fast wave pattern　　7 〜 6Hz θ　　かなり混入　slightly abnormal

W A I S　　言語性 91 〜 93　動作性 77　IQ 83 〜 84

Rorschach R 16+11　iT 9.1（non c 9.2 color 9.0）　T／R 19　W 17　D 10　M：ΣC　6.5：7.25　ΣM'+Σm：ΣC'+Σc　1：1.5　FC：CF+C　0.5：4.5　Ⅷ+Ⅸ+Ⅹ／R 44.4%　F% 55.6　Σ F% 83.3　F+% 40　ΣF+% 13.3　CR 10　A% 14.7　A t % 7.4　P（4）7.4% W- 8 D- 3 KF 1

テストには　一応　素直に応じる　関西弁で　反応以外にも　何かとよく喋る　途中で　立って　放屁したり distanzlos　反応の出現は prompt　心的活動の低下はないが　取消や追加が多く　熟慮に　乏しく　一貫した　主張を欠く　W M CR から　元来の知能は　中〜中の上　correctional など　細かい面あり　しかし　現在の心的状況は　事実を客観的　適確に　把握する方向に向いていない　popular 反応らしきものも生ずるが　主観的歪曲を　帯びがちである　把握様式は　やや　全体優位だが　統合力に無理があり　W- abstract confabulation contamination などのように　現実飛躍的　非理論的　抽象的な思考の　偏位　観念連合の特異性が　窺われる　知識　興味の巾は 広いが self-reference　repetition など　自己の経験に依存した　視野の狭い　自己本意な判断がなされやすい　体験型は両向型で Mo が多い事から　やや未熟な面があるが　資質は豊かと言える　情動の統制は極めて悪く color-naming のように　変りやすい気分　表面的な　浅い感情　生の C blood　fire など　外的情緒刺激に対し　理性的　内省的な関与のない　衝動的　原始的な面を露呈する　殺す 叩く 殴る　などの言語表現からも　衝動性　攻撃性が窺われる　KF　At は 漠然とした心気的な不安を感じているのか　対人的に被

圧感が あるのか（sex）も hemmunglos　精神レベルの regress か　この
特異な思考態度は Schizo. の内閉思考とは異なる　かなり高度な　知的能力
低下による　統合の病態か　Cn や automatic phrase から　器質的なものの
背景も 窺われる

A31　女　22才
　問題行動
中卒後工具として真面目に通っていた　2年後父が脳出血で入院　兄弟五人で
入院費を出し合っていたが　友達のように服が買えない　遊べないと不満を
言い出す　1年後　母が交通事故で死亡　一家離散となる　アパートへ入るが
酒を覚え　だんだんと怠業が始まり　工場を首になる　20才の時売春で逮捕
され　婦人補導院へ半年収容される　3ヶ月後再逮捕　1年の収容後　縫製
工場へ入寮　1ヶ月で脱寮　小料理屋の住込女中等を転々としてキャバレェ
勤めへ　アパートへ男を引きこみ始め　勤めへも行かなくなる　1週間も姿を
見せない事があるというので　家主が福祉事務所へ連絡
　初診所見（往診）
オートレイス場の前の路地の奥　声をかけて戸を開けると　春だというのに冬
布団を2枚掛けて寝ている　家主が起きるように何度も声をかけるがのろぅり
と布団を押し下げるのみ　スリップ1枚の胸を出して天井を見ている　枕許に
エロ雑誌2冊　灰皿に吸殻が山盛り　4,5本畳の上に零れている　病気を心配
して往診に来たと言うと　やっと上半身を起こすが胡座　浮腫んだ顔　垂れ
下がった瞼　最初の発語は煙草ある？　押し殺したような声　ポケットから
出す Dr. の顔を じっと見ている　口にくわえてから枕許に視線を移し　マッチ
を取り上げ1回で発火させる　頃合を見て Dr. がくわえた煙草を向けると
のろぉっと火を差し出す　自分のは消えてしまって　すかすか　やがて気づき
点け直す　2回ともちゃんと軸を灰皿の吸殻の間に差すが何とものろい　病気
じゃないのと 問うても　さあどうだかと 人事の様　apathisch とも kalt とも
言い難い　Rapport つかず 全体は でぽんとしているが　指先だけを 無意味に
ちょこちょこっと動かしている　血圧測定には　抵抗なく腕を出す　肘静脈に
注射跡はなし

経過

入院3日目　テレビ室によく座っているというが　看護者との対応 全くなし　看護婦に背中を押されて診察室へ　金壺眼がちらちらっと光るが　じっとDr. を見ているのみ　ご飯食べてるのと問うも無視　どら声で煙草頂戴よが返事　また火をつけ損ねて　すかすか　Denksperrung（+）にさえ見える　周囲へのAuffassung Interesseは　悪い　これみよがしの　貧乏揺りを始める　灰がぽとぽと落ちても　意に解せず　verstimmtの内界が窺われる　暫く放置しておくと　何日　出してくれるのよと　ぱくっと言う　Dr.が黙っていても　それ以上には追及してこない　Organische Unruhe　しきりに空咳をする　入院5日目 第一声　煙草頂戴　第二声 福祉って何よ　Dr.が何よって何よと　ふざけてみると　憤然として　何よが何よじゃないわよ　余計な事してくれるわねと　机を叩く　だから　何が何よ　何よじゃないってばとわめく　福祉の人に大分過去を問われたらしい　○○さんはもう顔も見たくないって言うし　困った事だねと　Dr.が姉の夫の名を言って　ふうっと煙を吹きかけると　ぎくっとして黙る　やがて　どうして先生はそんなに私の事を知ってるのよと初めて人並の言葉が出る　1年後　やっと外勤を納得　がさつ 不器用 無頓着　職業適性検査で中2換算でも適性職なし　製品にシィルを貼る作業中の事　二人で組んで彼女はシィルの裏紙をはいで　次の人へ渡す役　30分シィルを捨て裏紙を渡し続ける　次の者は首を傾げながら　裏紙を擦り続けていたと　給料を貰って出奔　3晩飲み歩いて　最後は警察に保護　ごめんねの一言　若い統合失調症の患者を手懐け妊娠　男の父親が家庭生活を味わわせてやりたいと　家を借りてくれる　この時ばかりは　宜しくお願いしますと手を揃えてぴょこんと一礼　朝は起きず　飯は作らず　パチンコ通い　酒は飲むわで　Sgt. 8Mで重度浮腫のため　パチンコ屋で倒れ　救急車で入院　男児を出生するが　即乳児院預け　爾来20年　50才になんなんとす　面白くもないといった顔で夫婦で外来へ

検査

田中ビネ　IQ　59

Rorschach　R 10+1　Rej Ⅵ　Ⅸ　iT 16.2　（non c 5.2 color 27.2)　T／R 33.9　W 6　D 5　M：ΣC 0：0　M'+Σm：ΣC'+Σc 0：0.5　Ⅷ+Ⅸ+Ⅹ／R 27.2%　F% 90.9　ΣF% 100　F+% 40　ΣF+% 36.3　A%

　　　　　81.8 At% 9.1　CR 3　H 0　P 4（1）　F- 2　　DW 傾向

ぷつんぷつんと切るような応答　1枚のカァドに1ヶの反応が生ずると　すぐカァドを置いてしまう　説明の仕方も簡単で粗雑　統覚不合による Rej 2 X カァド以外　は prompt　心的テンポは速いが反応所要時間は短く　協調性に欠け　粘りや持久力に欠ける　まず知的レベルが問題　生産性　現実処理能力に乏しく　観念内容貧困　精神的視野も狭小　興味の対象もレベルの低い childish なものが多い　思考態度は硬く　平板　形式的　紋切型で自己中心的　独断的な把握様式を示す事もあるが　レベルの低い反応の多い中にも popular 反応が比較的保たれていることから　一般性　常識性は保たれていると言えるが　体験型は極度の共貧型　内的精神活動の活発さも情緒的豊かさも示されていない　人間反応欠如　動物反応は rear view や Eye の指摘も問題で　対人的共感性の保てない冷たい面や　対人過敏性も窺われる

A 32　女　19才
　問題行動
中学卒業後　近所の医院へ勤めるが　口もきけず　仕事もまともにできない　半年で自分から辞めてしまう　暫く家に居たが　突然家出　東北のある町でタクシィに乗り　東京まで行ってくれと言い　様子がおかしいと保護される　家に連れ帰っても口をきかず　時に　にやにや笑い　訳の解らぬ事を口走る　半年の間に3回の保護は県内だったが　また東北へ　鮨屋へ住込女中で入っていた　お喋りだが　くるくるよく働いたという　その中　若い男の客が来ると色目を使う　並を頼んだのに　上を持っていってしまう　朝まで帰ってこない事がある　給料では買えないような物を身につけている　詰問しても　全く纏まらない話　下腹部も心成しか大きいと　家人が呼ばれる

　初診所見
せかせかと入室　座ってしまうと体動少ない　背は低くぽちゃっとしているが頬骨が張り出し　肩も骨張っているという妙な体型　眼球突出　嗄れ声　全くの Amimie だが冷たい硬いの Nuance ではない　情動的に動いていない　口のみぱくぱく　何処で何をしていたか問うと　ぺらぺら喋るが　いきなり人名が出たり要領を得ず　妊娠しているから入院させてください　根性ですと胸を

叩いて　にやり　状況は見ている　片仮名になっているカルテの名前を　それ平仮名と言う　「虚血性心疾患」を読める　従兄弟－－パパとママが違う　孫－－パパとママのじきじきの子　池と川－－村の人が集めた井戸の水と自然物　感情平坦　思考障害著明だが nicht S　Organiker というより symptomatisch な印象　Portio teigig weich !　Gyne へ auskratzen の仕儀に

　　検査

ＩＱ（田中ビネ）70　ＥＥＧ within normal　ＣＴ　O.B.　Thyroid も frei　文集への投稿　［夢］

　　　古本の言われに　細かい人人が　ある自然の憲法の言い伝えを　微笑ましいと悟り　いつともなく　もう昭和〇〇年をむかえ！　君どうしたのと　わが道を歩む

　　　　　　　　＃　困惑　夢幻

Ａ３３　男　１８才
　　問題行動

入院　1回目　Stupor　高3　就職組で　大部分の者が内定し　最後の体育祭というので　皆張りきっていたが　一人ぼんやりしていた　家でも　ほとんど口をきかない　学校へは行く　半月後　朝家を出たが　すぐ戻ってくる　母が問うと　やっぱり謹慎処分になったと　ぽそっと言って　自室へ入ってしまい　夜になっても　電気も点けず座っている　それ以来登校せず　その中　刑務所へ入れられるらしいと　言い出した

2回目（退院 4 M 後）　Stupor　オォディォ部品工場のアルバィト中　眠くなるからと服薬せず　暫くは笑顔も見せ　冗談も言っていたが　その中　仲間外れにされたと休み出す　器用だと上司に可愛がられ　特に残業を命じられたという事実あり　考えこんでいる風で眠らず　昼寝て夜起きている　食事を摂らなくなり　痩せてしまう

3回目（退院 1.7 J 後）　Substupor　約一年　稼業の農業手伝いの後　カメラ工場に就職　病気と見られなかったらしい　半年後　ふさぎこんでると　会社より連絡あり　翌日は出社するも　立ち尽くしていて仕事にならず　係長が送ってくれる　全く喋らず

4回目（退院1.3J後）　Substupor　年とった母では目が届かぬと嫁に行った姉が敷地内のアパートに引き取る　会社も復職させてくれた　3日出社せぬと連絡があって　朝　姉に起こされ出て行くが　そっと帰ってきて　寝床に潜りこんでいたらしい

5回目（退院6.9J後）　Oneiroid　係長自ら Dr. と連絡をとり合う　外来日は半日休みとする事が決り　再復職　だんだんと　外来がルッズになってくる　係長　姉　Dr. の三者が連絡をとりあっても　行方不明の事あり　深夜　自宅より100キロ離れたT線の終着駅から　更に入った田舎の町で保護されるが　全く記銘されていない

6回目（退院9M後）　Bewußtseinsstörung　退院後　自宅へ帰り農業　田んぼの水を見に行くとか　野菜を車に積む位いの事しかしなかった　パンツ一枚で風呂場に倒れているのを発見　救急車で近くの病院へ　CTを撮ろうとすると突然　大暴れ

7回目（退院2.3J後）　Erregung　ほとんど外来へ来なかったが　母の葬儀の日に興奮　庭にある物を門前に積み弔問客を入れず　刃物を持ち出し　他院へ措置入院

初診所見

初診はS46年　CT　Virus　抗体検査もなき頃　精神科医が腕を磨きあった頃　診断会議頻繁　Stupor ～ oneiroid の辺りは　意識障害と見るべきではないか　諸説紛々

Dr. C　家人に挟まれて座す　身動ぎもせず　何を聞いても答えず　Dr. の顔を凝視したり　壁を見詰めていたり　顔をしかめ　時にのろぉりと　手を顔へもっていく　kataton Stupor と言える　だが　目が動き過ぎる　ratlos verwirrt　何か泣き出しそうな所がある　Bewußtseinsstörung の Bild　生理的レベルで何か起きているとしても　カテゴリィとしては Schwach-begabte の Katastrophen-reaktion　nicht　Schizo. と思う

Dr. I　全体像としては周囲に不関　限局しているが妙な関心がある　きょときょとしている　状況が変ると　おどおどする　目玉だけよく動く　選択的に発語がない　強く命令すると　のろいが従う　ratlos psychisch にも motorisch にも langsam である　状況の変化は解るが　状況の判断はできない　顔をしかめるが　Grimasse とは言えない　Katatonie より Bewußtseinsstörung の Nuance　しかし　普通の意識障害は　もっとうろうろ動く　広義のSympto-

matische Psychose funktionell のもの　それも　いわゆる外因反応系じゃない　精神が低まっている　刺激すると少し高まる　精神の在り方が一貫していない　Schizo. じゃない　この状態なら Lebensgefahr の心配ははないだろ
Dr. O　Katoner Stupor　Iso で解けるかもね　うぅん　意識障害だねぇ　Amentia Bennomenheit か　Traum　CO-Toxikose Enzephalitis などなど　何でも あるねぇ

検査

EEG　low volt fast α pattern　7〜6Hz θ sporadic　borderline record
Lumbalpunktion　frei
Angiographie　bds. pericallosale Arterien　やや広がっているか位い
身体所見として　Weiße 10200（geringes Fieber 時に）位い

経過

スロゥモゥション映画が のろり のろりと だんだん速くなるようにして寛解

通院時の Bild

待合室から もう にこにこ　先週はどうしても来れなかったんですよぉと平然　薬は――ありましたよ　1週間遅れでしょう――服んでましたよ　おかしいじゃないの――だんだん 余っていっちゃうのかな といった調子のいい対応　あっ 煙草おわっちゃった　すんませんと　手を出す　距離とれず　無憂慮　駆引きめいた事もする

A 34　男　16才

問題行動

中卒後　半年前に 5人で 中華料理店へ 集団就職　調理場の 下仕事　無口で 真面目だが のろい　他の子達が ずるけている時も　黙々と 皿を洗っている　失敗も特になかった　先輩にも可愛がられて 仕事も覚えてきた　4日前 餃子を焼かせたが　煙が出ている　おいっと声をかけても　ぼわぁっとしている　肩をこずくと　すみません すみませんと 大声で謝るが　目の前の事が判ってない様　額を触ると熱いので部屋へ連れていって寝かせる　翌朝起きてこない　近医で風邪として薬を貰う　夕方　奥さんが見に行くと　目を開けているが 返事もしない　薬の袋もそのまま　枕許へ座って触ろうとすると　がばっと 手首を掴まれる　素っ裸　やっと逃れて 主人を行かせる　叱りつけても 仁王立ちのまま　股間が べたべた　パジャマを 押しつけるとのろりのろりと

着る　仲間には風邪という事にして休ませる　翌日　女の子が店の掃除をしている所へ　降りてきて　暫く見ていたが　近づき　胸や尻に触り始める　悲鳴を上げて逃げると　そのままそこに立ち尽くしていて　追いかけようとはしない

初診所見

担ぎこまれる　玄関で大暴れ　目的をもってやっているのではなく　傍らへ近づく者へ　手を振り回しているだけ　やむなく病棟へ連れこみ仮縛　看護婦が覗きに行くと　じっと見返していたが　あんた　寝るのと聞いたという　雀斑だらけの真っ白い顔　細い茶色の髪の毛　小っちゃい目を見開いている　話しかけても答えず　質問の内容を変えても　表情変化現れず　きょろきょろと状況とは関係なく　目玉が動く　手ももぞもぞ　nicht ängstlich u. gespannt aber unheimlich　じっとDr.を見ていたかと思うと突然　女呼んでよと言う声変りしたばかりのTon　看護婦に来て貰いDr.は脇に立つ　さっと看護婦を見て　あんた　女　手握ってよ　暖かい手で握ってよと看護婦が　わざとどら声で　どうだと　毛布の上から　手を押えると　お前は　男だ　ママはすぐ寝てくれたのにと言う　その後　状況把握の範囲は狭いが　刺激についてこられるようになる　3日程 verstimmt autistisch　その後　unstetig klagereich　蟹のようにちょこちょこっと　出てきて　何くれ彼にくれ　怒っても手応えなし　まるで　赤子

検査

田中ビネ　ＩＱ75
ＥＥＧ　7～6Hz θ がかなり basic activity に混入　年齢を考慮 borderline
小頭　骨の形もかなり歪んでいる　上門歯3本　融合歯ではなく欠損　胎生期異常

付記

Stupor になった前夜　隣のバァのママに引きずりこまれ　可愛がられた事が　判明

A35　女　22才

問題行動

後妻の子　父は老人性痴呆で　2年前から入院中　大農家で　先妻の子の兄達三人は自立しているが　寄ると触ると財産の取りっこの相談　高校を出た後家で母の手伝い　生来　無口でのろまで　集中力のない子だった　3ヶ月位前から　落ち着きがなくなる　何か隠している風　自室に入ったきりで出て

こないので　母が覗くと　机の前で震えている　黒魔術の雑誌が積んである　母が捨ててしまうが　また買ってくる　読んでは怖がる　失禁していた事もあった　1週間位い前　蒼白な顔で帰ってきて　全身を硬直させ胸を掻きむしっている　聞くと　あん畜生が心の中に入ってしまった　殺されるぅっと　泣き続けたという　だんだん　不眠不食傾向となる　夜半座ったままで辺りを窺うようにして　胸を抱き締め　ひいひい言っている　目は虚ろ

初診所見

待合室では　母に凭れかかるようにして座って　身動ぎもしない　この間　1時間余　抱きかかえられて入室　色白丸ぽちゃ　髪はぱさぱさだが　ピンクの格子のブラウスがよく似合う　子供美人　おかけなさいと言うと　急に尻込み　何よ何よと母とDr.を見比べ　ぱっと部屋の隅に張りつき　ランダムに室内に視線を走らせる　やっと椅子に座るがちょっと後へずらせる　きょときょとっと　ドァと窓を交互に見る　険のある　冷たい　拒否的な Mimik gespannt steif と言える Grimasse もしばしば出る scheinbar Schizo.　じっとDr.を見詰め　黒魔術の人ですかと囁くように言う　Dr.が心の先生だよと答えると人が心の中に入って来ると肩を震わせ　更にきょろきょろ　後の壁まで30cmもないのに振返る　やっと座るが　視線を固定し　耳をそば立てる　Grimasseが出る　何か呟く　放置すると　やがて　黙り動かなくなる　目は開いている halluzinieren　その中　目をぱちぱちとやって　腹を両手でちょこちょこと擦る　顎を擦る Organische Unruhe　こういう時には　対人反応もある　胃が悪いんだってーー　えっ　母が説明しようとすると　そんな事　言わないわよと噛みつくように中断する　判りませんと敬語を使ったり　怖いのぉと幼児語で言ったり　いかにもちぐはぐな感じ　再び　独語が始まる　ぱっと止めてきょろきょろ　ひどく怯える

検査

W A I S　言語性60　動作性64　　I Q 60　思考の展開が著しく遅い
Rorschach　R 15　W 2　D 12　Dd 1　iT 23.4　T／R 40.9と内界は不活発　M：ΣC 0：1　と抑圧された情感　F% 91　Turn (−)と柔軟性に欠け　CR 6　P 2　(P) 2　W：M 2：0　FC：CF+C 0.5：0.5　H 0　A% 60 と観念は貧困　社会性にも乏しい　Other scoringで perplxity 3　failure 1　基本的な知覚の崩れなく　ⅡはW'で　ⅤはWcorあり　At-b 2と不安　臆病　D'と些事への拘泥を示

す　Xカァドの終反応はddでCm2 fireと感覚知覚の片鱗を窺わせる　Prognoseの予測として　sequenceは　Ⅰこうもり→鳥と言い直すも統括不全　Ⅱ35秒かけて赤色をcutして統括　Ⅲ赤は気にしないと10秒でD　Ⅳturnしそうになるが∧でD　明細化良　Ⅴ再びW指向を示すがDに後退　Ⅵ D'と明細化を高める事に拘る　Ⅶ Dを2出し　残したdに拘りabsurdな反応　Ⅷfail　InquiryでD　Ⅸ XはDを2ずつ　Ⅰ W←D失敗　Ⅱ W'工夫　Ⅲ Dと　応用と学習可能性を示す

A36　女　21才
問題行動
高校卒　SR上　家でぶらぶらしていたが　従兄妹と大阪へ出奔　パチンコ店へ二人で勤める　男が酒を飲んでは乱暴　時々ぼっとして何処かへ出て行く　夜になると帰ってくるが　全く口をきかない　男が逃げてしまって　店主が入院させてくれる　1年後に家へ連れて帰るが　半年程して　入院中に知り合った別の男の所へ行ってしまう　1年程して男が再発して入院　ぼんやり町を歩いている所を保護され　母が迎えに行く　自室に籠もり独語を言っている　時に喋りまくり　私は神様だ　体は男と女と半分ずつでできている等と言って笑いこけるかと思うと　一点を凝視して不動

初診所見
待合室で立ったり座ったり　立った時には両手を横へ拡げ　ひらひら　飛ぶような恰好　横の人の頭に触れても平気　入室すると　どてっと足を拡げて座りDr.に視線を向けず　のっぺりしたMimik　全く情感の表出なし　問われても一言も答えず　母が代りに答えるのを　人事のように聞いているかと思うとさっと口を挟む　|何処へ|　母　大阪です　患者　そうよ大阪よ　|Sgt|　母　そういう事はないと思いますが　患者　4回よ　4回ともおろしたのよ　そしてまた押し黙ってしまう　突然　顔を覆い　両肘を張り　泳ぐように動かす　了供が大人の長話を聞いていて　飽きてしまったのに似ている　注意の集中　持続が悪いという次元ではなく　さりとて　意識の照り　曇りでもない　意識野が開いたり　閉じたりしている　意図性　目的性　一貫性なく　わざとらしい感じもしない　妙なBildを示す　theatralischともmanieriertとも違う

　入院2W後　Dr. I　体の動き多く　お喋り　表情硬くて　ぎこちない　落ち

着きのなさに 無動が混在している これだけ喋るのに 感情の抑揚がない ちょっと恥しそうにするが 無遠慮 子供っぽい不自然な はしゃぎ 状況へは 無関心 倒錯した関心体験は déjà vu か

　　入院2M　Dr. O　mimiklos　堅い　Haltung fein な Resonanz がない　話は sprunghaft locker　こういうの　なぜ Hebephrenie じゃ駄目 なのかね
　　検査
ＥＥＧ　basic activity から 7〜6Hz θ 混入　ＨＶで 6Hz θ burst 出現！

＃　妄想　幻聴

Ａ３７　男　１８才
　　問題行動
中学を卒業して　農事試験場の下働き　命じられた事をきちんとしないという理由で解雇となる　鍍金工場　プラスチック加工等を転々　最後は電気工事面白いと言って休まずに行く　社長が　運転のできる者がもう一人いるといいのに　と話しているのを聞く　自分がとると名乗り出る　会社で費用を出してくれる事になり　仕事が終るとその足で教習所通い　1ヶ月して落ち着きがなくなる　ある朝　新聞の切抜きを持ってきて喋りまくる　感電死の記事　皆がそんないい加減な仕事を俺達はやらないよと　相手にしなかった所　作業をしている近辺の家を聞いて回り始める　会社へ帰ってきて社長に怒られ　疲れがとれるまで教習所通いを止められる　2,3日して昼の時間　弁当箱を前にして考えこんでいる　怖そうに　指先でちょこちょこと触っては引っこめる　その後　一晩中　家中の電気を順番に点けたり消したり　メェタァを覗きに外へ出たりで　家人を寝かせない　引込みの電柱の根元をビニィルで巻いてみたり　瞬時もじっとしていない　プラス　マィナス　プラス　マィナス等とぶつぶつ言ってたかと思うと　カンデン　カンデン　カンデンと調子をつけて怒鳴る　いい加減にしろと怒る兄に　お前には家中がぴりぴりしているのが判んないのかと　殴りかかる
　　初診所見
痩せて目のみぎょろぎょろが目立つ　蟹股で足踏み　どうぞと言っても　なかなか座ろうとしない　突然　先生 病院はァァスしてありますかと言う　土の上

に建ってるからァァスしてあるよと答えると　あぁそうかぁと言ってぴょこんと座る　先生は電気詳しいですかと身を乗り出す　何でも聞いてみなと答えると　うぅと唸り腕時計を突き出す　電波で狂いますか　見ると合っていないので　ああ　狂うよと答えると それみろといった風に脇に座っている兄を睨みつける　家が危険なのに誰も判ってないと　まことに locker な理屈を並べる　特に被害的ではない　ちょっと過敏すぎるねと言うと　そうです　そうですと嬉しそう　病感はあるねと言うと　それ何ですかとまた乗り出す　Krankheitsgefühl と書き　感電する病気と　並べて　書いて見せる　ドィツ語ですかと感心する　だから少し静養と言うと　うって変って不機嫌となる　会社から静養命令が出ているよ　その通りにすると休んでいても　給料の6割が貰えるよと言うと　うん　社長も言ってたと　後はさしたる抵抗もなく　母に何とかのパジャマ持ってきてよ　カセットもね等と頼んで　入棟　一見 steif rigid 刺激語について　情感は動くが　表情の動きが glatt でなく 崩れた笑いが 表情を壊してしまう　Lockerng に関しても　Integration の問題で 一生懸命喋るが　洒落た縁なし眼鏡も　かえってとぼけて見える　ちょこちょこっと頬を掻いたり　唇を拭ったり　一応目的をもった動きだが　一貫性なく　中途半端 Motivation が散乱し　Bewegung の遂行なし

検査

E E G　　irregular α pattern fast 重畳　7～6Hz θ　かなり混入　slightly abnormal
田中ビネ　　I Q 67
Rorschach　R 13（12+3-2）iT 18.6（non c 19.4 color 17.8） T／R 29.7　W 7 D 5　D d 2 Add Dd 5　S 6　M：M' 0：3　M：Σ C 0：0.5 FC：cF+C 0：0.5　M'+m：Σ C'+Σc 3.5：1.5　Ⅷ+Ⅸ+Ⅹ／R 28.6%　F% 85.7　Σ F% 100　F+% 8.3　ΣF+% 7.1　A % 92.9 H 0　P 1（1）　CR 2

反応数少なく 反応時間も短く　熟慮しない　知的レベルは低く　精神活動も狭小　perseveration 3 と常同的　転動性も悪い　dr 2 complementary など独断的　頑固さも見られる　体験型は共貧型　感受性も反応性も乏しい face Eye eye など猜疑心も窺われる　anti-social な面があり　social norm に従った行動がとり難い

A38　男　23才

問題行動

中卒　ＳＲ下　上京して旋盤工となる　無口で器用でよく働き　貯金もしていた　3年目に突然辞めて帰郷　工場が小さく世間が狭いからというのが理由　農業を手伝ったり　土木工事に出たりしていたが　ちょっと旅行してくると　貯金を下して　家を出るも半年の間行方不明　あるタァミナルで乗務員宿舎の雑役をしている事が解る　1年程で帰郷　一生懸命働けば働く程陰口を叩かれるし疲れたから　当分働かないと宣言　ふらっと台所へ来て　食事の支度をしている母に　母ちゃんは大丈夫かよ等と唐突な事を言う　近所の家に上がりこんで毒入り飯は駄目だよ　うどんにしてくんな　金は届いてんべと動かず　夜中馬鹿でかい声を　張り上げて　流行歌の一節を　繰り返す

初診所見

赤の混じったチェックのＹシャツ　色眼鏡　様になっている　股をどっぴらき肩を揺する　距離とれず　質問には　ちょっと外して答える　敬語は使えずだからよぉ　言ったんべがな　人も居ねぇのに　聞える筈はなかんべ usw.　天皇か　総理大臣になる　乞食やってた　最低の俺が　最高の人間になる　8月に地震があっからな　usw.　警戒と粗野が mischen　統合疎　斜めに構えたポゥズ　とぼけた所があって軽佻気分

検査

ＥＥＧ　irregular α pattern　basic activity 遅延　6Hz θ も混入　ＣＴ Ⅲ脳室拡大

A39　女　22才

問題行動

女子高卒　ＳＲ中の下　気むらで飽きっぽい　見栄っ張りで　言い出したら譲らない子だった　工員　店員を半年位いで転々　父の浮気で家の中ががたがたになると　くいっと家を出て　工場の寮に入ってしまう　半年音信不通　会社から　様子がおかしいから迎えにくるよう　連絡があって　母が駆けつけると事務所の前で　おろおろしている　声をかけると　あっ　危ないと言って母を庇の下へ引きずりこむ　会社の人にも絶対口をきいてはいけないと囁くように言う　挨拶だけでもしなきゃあと　母が中へ入ると窓ガラスに　耳をつける寮友の話によると　1ヶ月前から　眠れなくなったようで　何か聞えないかとしきりに尋ねる　○○さんが呼んでいる　恋人だと言うが　架空の人物らしい

夜半窓を開けて　何処にいらっしゃるのぉと叫ぶ　工場へ出勤する時は軒下を伝う　隠れる場所のない所は　猛スピィドで駆け抜ける　自動車の音がするとヘリコプタァが監視に来たと震えている　近所の猫をスパィだとぐるぐる巻きにした事があった　家に連れ帰っても　車の音に怯え　手当り次第に器物を外へ投げ出す

初診所見　（往診）

炬燵に当って　化粧をしている　痩せた狸のような顔になっている　傍らに猫が足を　一束に縛られて　転がっている　どうしたいと座りこむと　凄い目つきで睨み返す　ディトなのと言うと　でれでれと表情が崩れる　判りますかぁと　口を押える　疲れているみたいだから　静養に行こうと言うと　また凄い顔に戻る　風邪　ひいただけよ　おかしくなんかないわよ　おかしい人捜しに来たんなら　母さんでも父さんでも連れてってよと逃げ出そうとする　止むなくIso 0.25 iv　これ　なぁん　です　かぁぁ

Dr. I （入院1 M後）

いつ入院――×月×日です（○）　えへぇ　ちょっと　違いましたか　どうして入院――貧血症です　|手を診る|――それ注射うった跡です　痩せたの――肥ったんです　43キロなのが　43.5キロです　どうして　ここへ　来たんだろね――解りません（Dr. Cを見て）宜しくお願いします　自分で言ってよ――この先生がよく知ってます　何か覚えてない――事務所にヘリコプタァを呼ぶ機械がありました　どんな――機械の事はよく知りません　学校では何が得意だったの――美術と社会です　昭和の前は――明治　大正は――ぁぁ　大正　閏年って　何――28日　29日じゃないの――ぁぁ　そうそう　何年に何回――1年に1回　塵も積もれば山となるって何――一生懸命　命中させていたら　できちゃった　猿も木から落ちる――お猿さんが　木から落ちた事　やっと枝にたどりついたら折れた　百人一首ですか　各嗇と倹約はどこが違うの――けちは自分のこと以外にお金を出さない　けんやくは給料を計算して貯金は貯金にする　違いますかと　だんだんちゃらんぽらんになる　唐突に　お金ないから早く退院させてくださいねとにっこり　困るんですと　またにっこり

Dr. I　ls. Gesicht Parese　ls. Kornea getrübt　dysplastisch Enzephalitis はMimik は Epileptiker だね　locker sprunghaft　思考障害 deutlich　形式の方　具合の悪い所はごまかす　体験についても　ちゃらちゃらと受流し　忘れたと言う　現実的な事に拘る　金の事　病院は3食昼寝付　ただなら入っているけ

ど　金払うんだから早く退院したい　mehr sprachsuchtig　だが　gemütlich
には leer　一見　にこにこして　楽しそうだが　空虚　言葉の空回り　要するに
Schwach　という事か　それで　説明つくかね
　　検査
田中ビネ　ＩＱ 78

Ａ40　女　17才
　　問題行動
高校2年在学中　1学期の健康診断で　近視を指摘されてから　目がちらちら
すると　目薬をやたらにさす　夏休は宿題もせず　ごろごろしていた　2学期
のテストは白紙　文化祭でバドミントンの試合に出たが1回戦で負けてしまう
1週間登校せず　同じ学校の1年にいる妹に　皆が言っている悪口を探って
こいと頼む　皆心配してたよと報告すると　今度は友人にお詫びの電話をかけ
まくる　その中　外の物音に怯え始める　呪いをかけられている　それを解く
のだと　妹の額に自分の額を押しつけ　1 2 3 でぱっと離す　タィミングが悪い
と深夜まで寝かせない　お詫びと痩せるのとテレパシィを強くするためと断食
に入る　1週間　やったというが　3日目から　妹が夜半お握りを差し入れして
いた　父母には　満願成就だと威張って言った　その後 喋らなくなる
　　初診所見
ぽちゃぽちゃと肥って　中学生のような幼い顔　座るとどてっとして体動なし
視線が両親の話の内容に応じて動く　外界への関心は保たれている　どうした
のと言うと空気を口中に溜め頬を膨らませ　ぷっぷっぷっと吐き出す　テレビ
でテレパシィやってたね――（こくり）　何んたっけ――（ふり絞るような声）
ＹＧよ　何したの――（腕を突き出す）　何――時計直してくれた　君は何で
きるの――火事　何の事――（普通の声になる）私が火事よと　念じると　火
事が起きるの　何処で――何処かで　inhaltarm　まことに他愛ない内界　締り
がなく　間延びしている　体験も思いつきを連ねた　低レベルの展開　Wahn
の発展とは異質　刺激について動き　ませた事も言う
　　検査
田中ビネ　ＩＱ 79

＃　昂進　興奮

A41　男　19才
　問題行動
短気だが凝り性　家では我儘　話好きで正義感が強い　兄弟は姉一人で　自分から家業の植木屋を継ぐと　高校も農業科を選ぶ　盆栽の石付け等も客が感心する位うまい　夏休も父と縁日へ出る　2年になると休みが多くなる　注意されると　植木屋になるのに高校なんか行かなくったっていいと理屈をこねる　仕事を手伝わなくなり　朝いつまでも寝ている　起きてもぼわぁっとしている　その中に　自分で退学届を出してしまう　自動車の免許を取りたいと言い出し　中休をしたが　たいして遅れずに取得　最初の中は仕入れに運転して行ったが　また朝寝坊が始まる　父がお説教をすると　もう植木屋なんか古い　俺は造園をやると大言壮語　じゃあ学校へ行けと言うと　そんなら金出してみろと興奮　夜遊びが始まる　妙なお洒落　その事を触れ　暗に最近の行動を窘める姉をいきなり髪の毛を掴んで引きずり回す　だんだんエスカレイト　注意すると戸障子　家具調度を徹底的に破壊　機嫌の良い時はギタァを弾いている
　初診所見　（往診）
下の居間は龍巻の通った後の様　二階の自室はきれい　といっても壁はポスタァやらグラビアの切抜が　べたべた貼ってある　部屋の中央に　布団が敷きっぱなし　ひっくり返って雑誌を読んでいた様　Dr.が座って挨拶をするとちゃんと正座をする　なかなかダンディ　ぼさぼさの髪が似合う　両手に安物の指輪5個　精神科の先生ですかと言う　なぜ判るのと問うと　蓄膿症で医者へ行ったら精神科へ行けって言われたと　憮然とした面持　興奮した事も認める　どうせぶらぶらしてんだから入院したっていいけどよ　と言うが　父が顔を出すと　忽ち激昂　あんたとはうまが合わないよと　はき出すように言って横を向いてしまう　Dr.が　すごく気に入った庭があってねぇ　と煙草をくゆらせ始めると　ちらっちらっと顔を盗み見る　梃でも動かないと判ると　じゃ検査だけですよと立ち上がるが　ちょっとと言って階下のトイレに30分籠城
　Widerspruch
入院して半月後　喋るStupor　といった妙なBildを呈する
Dr. O　肘を両脇に張って構える　普通なら緊張　防衛　しかし　他のニュアンスが違う　bizarrなHaltung　問いかけに応じて　grimassiren　が出る期

待した程の返事が返ってこない　いい加減忘れた等と言うが　本当かどうか怪しい　表面的な応対　計算力から Intelligenz は問題ないだろう　緊張ない生気ない　一応まとまって見えるが fein な Resonanz がない　nicht leidend　一口に言って Hebe っている　Hebe. でない理由がない

Dr. I　Schizo. の方向の臭いはどうもない　お洒落だが薄汚ない　Mimik は硬い　人を正視しない　Kopfweh とか Empyem で始まる Schizo. は多い　体の動きがない　生き生きしたものない　Niveausenkung（+）Schizo. の方向か organisch の方向か　問題行動は explosibel で impulsiv じゃない　Querschnitt では psychotisch　Schwach-begabte とすると かなり落ちてる　Hebe. と言えない点は　現実的であったり体験がなかったり　女で 口紅べたべた塗りたくる Hebe. あるけど　この人のはそれなりに似合っている　Hebe. っぽい所は　話が 少しちゃらんぽらん　手応えない所 synton でない　当りがまともじゃない Epileptoid ってのは？　身形飾るし爆発的　この人かなり几帳面じゃないかな　Hebe.+ α　organisch なもの　うむ 器質的な感じだね

Dr. W　Mimik の動き少ない　両手も膝の上においたまま　いかにも unlebhaft　本当にこの人 ギタァなんか弾けるのか　Zugänglichkeit は不十分　Resistenz（+）それと Episode に関しては Ametisches Syndrom と言うべき　Pseudo-demenz（−）　Hysterischer Zug（−）　Kopftraum の Nachbeschwerde は？　もっと organisch の確認　除外は出来ないのかね　重症なら EEG 安定していても Amnesie あるからね　印象的には Hebe. の臭いはないが　現症分析的には　私は Schizo. を negieren できないと思うがなぁ

Episode　（Dr. I 診察　少し離れて Dr. C と他医師 2 名）
僕を知ってるかい――知らない（半月前に診察を受けている）　脳波の検査何回――3 回かな（2 回）　何日頃――覚えてない　最後のは――忘れた　今朝ご飯は――食べない　昨夜は――食べない　昼は――食べない　朝は――食べない　一昨日の夜は――食べない　その前は――忘れた　お腹へらないの――へらない　外出はもうしたの――してないと思う（父とギタァを取りに行き暴れ　Dr. が迎えに行った）　面会は――してないんじゃないですか　入院は何日だっけ――いつだか忘れた　すこし考えて 思い出してごらん――7 月 10 日頃かな（6 月 25 日）　今日は――（腕時計の月日見て）9 月 4 日（○）　昭和何年――………　ねぇ――えっ 42 年かな（44 年）　生まれたのは――（prompt）23 年 2 月 21 日（24. 9. 27）　住いは――U 市（×）　自分の家だよ

－－思い出せないですね　お父さんの名は－－Shu-o（音読）　お母さんは－－わかんないなぁ　兄弟は－－僕一人です　姉さんが居るだろう－－いないでしょ（×）ここへ入って忘れた　考えることは－－それも駄目　ちょっとやってごらん 100-7 －－ 30　7ですか　93　もう一回7引いて－－……　わかんない　24割る3は－－割りきれないじゃないですか　いくつ余るの－－駄目　数学苦手だ（しきりに首を振る）　しっかり　7+9は－－15かな　何て言った－－忘れちゃった　今どんな気持なの－－わかんない　いらいらするの－－いいえ　ぼんやりするの－－ちょっと違う　言ってごらん－－言えない　これ何［ペンライト］－－万年筆かな｜点けて見せる｜－－ああ電気らしい　［鍵］－－何んだろ（乗出す）　番号が書いてある　鉄かな　アルミかな　何に使うもの－－……　じゃ　これは［色鉛筆］－－色鉛筆でしょ　［鉛筆］－－それも鉛筆　［ペン先］－－わかんないなぁ　［インク］－－プラスチック｜瓶をかちかち｜－－わかんない［懐中時計］－－時計じゃないですか［煙草（いこい）］－－それは　いこい　何なの－－しやわせって意味　何なの－－……｜一本抜いて見せる｜－－わからない　何する物か－－　……　食べる物かい－－……　吸うんだろ－－煙草ですか　吸いますよ　｜物品を紙で隠す｜今まで何見せた－－忘れた　眼鏡は－－　……　マッチは－－わかんない　鉛筆は－－なかったんじゃないですか　｜懐中時計を取出し｜これは－－腹時計　お腹空いたの－－べつに　ギタァを弾くんだろ－－弾きますよ　タルレガ知ってる－－知らない　知ってるギタリスト言って－－セゴビア　イェペス　一弦の開放弦の音は－－レ　二弦－－ド　倍音の弾き方は－－グリッサンド　レガァトかな　はっきりしてきたんじゃないの　［500円札］－－500円　［100円玉］－－100円　［10円］－－10円　［50円］－－50円　全部でいくら－－1680円（○　速い）　2千円に幾らたりない－－わかんない　幾らあったの－－1500円くらい　ぼんやりしてるの－－　……　右目触ってごらん　　……　右手は－－こっち（左手を出す）　左の耳－－（右耳を指す）　右の耳－－（左耳を指す）　右の鼻－－　……鼻ですか（つまむ）　［薬指］－－中指　｜人さし指｜－－楽指　こういうのやって［左手～鼻　右手～左耳］－－それどういう意味ですか　グゥ　チョキ　パァやって－－知らないです　疲れたの－－べつに

Diskussion

Dr. C　これ何！　Dr. N　Hysterische Amnesie　反応速い　逃げている感じ　鍵を鉄アルミと言うところは verschroben　　意識は Trübung（－）Veränderung（＋）の感じ　Dr. H　Pseudodemenz では　Dr. I　あれまでひどい Pseudodemenz 起こる Situation かね　途中から verstimmt になってしまった Demenz にしては落ち方がばらばら　Dr. N　Aufmerksamkeit が落ちてる Dr. I　Urteilsstörung だ　Bewußtseinsstörung はなさそうだ　刺激に対しての反応は良い　思考　注意力　了解力　全て落ちている　Pseudodemenz はもっと意図的　解っていて　要点を落とす　Dr. N　受持医への対応はかなり良い　Dr. I　この人全般に落ちている　全体に解り難くて チャランポランになっている　表面を覆っているものは Pseudodemenz でもいいが Grund に何があるかだ　Pseudodemenz には Gewinn があるが この人にはない　普通関係ない事にはよく答えるし　意図がすぐ解る　Dr. H　Haftreaktion　入院させられた事への反抗　Dr. I　psychogen のものとは到底思えない　もとは何か Schilder なんてのは apathisch bennomen　問われれば答える　途中ではぐらかす　EEG にも出ない　Kortex のものでないと　low voltage fast でいい　進めば flat になる　この人には Neurologische Zeichen もない　目がちかちかとか　歩行障害とか　でも　この位いのBildになれば　Wahn や Halluzination 出るかな　Hebephrenie は　この際止めてくれ　psychogen に bilden されているにしても　それだけじゃない　hysterisch な面はあるにしても Niveau 落ちてる　vital なものが落ちてる　apathisch だろ　Degeneration 進んでる　frontal dominent の Schilder は Bild が schwanken する　そこまで考えないか

　　検査
ＥＥＧ　　low volt fast wave pattern
ＰＥＧ　　脳室拡大著明
ＷＡＩＳ　　言語性 80 動作性 101　　Ｉ Ｑ 88
　　20年後
園芸店々主　お喋りで　押しつけがましい親切　大雑把だが　植物の生育にはそれが良い様　宗教に凝って　毎朝早くから勤行　老父母は二人で遊び回っている　3ヶ月毎に外来　フラワァショップにでもしなきゃあ　嫁さんなんか来ませんよと　けろけろ

A 42　男　19才
問題行動
中卒後　工員1年半　給料が安いと辞める　その後　自動車修理工場へ勤めている　昨年　車の免許を取らせて貰ってから　レィサァに憧れていた　中古車を買い　仕事が終ると　屑部品を使って　あれやこれやといじっている　確かに良くなっていくし　勉強にもなるだろうと（整備士試験は落ちた）　主人も放っておいた　その中　エンジンを弄りだしたので　危ないからと注意したが聞かない　ある日　8000回転の所が15000回転になったと皆に喋り　ジムカァナァで優勝してみせると言い出し　本当に出場した　翌日は目つきが変っていて　タィム係のミスで駄目だった　痔の薬がきれたのもまずかった等と　客にも喋りまくる　中学の同級生の父が町長で　結婚の申し込みに行き　工場を立てる資金を貸してくれと頼みこむ　失敗してもレィサァになって賞金で返すと大言壮語　タクシィで自動車メィカァの本社へ乗りつける　意気揚々と帰ってきて　図面を持って来いと言われた　明日は契約だとノゥトへ書きまくるが丸と線を書くだけで破ってしまう　兄に少し寝ろと　注意されると激昂　本日はやや落ち着いているので　兄が家庭医学の精神病の所を読ませると　うん似ている　でもちょっと違う　精神病でない事を証明して貰わなきゃあ　じゃ行こうと兄を急き立てたという　電車の中で　兄が全然相手をしないでいると一人で　やっぱり俺は天才だったんだ　死んだ父ちゃんが乗り移ったんだと喋っては自ら頷き　隣の席の乗客に　ちょっと　お宅　車の事詳しいですか等と調子よく話しかけていたという

初診所見
残暑の候というのに　黒の皮ジャンバァを着ている　体格も立派　長髪も様になっている　Dr.が　一見レィサァ風だねと言うと　やあ　判りますかと鼻の頭にぷつぷつと汗を噴き出す　sprachsuchtig sprunghaft größenhaft　破り取ったノゥトの切れっ端を突き出し　見てくださいよと誇らしげに言う　ジムカァナァに出演　▽▽会長に会見特許　町長等に混って　痔の薬の名も書いてある　よく喋るが　理解して貰おうという相手への配慮は全くない　話にチャチを入れると gereizt となる　声高かに喋るが感情は籠らず　手を振るが抑揚なし　話が跳ぶが　とどのつまり車の事　特許～レィサァ～金　の図式から一歩も出られない　wahnhaft な事も言うが System への方向なし　超能力のような話も　思いつきと　偶然の一致の類　現実的で　底が浅い話　ばかり

検査

EEG　　頭悪くなると拒否　　　IQ　試験嫌いと拒否　　Debilität
Rorschach　面白いと乗るが　R 7+2　W 3　D 5　S 1　M：ΣC 0：0　CR 3
　　　　　P 2　A％77.8　F％100　F＋％55.6 といった始末　資質に欠ける

経過

Mittel に強し　2ヶ月　高っ調子　罵詈雑言　反抗　不機嫌を　誇示するかのようなガラス割り　収ってくると　軽率な一言が多い　仲裁に入ったと称し自分が喧嘩を楽しんでいる　手心も加えられる　成人式には 退院と 家族も了承　地道にやりますとにこにこ　結局　整備士の試験は受からず　大工の義兄の運転手となる　だらだらだが　6年通院　治療終了　ちょっと近くまで来た懐かしいもんと　何回か現れる

A 4 3　女　16才

問題行動

おとなしい子だったが　就学しても友達とほとんど話をしない　勉強もしない　体育の時間も隅に突っ立っている　中学は特種学級　2年の春に初潮があってから落ち着きがなくなる　お喋りになる　何かあると興奮して兄と取っ組み合いの喧嘩　すぐ家を飛び出す　卒業後　食堂 印刷工場等へ勤めたが2,3週間で飽きてしまう　テレビを見ていても　すぐに立ち上がり鼻唄を歌いながら部屋中を歩き回る　ふらっと家を出て行く　一昨日の夜　盛り場の大通りで数人の男を相手に大立回り　警察に保護される　ホテルに勤めようと思って　行ったが断られ　帰りにチンピラに　おい ねえちゃんと声をかけられ 頭にきたというのが言い分　家族が迎えに行って引き取る　昨日は屋根の上で昼寝　唄を歌っていたが　その中 調子に併せて瓦を剥いでは 路上に投げ下ろす　パトカァが呼ばれ　近医に注射をうたれ　老父母と共に来院　深睡眠　長い髪がくしゃくしゃ　出張った額　長い睫　しゃくれ上がった鼻　子供のような顔

初診所見（翌日　保護室　仮縛中）

お早う　どうしたと声をかけると　ぎょろっと目を剥く　暴力団に連れて来られたんだよぉ　ギャップ　あっ いてぇ　スペッゼム　オォ　ノゥ　イングランデン　パリアップ　フランチ　ばぉう　ノゥ　テクサス　すぐ　とけぇ　あばれるぞ　ギロチントリオ　クレイジィ　きちがいっ　ばぁやろぁ　（英語に似せたイントネィション）　落ち着いて 何だか解らない――シャラップ 馬鹿

野郎　名前教えて－－××ちゃあぁん（○）生れは－－イングラァンド　好きなものは－－やさい　レタス　フルゥツ　くだもの　サラダッ　かきいっ　うえっ　何－－がんばれ　ちょうせん　ちきしょう　はずかしいっ　おむつなんか　しやがって　ばぁやろぉ　ギロチン（泣き出す）

病棟生活
2ヶ月間　Zelle 住い　Bild 変らず　生理の時の興奮は筆致の外　昼夜を分かたず　歌い　怒鳴り　腰を振り　ベットを壊してしまう　仮縛を噛み切り　引きちぎり　あっという間に　ガラス窓を微塵に砕いてしまう　人には向かわない　Zelle から出ると　入浴は まだ 自分が介助される身なのに　寝たきり老人を　おばぁちゃん　お風呂いこいこと引きずり出してしまう　真顔で他患に　私は4才の時から　この病院にいる等と話す　演芸会に連れて行くと　舞台へ飛び出ていって　エッチな替歌を怒鳴る　色白の娘の演じる人形劇を見ていて　黒子じゃなくて　白子 頑張れ等の野次を飛ばす

諸説紛々
Dr. O　表情が極めて乏しい mitklingen しない　よく喋るが対話するという姿勢がない　観念想起の脈絡がない　周囲に関係なく勝手に動いている　小児自閉症をそのまま大人にしたよう　S－Kreis だろう　Intelligenz からいって　Schwachsinn じゃ理解できない　マクベスは悲劇　真夏の夜の夢は喜劇なんてさっと言えるんだから　利口ぶり馬鹿というのがあるが　阿呆ぶり利口じゃないかな　特種学級での低い教育と　社会で得た自由な知識との　妙なアンバランス　本人も一貫性を持ち得ない　Dr. I　S で問題ない　子供っぽい一人騒ぎ　親しみがあるのではない　無遠慮　verschroben　相当 locker だね　Autism じゃない　こういう早い Hebe.　よくある　感情の巾が狭く　平板へらへらした感じ　Denkstörung もある　Organiker はもう少し　周りとの係わりがあるよ　Dr. C　いや　人なつっこい所があって　良い笑み出る

経過
20年後　36才　2年家庭生活をしたが　我儘で兄弟からはじき出される　開放病棟の主　人の良い所と狭い所が混交　調子に乗らず　当番役を受けず　都合の悪い時は頭が痛い　生理痛と称し寝ている　他患からこれだけの人と見られている　他患の通っている歯科医は老人と聞くと　自分で生保でやってくれる上手な所を見つけてくる　受持医と病棟医をうまく使い分けている　ちょっと動き過ぎると　抜けた所が見える

A44　女　22才

問題行動
気の小さい　友達の少ない子だった　中学卒業後女工を転々　一生懸命やっても認めてくれないというのが理由　3年前　母が癌で死ぬと　会社の寮へ入ってしまう　若い子と二人部屋だが　気むらで　小さな事で当たり　外出すると土産に高い菓子を買ってきたりもする　ある土曜日の夜　泣きながら帰ってきて　皆に馬鹿にされる　ディトにすっぽかされたと　なかなか寝つけない風だったが　翌夕もけばけばと着飾り　出て行って　遅くなっても帰ってこず　外で大声で歌っている者が居る　戸を開けて見ると　寮の前の畑で踊りながらあらかたの人参を　引っこ抜いてしまっていた　驚く仲間にちょっと歩けば皆ひっかかってくる等と喋りまくって寝ようとしなかった　工場へ行かなくなり　昼間は寝ていて　夕方皆が帰ってくると騒ぎ出す　1週間後に家へ返される　夜も眠らず　工場長が来る　悪魔が来る　原爆が落ちると騒ぐ

初診所見
待合室で私は日蓮上人様を産むぞ等と怒鳴っている　呼ぶと　どたどたどたと入室　小柄　真っ黒な顔　小さな目を見開いて突っ立ち　両手の拳を握り震えている　まあお座りよと言うと　どたんと座る　じっと見据えると目を逸らしそうになるが　急に　なんみょうほうれんげきょうと怒鳴り出す　目はきょろきょろ　暫く唱えさせておいてDr.が鎮まれぇっと大声で言うと　ぴくんとして黙る　また見守っていると教祖様ですかと聞いてくる　医者だよと答えると　医者ですかと言って　じっとDr.を見ていたが　いきなり　くそ医者と怒鳴る　嘘つき　くそったれ　なんみょうほうれんげきょうだぞぅと悪態　威嚇　Dr.が入院決定　看護婦さぁんと怒鳴ってみせると　わぁっと叫んで跳び上がる　看護婦が嘘ん気で引っ張ると　先生　先生　助けてくださいっと本気でDr.の手に縋りつく　堅いMimikだが　構えなし　小心　軽率

経過
入院3回　寛解は速い　10年　外来予約を違えず　妹も入院　Schwachsinn

＃　途絶　昏迷

A45　男　16才
問題行動
高校２年在学　生来　内気で 細かい事に拘り　甘えん坊であった　高校へ入学して 数日後 母が家出　口もきかず考えこんでいた　あんな夫婦 別れた方いいんだ 頑張ろうと兄に励まされ　食事の支度も自分達でして学校へ行っていたが　夏休前から授業について行けないと 休み始める　だんだん ぼうっとしている事が多くなる　２年生になってからは　殆ど登校しないで自室に籠っている　食事の時も口をきかない　その中に にやにやする事が目立ってきた　ある夜　突然　父の前に手をついて　僕を許して　殺さないでくれと床へ頭を擦りつけた　翌日から 全く反応がなくなる

初診所見
待合室では　父の横に棒のように 背筋を伸ばして座っている　時に ぱちぱちっと瞬目　Stupor　scheinbar Schizo.　入室するや ドァの脇の壁に張りつくようにして立つ　速い　誘っても 椅子の方へ寄って 来ない　声をかける度におどおど　きょろきょろ　Dr. が視線を逸らしていると 小声で 先生ですかと言う　ここ病院なの判るっと　問うと　はいと言い　手で口を覆うようにして入院させてくださいと囁く

病棟生活
看護婦に話しかけられても 一言も答えない　廊下の端 壁を伝って歩く　ちょっとした物影にしゃがみこんでいる　Dr. が何が怖いのか問うと　口を押えて犬扱いされていると　しきりに腹を押える　聞くと強姦されたみたいと言う　捕えられた獣の目

検査
田中ビネ　IQ　84

A46　男　22才
問題行動
総合病院外科へ Lumbago で入院　Myelographie で Th 12 辺りに Defekt-schatten があるが　Diskhernia かどうか言い切れず　執拗な Klage　左足のしびれと Befund が合わず Ope. の Indication かどうか　精査のため整形外科

へ移される　昼食後震え出し　体を強張らせ　意識が失くなった　EEGは覚醒と思われるがと　往診依頼がある

初診所見

仰臥位　顔をやや右に向け　目を軽く閉じ　口は半開き　声をかけてもぴくりともせず　睫毛反射　2回ぴくぴく　腕を取り　曲げると　瞬間力を入れる後はふにゃふにゃ　Hysterischer Stupor　Phenobal 10% 1A 指示　方針は明日にする　一夜良眠　翌朝は verstimmt　食事も摂らず痛みの訴え　鎮痛剤　坐薬　安定剤と　何度投与しても　コォルのし通し　最後は看護婦が注射器を見せると払い除け　蹴倒し　その後　一言も喋らず　Iso を静注され　救急車で送りこまれてくる　ベットへ仮縛　外来が終って　訪室　きょろきょろと辺りを見回している　Dr. を見ると　先生よぉ　ひでえよぉぅ　いてえよぉうと　わめきだす　仮縛を解きながら　暴れた事を問うと　だって　腰いてぇったって構ってくんねぇんだもんと息巻く　Dr. を覚えているかには　覚えてるよぉと　いい加減な返事　俺　すぐかっとなるんだよ　もうしねぇってばぁ　ほんとだってばと小さな目をぎょろぎょろ　Blickscheu (−) fein に Mimik 動かず　口のみぱくぱく　馴々しい　構えなし　sorglos kritiklos Situation の把握悪し

生活歴

Zange 分娩　六人兄弟の末子　3才で母死亡　すぐ上の姉と伯母の所へ預けられる　馴染まず　中学時代は施設で過ごす　卒後　ミシン工場へ3年　生真面目　一番に工場へ行って　一番に帰ってくる　執念深い　週刊誌1冊失くなっても　寮中を問い詰める　歌手になると　同じ曲を何度もかけて歌う　寮長に注意され　ガラス戸をぶち破って飛び出し　新聞販売店に住みこむ　配達中犬に吠えられると　石を投げる　蹴とばす　苦情頻繁　殺した事もあるらしい　店屋物を取り　金を払ったの　まだの　と店主の奥さんと大喧嘩　店中のガラスをぶち抜く　腰が痛いのに頑張っているんだぞと　威張る

検査

WAIS　言語性71　動作性66　IQ 66　　　　Y−G性格検査　D'
PF Study　要求固執　依存　庇護欲求が強い　攻撃を不必要に抑圧している場面もあり　GCR も高く常識を弁えた面もある
Rorschach　R 12　W 9　D 2　Dr 1　M 0　ΣF% 100　ΣF+% 25　A% 100
EEG　irregular α pattern　Rest で 6Hz θ burst 出現

A47　女　16才
　　問題行動
中卒　SR下　工員　工場で意地悪をされる　道でじろじろ見られると　休み始める　だんだん口をきかなくなる　家族が話をしていると　しいっと言って黙らせる　夜外に誰かが居ると言って　母に縋りつき寝かせない　毒が入っていると食事をしなくなり　痩せ細ってしまう　ここ3日　一言も喋らない　体を揺すっても　動かない

　　初診所見
待合室の椅子にしがみつき離れない　引っ張ると　ぎぃぎぃと　百舌のように叫ぶ　顔は垢だらけで目ばかり光り　鴉のよう　ばたばたと必死に抵抗　5人がかりで担ぎ上げ　入棟　全員引っ掻き傷だらけとなる　仮縛して補液　弓なりになって力を入れ　点滴も落ちない程　全員引き上げると　静かになる　暫くして　Dr. がそっと近づき　耳もとで囁くように　助けてあげるねと言うとぱちっと目を開けて　補液の瓶の方へ視線をやり　毒入ってないね　毒入ってないねと　囁くように言う　Dr. がこくりこくり頷くと　こくりこくりと真似をする　怯えた目がだんだん潤んできて　ゆっくり瞑る　ちょっと開き　また瞑る　その中　すぅすぅと寝息を立て始める

　　経過
兄二人　姉一人は他精神科へ入院中　母死亡　父死亡　唯一人　健常の嫁いだ姉もだんだん面会に来なくなる　入院しっぱなしの20年　22才まで半年から1年に1回位いの割合で schubweise に Katatone Erregung　表情が険しくなり　動きが多いかなと見ていると　夜中にナンミョォホォレンゲキョォが始まり　一睡もしなくなる　拒薬　拒食　失禁　昼は涎を垂らし　ぎぃぎぃ叫びながら　廊下をすっとび回る　がりがりに痩せてしまう　補液だけで Zelle で仮縛して置いても寛解に至る事もある　良い時は良い時で　顔が歪むような満面の笑みで　NSへ入り浸り　面会来るよねっ　来るよねっで仕事にならず検査は泣きわめき拒否　知能は Schwer-Imbezillität

A48　女　16才
　　問題行動
商業高校1年　真面目で人が良い　中学時代は無欠席　試験勉強は4時間睡眠で頑張るが　成績は中の上位いしか上がらない　高校へ入学して2ヶ月程して

先生から連絡があって　疲れているのではないか　授業中　ぼんやりしている　質問しても　とんちんかんな事をぼそぼそと答えると　家でも沈みこんでる事が多い　弟の話でこっくりさん遊びに凝っている事が解る　毎晩2時位までやっている様　母がノゥトを発見　○○と口をきいてはいけない　駅の前を通ってはいけないといった禁止事項から　誰々は誰々の生れ変りだとか　どこの家は火事になるとかいう予言も書いてある　占いどうりに行動していた節があるだんだん目つきが鋭くなってきて　不気味な笑みを漏らす事がある　ある夜部屋に居ないので　一家総出で捜すと　近所の神社の拝殿の前に　全裸で正座していた　父母が声をかけると　金切り声で　無礼者下がりおろう　と叫ぶ　やっとの事　連れて帰るが　話が通じる時と　通じない時とがある

初診所見

両親に抱えられて　のろぅりのろぅりと入室　窓の方へ顔を向けたまま　親と話している Dr. に　いかにも横目ですといった風に　ちらちらと視線を向ける　声をかけると　もう ぽわぁっとした Mimik になっている　Dr. がこりゃあ駄目だと言うと　突然　そうです　お医者さんでは駄目です　お払いして下さいと　ぽかっと言い　ちまちまっと笑う　わざとらしい感じはしない　可愛い顔　またぽわぁっとなってしまう

検査

田中ビネ　　　ＩＱ　90

ＥＥＧ　　　　irregular α pattern　7～6Hz z θ train　slightly abnormal

Rorchach　　 R 7　Rej Ⅳ Ⅷ Ⅸ　iT 13.4（non c 11.8 color 15.7）だが　Ⅱ 38″
Ⅲ 2 とばらつき　T／R -R' 42　W 4　D 3　Add D1 dd1　W：
M 4：2　M：Σ C 2：0F% 71.4　ΣF% 100.0　F+% 60.0　ΣF+% 71.4
HW% 75.0　HD% 66.7　LW% 0　LD% 0　FC：CF+C　0：0
M'+Σm：ΣC'+Σc　0：0　ΣC／ΣC'+Σc　0/0　F：FK+Fc　5：0
Ⅷ+Ⅸ+Ⅹ／R 14.3%　A% 28.6　P 3　CR 2（H A）Add Face
2　DR 2　Turn（-）Ⅰカァド　12　見ていたが判りませんと言う
28 で W F± H を出す　内界は貧しく　テンポにもむら　関心の
巾も狭く　外界の刺激を適切に受け入れられない　content はH 4
H d1　A 2　繊細さを欠くが face の指摘 2 と対人過敏も窺われる

経過

1週間で frei となり　2ヶ月で 退院　休まず学校へも行っていたが　成績は

落ちていった　外来は本人は3ヶ月に1回　その間は父母が報告に来ていた　3年の11月中旬　下校するとすぐ布団を敷いてもぐりこむ　眠れない　変な気がする　もう駄目だから入院すると　父母は頑張らせようとしたが　剃刀で手首を切るに至って来院　先生と一語は言えるが Stupor　3日で寛解　正月は笑顔も出たが　始業式に行けず　頭がぼうっとして何も解らないと　再々入院　2月末　1週間出席させ　卒業させてもらう　本人が家に居ても仕方ないと言って　自ら店員のアルバイトの口を探してくる　1ヶ月面白いと通っていたが中学時代の友人と　ドライブに出かけ　疲れたと帰ってきて　翌日起きない stuporös　先生　私もう駄目だよ　何にも判んないよぉと　Dr.の手に縋って泣く　計4回入院　momentlos の Stupor　いずれも Remission は速い　21才から27才までの6年間は精密機械の部品工場の検査員になる　顕微鏡見るので目を悪くしちゃった　眼鏡をかけるとインテリに見えるでしょう　えへぇ等と冗談も言える　仲間とよく旅行へも行く　28才で見合結婚　打ち合せに来た仲人を送っていって　キスをされて（？）Stupor 入院　ハニィムゥンベビィをもうけ　やむなく出産　お宮参りの夜　Stupor　以前のように急速に寛解せず　様々の奇行　育児拒否　疾病利得を思わせた　外泊に行くと　家人を心配させるような事を　何かしでかしてくる　寛解に1年

＃　自閉　空漠

A49　男　22才

問題行動

2年浪人して大学へ入ったが　ほとんど授業に出ない　暮に　自らノイロォゼと称し　退学してしまう　生米　無口で頑固　母が説得したが　理由も言わなかった　半年程　本を読んでみたり　ふらっと出かけたりの生活をしていたが自分にあっていると　倉庫番の仕事を探してくる　伝票を見て製品を出入する簡単な仕事　工員とは全く口をきかず　1年程して　風邪をひいたと5日休む　出社したが ぼんやりしていて　昼休に姿が見えなくなる　近くの公園のベンチで泣いているのを警察官が尋問　死んだ親爺の事を考えていたら涙が出てきたと答えたが　作業服のマァクを見て会社まで送ってくれる　家へは一人で帰った　翌日出社しないので　会社の上司が電話をすると　本人が出て　寒気が

する　明日は行きますと答えた　次の日の明け方　警備員が倉庫の窓が割れているのを発見　中で彼が伝票の束を前に　ぼんやり座っている　問うと電車がないので歩いて来たら　早く着いてしまったと　夜半に家を出たらしい　当直室で一眠りしたらとベットを貸してくれる　始業のベルが鳴っても起きて来ないので上司が見に行く　声をかけても目をぱちぱちさせるのみで　一言も返事をしない

初診所見　(往診)
目を閉じて仰臥　声をかけると　はぁと言うが目を開けず　心配だから病院へ行って色々検査しましょうよと言うと　瞼を震わせるが開眼せず　起こそうとすると　全身へ力を入れて突っ張る　その後は抵抗なく　ふらりふらりと上体が揺れるが　玄関まで歩く　目は半眼　靴どれと問うと　端に揃えてあるのを履き　紐も結ぶ　車中　話しかけには応じないが　Dr. がここは何処　あれは何と教えると　首をゆっくり回し　窓外の風景に目をやる　眉濃く　顔の造作もごっつい　Epi. の意識障害の Bild に似ている

Dr. I （入院6日目）
入院してどれ位い経つの－－1週間です　覚えている－－夢心地でした　ここへ来た時は－－病院だと解りました　これ何（手首に Narbe）－－3年前に切った　どうして－－生きてるの嫌になって　いつも考えている－－それからは自殺は考えてません　Linea alba Cushing ?　ls. Faziale Parese　Strabismus ls. Divergenz　前肥っていた－－腹ばかり出ていた　スポッツは－－見るほうが好き　駆けるのは苦手－－はい　今度風邪ひいたって－－汗が出て眠れなかった　熱は－－計らなかった　保護されたの－－ええ　泣いていて　どうして－－これが人間の一生かと思って　何かあったの－－会社で馬鹿にされていて　大学辞めた時も－－あの時は光が気になって　今の暮しは－－一人です　父は早く死んで　母は今　肝臓で入院してます　意識障害かな　寡動　締りのない姿態　だらんとしている　表情の動きもあまりない　若干硬いか　すっとんきょうな顔だね　鈍重な方への鈍さ　暗い　生気ない　冷たい虚ろな感じ　感情的に豊かじゃない　labil でもない　話し方も単調　きちきち話し　返事の速い割りには　感情的な反響がない　平板で　深刻味がないね　Psychogene Reaktion じゃないだろうね　大学っても色々あるけど　Intelligenz はそう悪くない　他人事みたいな所は嫌だね　Schizo. ではないね　最初 Defekt かと思ったけど　几帳面だしね　locker な所は確かにあるがね　うむ　Schizo. に

近いか こういうの 難しいや

検査

EEG　low volt. fast wave pattern　　α poor　θ (-)　　borderline
WAIS　言語性 108　動作性 83　　IQ 97
YG性格検査　E 3 C 5 A 3 B 4 D 6　判定不能
Rorschach　R 13　iT 6.7 (nonc 7.0 color 6.4)　T/R 34.5　W 8　D 4　Dd 1
　　　　　M：M' 2.5：2　M：ΣC 2.5：2.75　FC：CF+C 2.5：1.5　W：M
　　　　　8：2.5　M'+m：ΣC'+Σc 2：1　Ⅷ+Ⅸ+Ⅹ/R 38.5%　A%
　　　　　23.1　CR 9　F% 23.1　ΣF% 92.3　F+% 33.3　ΣF+% 66.7　ΣH 3.5
　　　　　turn Ⅰ～

知能は問題ない　心的テンポも速いが　反応数は少なく　内容的にも素晴らしいものはなく　表面的で　几帳面さ　形式的なものが窺われる　color にもよく反応するが　レベルが落ちる　picture food Ats Cabst など共感性を欠き rear view など嫌人的　逃避的な面もある　現実吟味　内的統制に一貫性がない

A 50　男　18才

問題行動

中学卒業（SR下）後　木工場へ勤めるが半年で辞めてしまう　他にも数ヶ所工場へ行ったが　理由もなくよく休み　その中　行かなくなってしまい　家でぶらぶらしていたが　母親に強要されて　牛乳配達の父の手伝いをさせられる　半年位い続いたが　一日休み　二日休みして　辞めてしまう　17才の時　母が脳出血で死亡　その後　動悸と呼吸困難を訴え　内科医を転々　どこでも何でもないと診断されたが　少し　心臓が弱いと診断した病院があって　2ヶ月入院した　退院後　だんだんと食事の時も話に加わらなくなり　一人で居ても　テレビも点けようともせず　小半日　日向ぼっこの猫を見ている　姉に励まされパチンコ屋へ勤めるが　ぼんやりしていて客に怒鳴られ　3日で辞めてしまう　それからは終日布団から出ず　天井を見ている

初診所見　(20才)

体動なく　Dr. を見るでもなく　視線を逸すでもない　緊迫感なく　でれぇっとしている　どこが悪いと思うか問うても　か細い声で　判りませんと小首を傾げるのみ　治りたいと　ぼそっと言って鼻をすする　甘え歴然　inhaltarm ～

leer　ratlos に見えるが　Dr. に語りかけられるのを待っている　失敗した　今度は　会社へ行って　頑張るなどと言うが　口先だけ　深みなし　Intelligenz はそう高くない　教育相当

経過

すぐに病棟に馴染み　院内作業にもすぐに手を出す　なかなか手際が良い　他患より御菓子を貰っては　もぐもぐやっている姿が屡々見掛けられ　Dr. と目が合うと　困った顔をして　へらへら　くにゃくにゃ　Jugendzeit に見られる緊張も恥じらいもなし　面接時も　終始にやにや笑いで　話に乗る　膝の上に手を置いて　真面目な対応を示す事が多い　父が再婚した事　弟が生れた　外泊時も　継母さんとは　うまくいっている等と話してくれるが　軽い調子　良い子にとられるように　返事して居る　総じて　要領が良く　根気　責任感なく　看護者に　叱られても　はいはい　のみ

10年後（4回入院中）

父も死に　面倒をよくみてくれた姉も結婚し　子供が大きくなり　外泊もままならなくなると　ちょっとした事で　反応を起こしやすくなる　突然　動悸がする　胸が苦しいとナァススティションへ駆けこんできて　へたりこむ

Gesichtsfarbe et. rötlich　Mimik et. quälend　Manschette を捲く手許をじっと
A.Z. ca.60/M　P.Z. 110/M　B.D. 120/72　見ている　Atem も静かになる

大事ない事話している中に　5分もすると治まる　といった事が続いたかと思うと茫乎とした面持で　中庭の壁に凭れている　突然　裏木戸よりとび出す　姉が外泊に誘っても動かなかった癖に　姉の所に行きたかったのだと　保護室収容の止むなき事態にまで陥ってしまう事がある　話しかけには顔も上げないのに御飯はぱくぱく食べる　挙句はここが落ち着く　出さないで下さいと言い　病棟へ戻しても　保護棟の前に　座りこんでしまう　Stupor と見紛うような Bild となるが　眼光に艶がなく Benommenheit を疑われた事もあるが　部屋で座り尽くして居る時　傍で他患がいざこざを起こし　殴ろうとした者の手を　ひょいっと掴んでとどめたという Episode があった　執拗にねだって　ひとたび保護室へ入ると　3ヶ月は出ようとはしない

検査

EEG　irregular α pattern　α 10～11 Hz 出現連続性不良　θ sporadic
　　　混入　normal limit ～ borderline
CT　Cavum septi pellucidi 開存　第Ⅲ脳室　やや拡大

田中ビネ　IＱ　77

A51　女　16才
　問題行動
中学卒業後　自動車部品工場に勤める　もともと無口で友達が居なかったが　職場でもほとんど口をきかず　仕事が終ると真っ直ぐ家に帰ってくる　半年程すると朝起きなくなる　姉や妹とも話をしない　必要最少の事は囁くように言っていたが　その中全然喋らなくなる　手真似で声が出ないと　顔をしかめる　ぼやぁっとしている　寝ているのか起きているのか判らないようになる　会社の人が訪ねてくれたが　一言も喋れない　何か言いたそうにするが　唇の動きが止ってしまう　内科医の紹介で来院
　初診所見
抵抗なく着座　瞬目もなく　Dr.を見詰める　Salbengesicht　目頭に眼脂がついている　驚いたような　困ったような　Mimik　全体的には　でれっとしているが　顎にだけ力が入っている　Dr.の問いかけには　時に　目許に　ちまちまっとした笑みが出るかと思うと　言葉の針が飛んで来たかのように　顎をちょっちょっと引く　一応 Dr.の刺激語について　内界は動いている様　かちんとしたものはない　聞きとれた言葉は　カァラジオ作っていた　声出ない　風邪かと思った位　Heiserkeit ではない
　検査
ＥＥＧ　　Rest　7Hz θ　sporadic　HV で7～6Hz θ burst　slightly abnormal

田中ビネ　IＱ 68

Rorschach　R 11 (14-6+3)　Rej Ⅸ　iT 27.7 (4～64) non c 28.2　color 27.0
　　　T／R 32.0　W 3　D 6　S 2　M．ΣC 0:2　M:M' 0:0　FC・CF+C　0:2+0　Ⅷ+Ⅸ+Ⅹ／R 18.2%　H 0　A % 63.6　P 1
　　　F% 72.2　ΣF% 81.8　F%+ 12.5　ΣF+% 11.1　C R 4　turn I -

反応テンポは　全体として遅いが　反応様態にむらがあり　レベルは極端に悪く　追加　取消が多く　集中の困難さが窺われる　D優位だが　レベルが悪く　Pも　低く　現実吟味が悪く　具体性　共感性を欠く　S 2 とかたくなな面も　ある　観念内容は貧困で　外界への関心も低く　疎通性も悪い　体験型は共貧～外拡で　濃やかさや洞察を　欠く　自閉　常同思考で

外界からの情緒刺激に対しても相当鈍く　理性的統御は悪い　幼稚 未熟さが 目立つ人格像を 呈している

　　付記　入院時のBegleiterは母と会社の人　面会も父親は1回のみ　外泊から帰ってくる度に妙な話　妹が居なくなった　弟も居なくなったと　やっと母から家庭の事情を引き出す　患者が中学へ入学した頃から　父が家に帰らなくなる　患者が入院したのと軌を一にして女と家を借りて住む　子供達は誰一人として父親を非難せず　代り番こに遊びに行く　その中　向うへ住み着いてしまったという事らしい　6ヶ月で患者が退院した時　家には母一人　傷病手当金を貰って　家でぶらぶら　時々姉妹弟が帰ってきても口をきかない　その中母とも喋らなくなる　薬罐がしゅんしゅんいってるのに　その前に立ち尽している　10ヶ月で再入院　それを機に両親は離婚　母が実家へ戻ると　父一家が帰ってくる　面会に来るのは母のみ　1年後にはその母が入院となる　階段の下で　黙って並んでよく座っている　母が退院すると　患者は口をきかなくなる　爾来15年　空笑のような笑いで応じるのみ　何処へ退院しようかねぇと持ち掛けると　顎を引いて　険しい表情を示す　強制しないと入浴もしない

A 52　女　20才
問題行動
高校卒　SR下　小さい時から友達を作れず一人で遊んでいた　事務員として就職したが8ヶ月で辞めてしまう　計算をよく間違って怒られたという　3ヶ月家でぶらぶら　母に やいのやいのと言われ 女工となる　仲間に 不器用と弄われたと半年で辞める　だんだんと母にも口をきかなくなる　食事に呼ぶとぽわぁっと出てきて座るが 箸の使い方も鈍い　終っても立とうとせず 俯いて座っている　気持を変えようと両親が2泊旅行に連れ出す　その間 ほとんど食事を摂らず　夜ももぞもぞしている　汽車の中では　母の袖に掴まっている　話し掛けには　首を縦に振るか 横に振るかで応じるだけ　帰宅すると　水も飲まなくなる　翌日 親戚に不幸があって　両親が揃って出かけようとした時 前へ立ち塞がって阻止しようとした　何かを怖がっている感じだった

初診所見（入院3日目　病室にて）
他患は居ず　一人背を壁にもたれ 片膝を立て俯いている　入口に立つとちらっと視線を向ける　怯えのMimik　食欲出たかなと言いながら近寄ると 正座になる　寝たり起きたりじゃ　お腹も空かないねと　ちょっと近い距離で正面

へ座っても 拒否の構えは示さず 舌見せて 人に見られてる感じなの には prompt に口を開けたり 頷いたりする ちょっと唇を動かしかける 頭ぼんやりしてるの こくりこくり じゃぁ頭の体操 ７＋８――１５ その３倍――４５ また３倍――１２５ うん 速いねと言って次へ移りかけると 間違いに気づいたが 訂正の機を失した意の nuancereich な苦笑が出る gespannt ではなく apathisch gesperrt ではなく ratlos 自閉生活が永く続いていた割には人懐っこさが感じられる 適切な刺激にはついてこられる 蚊の鳴くような声が妙に鼻にかかる 歯列の乱杭の度合 ひどい 頭部も小さい 胎性異常

検査
田中ビネ ＩＱ ７２ ＥＥＧ ７～６Ｈｚ θ 混入の slightly abnormal

＃ 情意減弱

Ａ５３ 男 １９才

問題行動
中学を卒業して印刷工となる ２ヶ月後に鳶職の父の転落死来 母と祖母と三人暮し 祖母と父は血の繋がりがない 父が遊郭に居た母に惚れこんだ時 そんなに好きなら身を引かしちまえと祖母が発破をかけたという 子供が産まれないのを承知の上だったので 祖母がどこからか 生後１ヶ月の赤ん坊を貰ってきた それが患者 父は酔うと胡座の中へ抱きこんで 男の子は元気でなくっちゃあと髭面を押しつけるのが常だったが 患者はこっくりするだけのおとなしい 無口の子だった 就学しても友達ができず 成績も悪く ４，５年生の頃 祖母に怒られてから 成績表は金輪際見せようとしなかった 父の死後 祖母が貰いっ子である事をうち明けたが ふっんと言っただけだった 冬 あかぎれができたら仕事を辞めてしまう その後は ２，３日で工員を転々 ３年で２０日位いしか働いてない 終日家の中でごろごろしている その中 二階の物置にしていた部屋へ籠るようになる 祖母が胃癌で入院してからは 母に当る 隣の犬の鳴き声がうるさい 言いに行ってこいと こづく 静かにしている時は 紙切れに俳優や歌手の名前を飽きもせずに並べ書きしたり 近くの公園でぼんやりしていた 最近は 人の目が怖い 自動車が わざとぶうぶうやると 外へ出ない

初診所見

福祉員と訪宅　敷きっ放しの布団の上に座っている　挨拶するでもなく　警戒するでもなく　拒否するでもない　Dr. に斜めに向かい　ちょっと座り直すだけの変化　その後　体動ほとんどなし　時々　手をもじもじ　指をぽきぽき　ちらっと Dr. を見る　質問には四つに一つ位しか答えず　入院して元気になろうよに　うん　ごそごそと立ち上がり　傍らの母に一言　バンドと言う　車中全然喋らず　窓外を時々ちらちら

Dr. I　（入院 1 ヶ月後）

ぽさっと入室　手の甲で目を擦る　紹介しても　にこりともせず

　　　　　　Dr. I　相当　Abulie だねぇとハンマァを使い出す

風呂入って洗うの－－洗っている　ちょっと脱いで－－（嫌な Mimik でもぞもぞとセェタァの裾を捲くりながら）　全部脱ぐの（と尋く　動作はのろい）中学卒業した－－うん　それから－－ちょっとぉ　……　仕事したの－－した　学校は休まなかったの－－毎日行った　その後は－－ろうにん　えっ－－ちょっと遊んでた

　　　　　　Dr. I　全体に dysplastisch　右肩に Linea alba 様のもの 4, 5 條

入院してどれ位い－－案外たった　何日入院－－12 月 12 日　11 月だろ－－そうだ　11 月 12 日だ　（11 月 13 日が正）

　　　　　　Dr. I　臀部　腿にも Linea alba

どうして入院した－－ちょっと遊んでた　遊んでると入院になるの－－……どれ位い遊んでた－－　……（もぞもぞとズボンを直す）

　　　　　　Dr. I　Intelligenz に比し　Kontakt 悪すぎる

－－（突如）遊んでいる人もいるんじゃないですか　病院いや－－いや　面白くないの－－おもしろくない　何してる－－（セェタァを着続け　横向きになってしまう）家に帰りたい－－うん　誰が面会にくる－－お母さん　声聞えてくるの－－こない

　　　　　　Dr. I　P S R gesteigert beiderseits

口笛吹いて－－ひっふぃ（よく鳴らない）

　　　　　　Dr. I　Gesicht asymmetrisch　Handmuskel 発達悪い　Finger
　　　　　　　　　　細い　hormonal なものかねぇ　Gelenk も曲がりすぎる
　　　　　　　　　　Diaddoko 速いが unglatt　右は ungeschickt

中学で運動した－－ピンポンした

   Dr. I 使わないから　Muskelschicht　薄い　というだけじゃ
      あないねぇ　S R rs.＞ls.　だね　握力は　rs. 25　ls.
      22.5 か　うん

――（spontan に）六年生の時　左の肩はずれた事ある　ひび入ったって 言われた　うん　そうかい　1年て何日だい――　365日　閏年知ってる――ちょっとぉ　四月とか六月とか　二月は何日ある――うるう年　何日――　28日位い　閏年は――うぅっ　関東地方の県言ってみて――埼玉　群馬　神奈川　静岡　茨城　家から東京までの駅言ってみて――新宿とか　銀座とか　駅の名前――ああ　東京って何線――山手線　花の名――　……　チュウリップ　ひまわり　れんげそう　…　月見草とか　動物――犬　とら　ライオン　きりん　しま馬　しし　うんうん　牛と馬どこ違う――牛は角あるけど　馬はない　池と川はどこ違う――川は　ふつうに流れる　池は湖みたい　猿も木から落ちるってのはどういう事――いくら自慢しても　猿だっていつか木から落ちる　弘法も筆の誤りって何――自分だけうまいと思っても他にもっとうまい人がいる　……　暗算はどう　13＋14――　35　その3倍は――うぅぅっ　わかんない（もぞもぞ　セェタァのボタンをいじる）

   Dr. I Kontakt　も悪いが Einstellung　の問題もある

何年生れ――昭和26年　何月何日――　4月26日（正）　それで　なんで外へ出ないの――　……　まずい事あったの――　……　遊んでて何が楽しい――好きな事やれるから　何が好き――字書いたり　それから――公園行って遊んだり　滑り台乗ったり　それから――　……　公園で周りの人なにか嫌がらせしない――ううん　子供と一緒に　滑り台やるの――うぅうん　一緒じゃない

   Dr. I Pupille mittelgroß　Anisokorie (-)
      L R prompt ausgiebig　rs. Fuß　外旋
      Pathologisch. Ref. (-)　うん　Kaumuskel
      ぴくぴくずるねぇ　難しいや

Schizo. の Bild に近い　Kontakt　悪い　変な表情運動がある　周囲には無関心　答え難い質問に対しては　表情を変える　反面投げやり　いい加減　答えられる時の反応は速い　Intelligenz は Imbezillität　か　答をそのまま取ると　Schwer Imbezi. になる　Intelligenzstörung だけでは 説明できないね　器質性の hemmunglos sorglos　がない　むしろ暗く　おどおど　Schizo. の

メカニズムの不安ではない　primitiv な動物的な怖さの感じに近い　そう拒否的ではない　嫌がらない　迷惑そうな顔はするがね　Kritik　ない　Schizo. と違うところは　全体像に比し　目玉の動き　質問への答が速い時がある　やや困ったような所（ratlos）　感情的に自然な所があると言える　全体としては unnatürlich　Mimik からいって体験はなさそう　fein なものが動いているようには見えない　ぼさっとしていて抜けている感じ　活発な体験のために思考　応答が阻害されているのではない　無関心で　退院要求もない　病室の中でも淡々としているんじゃないの　意欲減退は deutlich だか　感情障害はそれに parallel じゃない　そうひどくないだろ　Schizo. の場合　感情面が落ちてから　意欲面が落ちるからね

検査

ＷＡＩＳ　言語性62　動作性60　ＩＱ＜60

Ａ54　男　17才

問題行動

おとなしい　無口な子だったが　中学に入ると皆に馬鹿にされ　勉強にもついていけないという事で　特殊学級へ回される　レベルはそんなに低くないと１年間で戻されるが　結局２年の秋で辞めてしまう　昼間は家でテレビを見ている　夜になると何処か２時間位い　ふらふらしてくる　母にやいやい言われ　近所の工場２ヶ所へ行ったが　両方とも１ヶ月と続かず　仕事をやる気にもならないし　必ず文句を言う人が居るから嫌だと　最近は風呂へも散髪へも行かない　夜昼逆転の生活　父が酒乱で何かと言うと殴る　それに備えてナイフを隠し持っているのを見て　母が心配して相談に来る

初診所見　（往診）

母と何か言い争っている　戸を開けると　あっ　やっぱり言いつけたなと母に掴みかかる　Dr. が心配して来たんだよと引きはがす　息を弾ませている　痩せて頬骨が出て　三白眼が冷たく大人っぽく見える　座って　悪いようにはしないと言うと　もぞもぞ従う　こんな事していてどうなると思うかと問うと　しきりに鼻を啜る　何故仕事が続かないのか問うと　働くのは嫌じゃないけど　人目が気になる　何か言われると言訳に wahnhaft な事を言う　生活リズムを整えるために入院してみるのはどうかと言うと　懸命に理屈を捏ね回し始める　条件をつけたり　駆引めいた事ができる

検査
ＥＥＧ　　irregular slow α pattern　7Hz θ　少量 sporadic 混入　normal limit
田中ビネ　　ＩＱ 68
　付記　父母 かなりの Schwach-begabte　長兄は精薄施設　次兄も精神病院に居る

A55　女　16才
問題行動
幼児期から一人遊びの子だった　中学時代も自閉的で友達は居なかったが高校へ入学しても級友と話ができなかった　2年になると休み始め　夏前に退校してしまう　大学病院でDr.Hの診察した（25才）以前に　すでに他院に4回の入院歴あり
　① 16才 1M　不安 不眠　② 17才 5M　自殺念慮　③ 19才 5M　自殺未遂
　④ 20才 2M　自殺念慮　いずれも　Diag. は　Hebephrenie
初診所見　（26才　Dr.Hが診察　Dr.Cは 横で観察）
入口の所で止り　歩を進められない　どうぞと　再び声をかけると　両手を膝の前に揃え　視線をやや前方の床の上に落し　でれっとしたGebärdeで入室　座らず　もう一度誘うとやっと着座するも　Dr.Hの顔は見ず　Dr.CとＣＷが居る事も明らかに認知している　質問に　消え入るような声量で答える　拒否的ではない　表情変化　全くなく　schlaff な Mimik　困っている駄目な自分を恥じているといった風　一度　淡い自嘲様のてれ笑いが出るがいかにも影が薄い　Hebe. 10年の構えではない　Dr.Hのeinfühlen schützenもあって特にぼろは出さず　水量の少ない川が紆余曲折して　ちょろちょろと　精一杯流れている感じ　こんな人が　よく生活してこられたと思う程で退出時　Dr.Cに動くか動かぬ程度の会釈をしたようだが　Gemüteの巾も狭く　Ausdruck を変化させる Energie がない　それなりに生きて　悩んでいる姿
検査
ＥＥＧ　　within normal　　田中ビネ　ＩＱ 79
Rorschach　R 15　iT 20.3　(non c 22.0 color 18.6)　T/R 92.0　W 9　D 4　Dd 2
　　　　　M : M' 0:0　FC : CF+C 0:0　F% 100　ΣF% 100　F+% 13
　　　　　ΣF+% 13　F- 8　Ⅷ + Ⅸ + Ⅹ／R 27%　A% 47　Atb% 13　CR 6

DR1　P1　H0

兎に角 träg　情緒刺激にも動かされない　CR6だが　雲骨 しみ 幼虫 パン等を含む　DR1　それもF-8と吟味力を欠き 生産性も低い　Dr1 作話傾向　共感性 社会性なく 生産性に乏しく 極度の内閉思考が窺われる 付記　部屋の者が居なくなると 菓子盗み　夜半廊下で踊る 科を作って別人の如しと

A56　女　19才

問題行動

中学2年の時　男の子に意地悪されると　1ヶ月程登校しなかった事があるが 高校時代にもちょいちょい休んで　成績も下がってきた　卒後　痔が悪い事 を理由に勤めをせず　医者に様子を見たらと言われたが　頼んで手術をして 貰う　この事を近所の人が笑ってると外へ出なくなる　会社を経営している 伯父にタイプが打てれば使ってやると言われ　半年習いに行って約束どおり 雇ってもらったがつまらないと1ヶ月で辞めてしまう　家でごろごろ　妹が 高校を出て　勤め始めてから　妬んで何かというと母に当る　伯父が友人の 会社を世話してくれるが 同僚とうまくやれず　肩が張ると　3ヶ月で辞めて しまう　その後は　全く働こうとせず　妹が結婚してしまうと　一時泣きわめ いたが　その中　母にも口をきかなくなる　25才で精神科受診　投薬を受け たが　生理が不順になって結婚できなくなると服薬せず　10年間ほとんど家 から出ず　父が死亡後　母では管理不能という事で　妹夫婦が車に押しこんで 連れて来る

初診所見　(31才)

背中を押されて転がるように入室　わぁっとベットの縁にうっ伏してしまう 話しかけてもいやいやを尻でするのみ　状況は背中で感じとっている　結婚 したがっている人が　針金みたいに痩せちゃってるねぇと　Dr.が独り言の ように言うと　一瞬泣き止む　3ヶ月辛抱してくれれば元気にしてあげると もっていくと　腕の隙間からDr.を見る　涙は出ていない　我儘が通るのは 幼稚園まで　と背中を叩くと　ちょっと顔を上げて　怖い事しないかと問う 怯えと甘えの混じた　子供っぽいMimikが出る

検査

WAIS　言語性98　動作性87　IQ94

症例　B　中年期

＃　不安　動揺

B01　男　38才
　　問題行動

工業高校卒　小心　几帳面　凝り性　苦労性　化学薬品工場に10年勤務　恋愛結婚3ヶ月後に　会社倒産　失職　同業の会社へ　再就職　人間関係が良くないと悩んでいたが　3年目に胃潰瘍の手術を機に退職　4年　3年と会社を二つ換える　車が溝に落ち　持ち上げようとしてギックリ腰　整形外科へ通院　気のあった仲間が退職　仕事は辛いし詰らないと不眠に陥る　夏風邪が長引き会社を休み出す　妻に叱咤激励され出社するが　途中で引き返してしまう　皆元気で羨ましい　楽になりたい　死にたいと　洋服箪笥に首を突っこんで泣く　夜は妻に話しかけ寝かさない　内容はめためた

　　初診所見

Mimikmangel　体の動きも少ない　ただ足の爪先だけが　こつこつと床を叩く　答の合間に　しきりに笑顔を作ろうとする　眠れない事　風邪が治らない事　コルセットをしていて　体を思うように動かせない事を訴えるが　苦しみの感情が響いてこない　flach に見える　言わないと引っこみがつかないといった感じ　冗談にも応じられるし　うち明けた話もする　通いじゃ駄目ですかと　ちらっと妻の方を見る　死にたい死にたいって　こっちの方が　死にたい位よ　入院して　治して　貰いなさいと　頭ごなしに言われてしまう　Physikalische Abschöpfung は確かにあって　感情は籠らず　浅薄だが鈍くはなく　平板でもない　妻が言うように　そんなに辛いのではなかろう

　　検査

田中ビネ　IQ 88
PF study　患者　内罰要求固執　　妻　外罰要求固執

B02　男　41才
　　問題行動

中学卒業後　左官屋へ弟子入り　小心　拘泥　猜疑心が強く　人の意見を全く聞かない　仕事中三尺の台から落ちる　いてぇっと唸っていてなかなか起きない　仲間が手を貸そうとすると　親方がいつもの事だ　放っておけと怒っ

暫くすると全身が震え出し　救急車で近医へ運ばれる　諸検査で異常なしと言われるが　執拗な頭痛の訴え　ふらつくと一人ではトイレも行かない　夜は腰を擦ってくれと　付添いの妻を寝かさない　父が一晩付添ったが　余りしつこいので　ステッキの先で叩く　翌日から拒食　介助するとげえげえやる　その中　へぼ医者　いんちき病院と聞えないように怒鳴る

初診所見　（往診）

看護婦に支えられて入室　痩せてひょろひょろ　目許に表情なく　口のみ雀の子のようにぱくぱくよく喋る　お宅さん等と馴々しい　頭の先生だよと名乗ると　あっ頭の先生ですか　頭打ったんですよ　調べて下さいと突ん出す　じゃ頭の体操　17+18　慌てて　えぇとえぇと 25 でしょ　8 でしょと　一生懸命指を折る　ああ 35 でしょと得意そうに言う　○○（隣の県）の県庁　知らない　ちょっと通っただけで　としきりに弁解　吝嗇と倹約　うぅとうぅと　けちっていうのは　うぅと　皆それぞれ違う　台から落ちて頭を打って　一瞬ぽんやりした　誰も受け止めてくれなかったという不満　医師の説明も　よく理解できなかったという不安　甘えと　レベルの低い自己主張

検査

EEG　low volt. irregular w pattern　α poor　θ 4Hz まで混入の abnormal
田中ビネ　I Q 55

付記　遺伝性視神経萎縮症

B 0 3　女　4 7 才

問題行動

桐箪笥問屋の末娘　高等女学校卒　小心　虚飾　嫉妬心が強く　自分が中心でないと気が済まぬ　23 才　消防手と見合結婚　波風の立たない生活だったところ　4 年前長男が交通事故で入院　3 年前次男が交通事故で死亡　不眠となる　今年は長男がまた事故　相手は重傷　それ以来ほとんど眠れない　不安で　家に一人では居られないと　娘を休ませていた　繰り事を言うが　事実と大分違っている　昨日どうしても休めないと　娘が出かけた後　薬店で買った睡眠薬を　5 回分飲んで　手首を切る

初診所見

でれぇっと座って　全く表情表出なし　瞼が厚くて鈍く見える　夫は落ち着きのない人　話の筋が違うと　お父さん　そうじゃなぁいとのろりと口を出す

その中に自ら喋り出す Übermäßige Sorge を並べるが深刻味なし　傷見せてと言うと　腕を捲る　たいした事ないねと言うと　上の方がひどぃいと　更に袖を上げる　本当だと言うとにやにや　認めてもらって嬉しいといった所　不幸が続いたものねと慰めると　ねっというように夫を見る　本人が入院すると言ってるのに　夫は　本当にお前入院するの　精神病院だよ　えっ　等とやっていて埒があかない　また死にたくなったら困るでしょうと　Dr. が口を挟むとそうです　そうです　そのつもりで来たんですが　この季節　火事が多いもんでとそわそわ　餅は餅屋ですものねと妙なお世辞をもごもご

検査
EEG　　　　normal record
WAIS　　　言語性 77　動作性 86　　 I Q 80
PF study　　GCR 39% と低く　自己を守ろうという構えがなく　要求固執　一応内罰　誰が責めを負うべきか見極めたり　自己を守るために他者と対立する事を避け　安逸な方向へ　向かう　frustration をうまく誤魔化したり　無視して　通り過ぎる事ができない　生活上必要な社会性を欠く

経過
爾来 20 年　でぶでぶのお婆さんになって　半年に 1 回　きちんとやって来る　結婚の時　親が買ってくれた土地の前に　新駅ができて　貸ビルを建て　温泉地を遊び歩いている御身分　何日お薬止めましょうかね　決心つきませんねぇが挨拶の常用語

B04　女　52才
問題行動
家は農家　小学校卒業　女中奉公に出る　27才で植木職人と見合結婚　物分りが悪く　強情だったが　夫の手助けをしてよく働いた　娘が二人で　3年前長女に婿を迎え　女の子が生まれたか　娘の方が嫌になって追い出してしまう　籍は抜けてない　次女は米人と結婚してアメリカへ行っていたが　去年別れて帰ってきた　長女が半年前に　飲み歩いていて知り合ったバァテンを　家に引きこむ　患者は最初から　この男を財産目当てと嫌っていた　1ヶ月位い前から落ち着きがなくなる　辻褄の合わぬ事を言う　夜遅くまで　大事な物が入れてあると行李をごそごそやっている　2,3日前から 110 番へ電話のし続け　警察

官が来るが　皆がそれぞれの事を言うので　判断できず　昨夜は一睡もしない　今朝早く　私を皆で邪魔にすると　泣きわめき　夫の首を締める

初診所見　（救急車で来院）

素足でてこてこと入ってくる　ぽろぽろ涙を零しながら喋りまくる　umständlich　sprunghaft　興奮の割りには　のっぺらMimik　話をまとめてやるとそうそうと身を乗り出す　少し落ち着くが　話の筋道がやや良くなった程度　全く情感は出ない　Dr.が理解したかしないかは　一応見ていて　言い方を換えて　くだくだと説明し直す

経過

ＩＱ 67の保守的な人が　Milieuの急激な変化についていけないで陥ったratlos beziehungshaft　の状態という理解で　家族を指導し　患者も皆が良ければいいと笑顔を見せて退院　1年後　男が印鑑を偽造して　土地を売り　高飛び寸前を逮捕

＃　低迷　抑圧

Ｂ０５　男　３４才

問題行動

父は新聞社の論説委員　妹はフランス語の助教授　実母は小学校3年生の時死亡　継母には馬鹿にされて育ったという　高校へ入学するが　夏前に辞めてしまう　工員を転々　友達は一人もできず　新しい仕事を与えられると辞めてしまう　最後の仕事は筒に銅線が巻かれていくのをただ見ていればよいだけの仕事で5年続いている　3年前に見合結婚　3ヶ月前から頭が痛い　吐気がすると医者通い　初めの中は肝臓と胃が悪いと薬をくれたが　一度　神経を見て貰えと言われた　ここ1ヶ月は会社を休んでいる　不眠がひどくなり　一晩中　雨戸を開けたり閉めたり　落ち着かない

初診所見

scheinbar Defektschizo.　力なく肩を落して座り　ほとんど体動なし　表情は暗くて鈍い　それでいて　目は不気味な迫力を湛えていてよく動く　妻に説明させて押し黙っている　妻ははきはき　おっ飛ばし型　途中で自分で言ってと促され　そりゃあ苦しいですよと　ひょこっと　顔を上げる　低いが大声

他人の事を言っている様　苦渋感がない　唇をぎゅっと締め　笑いを押し殺すような　妙な表情が出る　会社の話も　詰らない　新しい仕事は覚えられない位いの事で　leer な内界が窺われるが　刺激した時の反応は速い　外界への関心は保たれていて　表面的には　何時でも動けるという事　漠然ときょろきょろするのではなく　人を見ている　煙草を勧めてみると　さっと取り　さっと点け　さっと吸い　さっと消す　最短の目的を遂行する機械の様

経過

いらいら　不眠の訴え強く　Cp を 150 mg から暫増　5ヶ月で 300 mg　強度の便秘　脂顔　Parkin 症状発現　Dr. I より　Enzephalitis 後 isoliert autistisch な　こういう人いる　Echonomo じゃないかな　Typhus はもっと硬い Mimik との御神託あり　入院 2 年後に妻は去っていく　爾来 20 年　終日　各病棟のポリバケツの塵芥集め　蜜柑の皮が一つ入っていても捨てに行く　外勤に出そうとしても　私に仕事ができる筈ないでしょと平然　時々 Schwachsinn の女子をトイレに引き摺りこむ　破廉恥　前立腺肥大となるが便器の前に 30 分も立ち尽し　脱肛となるまで　息んでしまう

検査

WAIS　　言語性 73　動作性 62　　I Q 68　　　CT　O.B.
EEG　　fast wave pattern　θ 少量 sporadic　normal limit 〜 borderline
Rorschach　どっちから見るんですかと直ぐに turn を始めるが　判んないなぁ　判んないなぁと Ⅲ 虫　W F±A eye　V（add）蝶　W F±A P Ⅷ 猫　D F±A p と R 3 のみだが　反応の出やすいカァドには反応しているし　T／R も 47.7″でいい加減でなく　F% 100 A% 100 で興味対象　関心も極度に狭められているが　レベルも F+% 66.6 P% 66.6 と奇異反応もなく　回転し　統括しようとしている　心的自閉性はなく automatic phrase perplexity　Schizo の内界ではなかろう（最後に Tester がカァドを揃えるのを手伝ってくれる）

B 06　男　31才

問題行動

農業高校卒業後　兄は役場勤めのため　兄嫁と 5 年農業　時々　愚痴をこぼすので　勤めに出そうという事になり　自ら選んだ仕事は菓子屋　2 年勤めるが自己中心的で周囲へ配慮ができない　本人は無器用でケィキがうまく作れない

と言って　辞める　ついで上京して　親類の機械工場へ勤めるが　寮の仲間と話ができない　夜は一人離れてぼんやりしている　1ヶ月で帰ってくるが　手伝いもしないでごろごろしている　話しかけても　すぐに返事が返ってこない　昔　誰々に馬鹿にされた　冷たくされた等と　子供のような話をぼそぼそとする　その中　何か聞えないかと　不安そうに聞く　催眠術にかけられたような気がする等とも言う　朝も起きず　食事もしなくなる

初診所見
Proportion 悪い　大きな頭を両手で抱え　顔を見せない　拒否的でなく　よく答えるが　ぼそぼそで　よく聞きとれない　聞き返すと　少し声を大きくして言い換えもする　体験に関しては unsicher　そんな気がしたと言ったり　本当にそうだったと　言ったり　最後は　もごもご　歯切れが悪い　口をへの字にして表出を抑えているような所　解ってくれなければもういいといった　投げやりの所が見える　話さなければいけないという自分の立場は解っているが　本気で聞いて貰いたいという態度ではない　辛そうだから　また　ゆっくり話そうねと言うと　ほっとしたように　肩を落して立つ

1週間後
入口の所で　Dr. をちらっと見て　へこりへこりと　何度も　頭を下げながら近づき　着座と同時に　視線を机の上に落してしまう　机に吐きかけるようにこの間は失礼しました　えへぇと　照れ笑いを抑えこむように唇を噛み締める　知識の巾はかなりある　抑揚のない大声　粘っこい　回りくどい話し方　自分はそう思うと言ったかと思うと　違うかもしんねぇなぁと　ちょこちょこっと禿げ上がった額を掻く　せかせかした所　無遠慮な所　オゥバァな羞かみと pünktlich　unsicher と多彩に動く

経過
25年間に5回の入退院を繰り返すが　Bild は　verstimmt ～ euphorisch と動いたが　だんだんと人格像が粗雑になってくる　軽い意識障害を思わせる行動もある　ＥＥＧ上も 7～6Hz θ が混入する時と　fast wave に覆われている時もあるが　いずれも α の出現は不良　心理テストは　拒否し続けたが Intelligenz は Debilität

B07　女　50才
　　問題行動
小学校卒　農業手伝　23才で見合で農家へ嫁ぐ　小心で　自分の意見が言えない　婦人会の仲間と旅行へ行っても　床が変ると眠れない　二人子供を産んだが　特に育児に問題はなかった　夫は農協の理事で　1ヶ月程前に　副理事が夫の留守中に来て　書類に判が欲しいと言われて　押してやった　その夜夫に　その事で怒られ　寝つけず　だんだん不眠が高じてきて　いくら　夫にあれは自分も期限を忘れていた事だし　お前の判断が正しかったのだと慰められても　事ある度にくよくよと蒸し返す　その中　食事もせず　考えこんでいるここ3日　家人と口をきかず　座っている
　　初診所見　（内科医より往診依頼）
広い家　四尺巾の縁側はぴかぴか　茶の間の一隅に　目を瞑って正座している　話しかけても開眼せず　その中もぞもぞと立ち上がる　嫁がお便所かねと手を出すと掴まる　かなり肥満　足を引きずるような歩き方だが　敷居は跨ぐ　帰ってくると　今度は瞬きもしないで前方を凝視している　手をとって脈を診ても抵抗せず　べろ診せてと言うと　のろいが出す weißlich　病院へ行って栄養のお注射しましょと言うと　口を動かすが聞き取れず　すみませんと言ったよう　ratlos か schwer-besinnlich なのか難しい　夫の話では　若い頃から強く言われると　流しで茶碗を洗って拭いて　また洗って等混乱し　後々も考えこんでいる事が時にあった　今回は　ちょっと前に近所で　実印をついて酷い目にあった人の話があったばかりで　余計　気にしていたとの事

B08　女　30才
　　問題行動
田舎で農業を手伝いながら　夜間高校へ通っていたが　近所の子に中学だけでは馬鹿にされると言われたので　一緒に申しこんだだけで　勉強は嫌いだった　2年生の夏　植木屋に嫁いだ姉からの誘いで　上京して　住込女中となる　6年勤めたが　自由に遊べないと辞めて　空港の売店の売子になる　3年勤めるが話し下手のため　良い場所に回してくれないのが不満で辞める　田舎へ帰りたくない　何でもいいと　オォディオの部品工場に勤めるが　流れ作業についていけなくて　自信を失う　寮の仲間と話しても話題がない　盛り場へ遊びに行っても楽しくない　遺書を書いて出奔　3日後に　関西の　ある湖の畔りに

小半日佇んでいて保護される　姉の夫が迎えに行くが　車中一言も口をきかず　話しかけても　言葉が入らないみたいだったと　夜半　舌を噛む

初診所見

目玉をぎょろりとむいて　Dr. を睨む　口から内界が言葉として押し出されるだけといった抑揚のない低声で　苦しさ　焦りをとつとつ（Zunge 3 針 Naht してある）と述べるが　自殺しようとしていた人にしてはがさつ　話の内容は pessimistisch だが　深みがない　げじげじ眉　角張った顔　ですからさ等ときさくな表現がひょっと混じる　3日もかけて死に場所を探して帰ってきて舌を噛むというのも唐突　しかも　あんぐり噛んだ感じ　depressiv とも gehemmt とも違う　Epilepsie の Dysthimie では

検査

E E G 　　　low volt. fast wave pattern　paroxysmal discharge（-）within normal

田中ビネ　　　I Q　78

Rorschach　R 12+5　Rej Ⅶ Ⅸ　iT 36.8　（non c 33.5　color 40.0）T／R 72.0　W 16　D1　Add dd 1 S 2　M：M' 3：2　M：ΣC 3：1.75　FC：CF＋C 0：1.5　M'+m：ΣC'+Σc 2：2.75　Ⅷ＋Ⅸ＋Ⅹ／R 17.6%　A% 64.6　At 0　CR 5　P 5　F% 46.4　ΣF% 88.2　F+% 42.5　ΣF+% 46.6　rep 3　self-refer 4

iT（9〜78）とむらがあり反応時間も遅延しがち　精神機能　生産性はやや不活発でWが多く　現実的　日常的なものの処理能力に乏しい　知能は中の下位か　纏まったP反応もみられ常識的なものも保有されているが　観念内容は貧困で紋切型　自己に固着しがちで　社会的視野も狭く柔軟性に欠け　几帳面　要求水準も高いが内容を伴わない　独り善がりで要領を得ない反応や　表面的平板な反応も多い　内的世界に閉じこもり易く　外的情緒刺激に対する　感受性　表出性は減退　感情状態は暗く不安に覆われ　弱小感　無力感　崩壊感の投影もある　対人的に温かな情緒接触を欠き　対人過敏も窺われる　粘着的な面も多分に認められる

経過

退院後　姉宅に厄介になって居たが　1年後　姉が肝硬変で死亡　死を前に子供を頼むと言われ　命に代えてもと約束したと　不妊手術をして義兄と結婚　また病気にならない事も姉への約束と　20年外来　濁った笑い　一方的な話　幸せですと言い切る

＃　拘泥　心気

B09　男　51才
問題行動
尋常小卒　農業手伝の後　炭鉱に入る　29才の時　落盤事故で腰を痛め　離職　上京し30才で結婚　小心　融通がきかず　意志が弱く　決断に乏しい　考えないで物を言う　そのくせ人に何か言われると何日までも気にし　愚痴っぽい　仕事も長続きしない　腰が痛いというのが言い訳　晩酌2合が唯一の楽しみなのに　給料日に　妻が一級酒を買ってくると　気に入らない　2年前からスゥパァの守衛　最近は胃もたれ　胸やけをしきりに言って　医者通い　月賦の建売住宅に申しこみ　22才の倅と19才の娘も　給料の大半を　そのために貯金している手前　以前のように休むと言えない　若い上司が来て　厳しい監督をするのが気に入らぬらしい　この春　実家の新築祝いに呼ばれて　しぶしぶ　出かけて行ったが　跡取りの嫁の死産にぶつかり　帰ってきた時から蒼い顔をしていた　夜になると　胸を押えて　げえげえやりだす　その中　震えだす　俺の胃に憑いていた霊を　本家へ返そうと思って　金使って行ったのに　逆に子供の霊まで押しつけられたといったような事を朝まで言い続ける　その中目を吊上げほれ　お前には聞えないかと　耳を澄す風　娘がしっかりしてよと肩をどやすと　急に金切り声で　母ちゃんを取るのか家を取るのかと　泣き叫び始める

初診所見
パジャマ姿で胸がはだけている　痩せて血色悪し　しわしわなのに子供っぽく見える　全くのAmimik　茫乎とした目をしていたかと思うと　きろきろと辺りを見る　肢体はどでぇんとした所とちょろちょろした所とちぐはぐ　肩に妙な力が入る　放置しておくと　手が震えだす　リズミックな妙な動き　かいぐりかいぐり魚っとの目をやって　目という所で腹へ触っている風　Dr. があっと言うと　ぴたりと止る　17+18　――えっ 25　7+8――14…15　3倍して――45　100から引いてごらん――55　黄色い声でついてくる　もう大丈夫ねー―（瞬きのみ）　胃が悪くて大変だったのねー―はぁ

検査
EEG　　low wolt. fast W pattern　α poor slow comp. 混入　slightly abnormal
WAIS　言語性70　動作性71　　IQ 68

経過

入院2日で安定　表情表出の下手な人　緊張するとすぐ吃る　就労可と言うのに自信がないと　2ヶ月　外泊を繰り返す　外来予約を守れない　2夜続きの夜勤を言われたとか　シンナァをちょっと吸ったけど大丈夫か等と　好きな時にやって来て　診断書一筆書いてくださいと甘える　8年で縁切れ　Schwachbegabte の身体不安から事件を Moment に発症する中年男の　一定型　家族に責められると Hysterischer Stupor

B 10　男　35才

問題行動

高等科卒　農業　土方　鳶職等を転々として　鋳物工 12 年　25 才で見合結婚　15 才より飲酒　3 年前から眩暈　動揺感で医院巡り　大学病院で耳鼻科　眼科まで　異常を認められず　去年は地元の神経内科を標榜する有名病院に 1 ヶ月　2 ヶ月と 2 回入院

初診所見

肩を落して　いかにも hypoton　kraftlos　暗い Mimik　leer さもあるが　周囲に対する関心は保たれていて　目配りは良　leise Stimme monoton に症状を述べる　それなりに感情の動きはあり　訴えは hypochondrisch だが抽象的で共感を呼ばない　理解して貰おうという態度ではない　素っ気なく見える　Menschenphobie の人が　身体疾患で悩んでいるといった風　Grimasse も出る　左眼　Nystagmus　眩暈と　言っているのは　注視障害では　Schizo. の訴えに Schwindel というのは　聞かない　Organiker

検査

田中ビネ　I Q 62

E E G　normal だが P E G で脳室拡大著明　Angio で Sklerose（+）　昔は Tumor を否定するのに　こんなに手間がかかった

Rorschach　R 11　Rej ⅡⅥ　It 19.9（non c 15.5 color 24.5）　T／R 42.9　W 6　D 5　Add dd 1　M：M' 1：0　M：ΣC 1：1　FC：CF+C 2：0　Ⅷ+Ⅸ+Ⅹ／R　27.2%　M'+m：ΣC'+Σc　0：0.5　A% 36.3　At% 0　P 5　F% 63.3　ΣF% 81.8　F+% 14.5　ΣF+% 22.2　FnonF　Carddes 1　symmetry（2）　repetition 1（1）　FC± 2 KF cloud 1

反応数少なく　Ⅱカァドに　統覚不全を生じている　また iT にむらあり

知的生産性に乏しく　現実適応はスムゥスになされ難い　まず知的レベルが問題　観念内容貧困で　思考の巾は狭く　柔軟性に乏しい　固執傾向が見られる　興味関心の対象　精神的視野は極めて狭い　常識的な面は保有しているが　平凡に流れ　積極性に乏しい　FnonF Carddescription symmetry といった表面的な把握をする事がある　体験型は共貧型で　精神内界は平板で不活発　外的情緒刺激に対する感受性も乏しく　表面的態度をとりがちで　情動の抑制に欠ける面もあり　漠然とした不安の存在がある　ＨＭは少なく　対人共感性　感情移入能力は低く　感情交流の乏しい人と思われる　以上　レベルや表現能力の低さの故　情緒面は　積極的には読みとれない　元来 schwachsinnig で　レベルの低い　紋切型の思考態度をもった人と推定されるが　Carddes といった内容の空虚な反応や　repet に見られる思考の転動性に乏しい面等から　organic な背景による水準の低下も否定できない

付記　入院６ヶ月　最後まで　地面がまだ揺れているようだと言っていたが　解体業の兄の所で使ってくれる事が決り　退院　外来不定期　4ヶ月で縁切れ　6年後　体を百足が這っていると言う　15才の倅（IＱ 57 の Epi.）を連れて来る

Ｂ１１　女　５３才

問題行動

農家生れ　尋常科卒　小心だが　勝気　我儘で　怒りっぽい　近所づき合いは良いがすぐ面と向かって悪口を言う　魚河岸に勤めていて　時々引き売りに回って来る若い衆と22才で恋愛結婚　二児をもうけるが31才の時　夫は戦死　35才の頃　植木屋の職人を引き入れ同棲　次男一家は別棟に住んでいる　閉経43才　去年から食欲不振を訴え　四つの病院に　半月　2ヶ月　半月　3ヶ月とそれぞれ入院　三つの病院では何でもないと言われたが　最後の病院では慢性出血炎を疑われ　手術　退院しても　胸が苦しくて物が入らないと　口に入れただけでげぇげぇやる　好きな刺身は食べられる　人が来ると煩い　電気掃除機の音が煩い　夜は眠れないと庭を歩き回る

初診所見

ちんまりした婆さん　そう痩せていない　皮膚の張りも良い　体動はほとんどないが 目ばかり落ち着きなくきょときょと動く　時に弱い笑みが出るが 表情

表出は極度に少ない　全然食べられないの――そうでもない　1日何回食べる――2回位い　夜になると体が少し 気分良くなると食べる　若い頃は――そんなに食べない　達者な時でも 一杯か 一杯半 草取りなんかして　結婚は幾つで――22位い　何年――22の時　昭和何年――oo年　日にち――憶えてない　子供は――二人　上の方の名前――○○子　何日生まれたの――大正 じゃない　昭和oo年31才　月日――o月oo日　下の方――大正　じゃない　昭和oo年の6月…　何日――o月だと思ったけど　oo日だと思ったけど　何でも忘れるようにすれば 病気治ると言われて…　忘れた　戦争何日終ったっけ――20年　何日――8月15日　今日は――暦見ないと解んない 木曜位いですか 8月ですか　何年――それが 何て また聞かれるかと思うと　昨夜 食べた物 覚えている――えび じゃない いかの…　まさか 聞かれるとは思わなかった　テレビは見る――せんは嫌じゃなかったけど 見るの嫌になった　新聞は――読めない 読んだ事ない　字は――かたかな ひらかなは読める…　男親が酒飲みで 学校はあんまり行かなかった　牛と馬とどう違う――鼻も違うし…　恰好も少し違う 牛は背が低い 馬みたいじゃない 聞かれると思わなかったから よく見なかった　川と池は――川は流れている　池は川から水を引いてくる　花より団子――えっ どういう事やら　1年何日――12ヶ月　何日――12ヶ月を……　一月が12ヶ月ある　一月は何日――30日　30日だけ――31日もある　少ないのは――28日　何月――二月　29日ある年は――そうですね 正月はたいてい28日　正月って――普通 一月にやるけど 二月にやる人もいる　居るかねぇ――いましたよ　閏年って何――聞いた事ある　話して疲れた――疲れた　ここへ来る前 医者は何て言った――死ぬような病気じゃない 神経だって　今 気になっている事は何――畑に草が生えてるんじゃないかって

　　Dr. I

Demenz でいいだろ　Sklerose　腕の Venenwand の Sklerose　かなり　生活の中では そうぼろは出ないのだろう　sachlich な事はまあ良いが　抽象的な事は駄目　牛と馬の違いはどうもひどいね　Auffasung が悪い　それで richtig に答えられない　Schwachsinn かどうかはちょっと難しい　Intelligenzstörung の Reaktion　Demenz を Boden にしたもの　Sklerose の Beginn と思う　Fingertremor 目立つが neurologisch にはっきりしたものはない　軽い Defekt ではと言われると難しい　しかし 硬さ けろけろさとは 違う様　昔の事より今の事の方が悪い　亭主の死んだ年を言えて 孫の名は駄目とか　子供

をちゃんと育ててるし　Defekt Sの Schub は考え難いね
　　　経過
この病院は　電気掃除機　使っていないか　確認して入院　同居の倅夫婦は形ばかりの関与　夫なる人は定見なし　嫁に行った娘が　一人ぶん回されている　何でも食べられるようになり　外泊　お土産を沢山持ってきては　誰に何貰ったかをよく覚えていて　配る　その中　帰院を嫌がり　退院となる　1ヶ月後吐いて内科へ入院　一夜帰宅して　縊死

B12　女　38才
　　　問題行動
都会の下町生れ　六人兄弟の下から2番目　私立高校卒　SR中の下　家事手伝8年　勤めがしたいと言って　親戚の会社の事務を2年手伝う　母が病気となり　看病のため辞める　5年後母死亡　2年前縫物をしていて　爪床へ針が刺さり折れる　近医で処置して貰うが化膿　総合病院の外科へ　レントゲンを撮ると針先が残っている事が判り　抜爪に至る　それ以来　些事へ拘泥　目が痒いと　睫が刺さってないかに始まり　腹が変だと　さっき食べた魚腐ってないか　果は魚屋まで聞きに行く　特に食物に拘り　買物に行くと　商人に根堀り葉掘り　何日採れた　何日入荷したと　聞きまくる

　　　初診所見
小柄　妙な所が出っ張っている　といった肥り方　にこりともせず　今日はと挨拶してどでんと座る　質問への返事は　うぅっと考えるが　一旦喋り出すと早口　口のみぱくぱく　目許に全く表情が出ない　辛い内容の事も　そうですよ等と　人事のように断定　ちょっと腰を上げてどたりと座り直す　煙草戴けません等と距離が取れない　Dr. が無視して話していると　煙草の箱に視線をやっていて聞いてない　一本頂戴とひゅっと手を伸ばす　Dr. がぴしゃりと叩いても平然　中途半端な所で　なお手をもぞもぞさせている　こんな所に入ったら身の破滅ですと　Dr. を睨むが　垂れ目で迫力なし

　　　検査
E E G 　　irregular α pattern 7～6Hz θ 混入目立つ　slightly abnormal
田中ビネ　 IQ 64
Rorschach　R 30　iT 3.3（nonC 2.6 color 4.0）T／R 42.8　W 18　D 9　Dd 3
　　　　　　M：M' 2：0　M：ΣC 2：1.5　FC：CF+C 1：1　M'+m：ΣC'+Σc

2 : 0.5　Ⅷ+ Ⅸ+ Ⅹ／R 36%　W : M 18 : 2　F% 87　ΣF% 97　F+% 23
ΣF+% 28　A% 53　At% 0　CR 3　P 4　DR 4　Rep　蝶 6 蛾 8
葉っぱ 7　海草 4

外界への係わりは反応数も多く　turn もあって積極的で　初発時間も速く　新しい状況への構え　緊張はない　要求水準は高いが　知的能力が伴わず　生産性も貧困で　未分化な全体志向性が強い　人間反応は 2 出て W F±　W FC± で　いずれも M と良好　P 4 もあり共感性も失われていない　しかし　外界への係わり方は杓子定規で　興味の範囲　関心の巾は著しく狭く　Ⅷ Ⅸ Ⅹ のレベルは悪く　Ⅷ で P が出ない等　の情緒刺激への混乱も窺われる　Rep は著しい perseveration で観念の固定を示す

PF study　内罰要求固執　GCR 35% と低く　frustration への対応には問題があり　きちんと相手の責任を追及したり　自分を繕ったりする事ができないといった社会的未熟さが目立つ　転移が見られ　相手に解決を委ねる　反応から障害を無視する態度へ変っている（状況の理解の悪さ目立つ）

付記　凄まじい Zwang で他患を悩ませる　トイレの前に立ち　入る人　入る人に　このお便所　何日掃除したと思う？　きれい？　大丈夫？と問い　出てくると立ち塞がり　ひっかけなかった？　本当？　手を洗ってる人に　今何してるの？　見れば解るでしょ と答えると　何してるか　言って 言ってと 濁み声で食いさがる　自分は汚しても平然　手もろくろく洗わない　非難されると味方してくれる者を求めて　病棟中を　半日かけて　一人一人当って歩く

　不穏　強迫

B 1 3　男　4 5 才
問題行動

農家　九人兄弟の長男　尋常科卒　小心 頑固 不器用だが　巨体で　働き者の父の後をついて回って　力仕事を受け持っていた　弟達三人が邪魔にし始めてから　ここ 10 年は近くのゴルフ場の雑役　半年前から上司の言う事を聞かず　屁理屈ばかり言っている　家でも奇行が目立ち始める　以前から客が来るのを嫌がっていたが　わざと出てきて　跛を引いて歩き回る　家人がテレビを見て

団欒していると　部屋の中をぐるぐる回る　皆が寝ようとすると　胸が苦しい　息ができない　救急車を呼べと騒ぐ
　　初診所見
弟達に担ぎこまれる　椅子の前へ立たせると　どさんと座る　挨拶も返さずでかい眼をぎょろりと剥いて　ここが痛えと胸を押えて見せたり　うんこもしょんべんも出ねえと並べ立てたり　一時もじっとしていない　狭い額に皺を寄せたり　頬を歪めたり　立ち上がろうとしたり　血圧を計ろうとすると　垢だらけの手をにゅっと突き出す　お医者さん行ったの――連れてってくんねえ（弟が昨日も行ったじゃねえかよと言うと）――いい医者へ連れてってくんねえ何とも情けなさそうな自然な表情が出る　Dr. がこりゃあ病気だと言うとそれ見ろといったように　弟達をねめ回す
　　検査
EEG　　6Hzθ まで混入の slightly abnormal
CT　　　左右 sylvius 溝　拡大著明　　　　　neurologisch　intakt
WAIS　言語性 <60　動作性 72　IQ 61

B14　男　46才
　　問題行動
中卒　工員を転々　32才で見合結婚　妻の知人の紹介で レンズ研磨工となる　5年前　自宅に機械を買って下請となるが　2年で業界は不況　その頃　慢性中耳炎のため人工鼓膜を入れる　前々から苦にしていた新幹線の工事が2ヶ月前から始まる　杭打ちの震動で　レンズが歪んで磨かれると　悩み出す　以前から小心　被害的で　何かあると兄の所へ相談に行って解決して貰っていたが　今度ばかりは　機械自体がそれ以上の震動をしてるじゃないかと　相手にされなかった　朝　工事の人の姿が見えると　落ち着かなくなる　その中自分の体も揺れると言い出す　しきりに体を揺すってみる　聞える声も震えている　人工鼓膜もずれてしまったと　食事も摂れなくなる　機械の月賦が払えないというお詫びの遺書を書いて　ネクタイで首を締める
　　初診所見
真っ黒な長い顔　真ん丸い目で　Dr. を注視　気分を問うと　ええっと耳を突き出す　聞えている　目をつぶると横揺れがするんですとやってみせ　自ら頷く　表情は全く鈍く　唇しか動かない　Niveausenkung 著明の Alte Schizo.

の雰囲気　そのくせ内界は現実に即し　ちょこちょこよく動く　一方的な発語　人の言う事をちっとも聞いていない　手振りがよく入る　対光反射の時は　変ですか　変ですかと問う　ハンマァで膝を叩かれ　足が跳ねると　あっ　あっと反っくり返る　死のうとしたんだってと唐突に問うと　そうです　そうですと顎をしゃくる　赤くなってるねと言うと　ああ　まだなってますかと　横の妻を見る　それみろといった Nuance　妻は驚かないで怒った風　ふくれっ面　兄も困り果てたといった所　入院を勧めると　私みたいな人　一杯入ってますかと質問　黙っていると　妄想持っちゃったんですねと　また頷いている

病棟生活

Dr. が将棋を指していると寄ってきて　あっ将棋もするんですか　ジャズも好きなんですって　私も昔よく聴きました　LA とか MJ とかまだ生きてますかとしつっこい　他患が　今先生が負けそうな所なんだから　黙ってろよと注意すると　あっ負けるんですか　じゃ頑張らなくっちゃねと言うが　大丈夫ですかとすぐ喋り出す　無締り　無構え　軽率　心理検査は　恥をかきたくないと拒否し通す　Debilität

Ｂ１５　女　５５才

問題行動

駅からちょっと入った所で自転車預り業　20才で養子を迎える　柔順で苦労性　人づき合いは駄目だが　客には親切　10時過ぎても帰って来ないと気を揉む　3ヶ月前から副業にパチンコの景品買いを始めたが　当初から嫌がっていた　午後からの忙しい時間は夫が座る約束だったが　暮に区画整理の会合があって留守した時　単価を勘違いして　大分お金を余計に渡してしまって怒られる　それからは夫が居ないと倅や娘の勤め先にすぐ電話をする　午前中からそわそわしている　正月は皆が居るので落ち着いていた　ここ１週間程口数が少ない　昨日は部屋を掃きながら泣いていた　夫が声をかけると答える風ではなく　何も彼も持ってかれちゃうと　何度も呟くように言った　床に入っても寝つかない　夫が夜半目を覚ますと　仏壇の前に座って　お爺さんの苦労した家持ってかれちゃうと呟いては泣いている　今朝は話かけても全然喋らない

初診所見　（往診）

仏壇の前に座って居る　声をかけると一回で振り向く　目は充血し　吊り上がっている　私服の Dr. より　白衣の看護婦の方を認知した様　すぐ　くるり

と背を向けてしまう　夫が声をかけても反応なし　Dr. が　○○さん　疲れちゃったんじゃない　病院で少し静養しようよと言うと　くにゃくにゃと肩を揺すり　いやだいやだ　家に居る　柱へ縛ってもいい　ここに居る　天地の終りだぁと　わぁあわぁあ　泣き出す

　入院3日目　風呂敷を割いて紐に綯っている所を発見　死なせて死なせて申訳なくて生きていられないと泣きわめく　貴女のような人生経験ある人がお金の間違い位いで　そんなに混乱しておかしいよと言うと　そんな事じゃぁなぁいと　更にふり絞るように泣く

　入院5日目　伏し目勝ちの眼は　Strabismus があって　視線が固定しない　目許は硬いが　全体としての表情は自然　感情の起伏あり　食事が油っぽくないか等の雑談の後　ちょっと考え過ぎて　興奮しましてと　照れ笑いが出る　我慢強い方だし　まあ　ふくれっ面もしますけど　心配事あると　すぐ心臓がどきどきしてと　ぽそぽそと話す　夫が Dr. に隠していた Moment あり　市の計画で区画整理の対象となり　仕方ないとは思っていたが　家族は皆　いそいそと補償のお金で　どこにどんな家を建てようという話ばかりしている　ぼろ屋になってしまったが　昔　父が馬力までして苦労して買った土地である事　夫は　アパァト経営をして楽する事ばかり言う　店子は　安い家賃で借りていたくせに何百万も立退料を要求すると話し　さめざめと泣く　Dr. がハンカチをさし出すと　済んませんっと　ひったくるように取って　目をごしごし

　　検査
田中ビネ　ＩＱ 56
PF study　状況の把握悪く　文章も不完成　scoring 可能のものは 11 にとどまる　I 3 I' 1　i 1　e 2　M 1　m 3　おとなしい　気の弱い　無気力な人

　　経過
全家族を招集し　いかにして自分達の物になった土地かの話を　患者に．席ぶたせる　父親が嵐の中　下帯までびしょびしょになって夜中帰ってきて肺炎を起こし　母親が翌日から馬の手綱をとったという件りはなかなかの名演　Dr. が　お母さんはその事を思うと　悲しくて首まで吊ろうとしたとつけ加えると娘がわっと泣き出し縋りつく　夫も目を擦る　患者も娘を抱き締め　おいおい　1ヶ月で退院　色々あって寝つきが悪くてと　にこにこやって来る　郊外へ新居も建ち　アパァトにも人が入った　もう苦労しないで暮せます　毎朝　自転

車の代りに小鳥達が来ますと　3ヶ月で治療終了

B16　女　35才
　　問題行動
農家生れ　女の子は一人で　祖母に溺愛される　中学卒業後は家事手伝　畑へはほとんど出た事がない　町へも一人で行った事がない　見栄っ張り　凝るかと思うとちゃらんぽらん　31才で公務員と見合結婚　翌年　男の双子を産む　1才になってもおしっこを教えないと悩んでいる所へ　姪が　学校へ上ってもまだおねしょをして困る　という話を聞きこむ　そうなっては大変　と時間を決めてやらせ出す　便器を並べて座らせてもちっともしない　その中に　押し合って倒れたりして　ぎゃぁぎゃぁ　おむつをするとすぐ漏らす　怒り抜いて声が嗄れてしまう　夫が　母親を呼んで指導して貰い　少し諦めて放っておくようになるが　3才児検診時　保健婦にもうそろそろねぇと言われた事から厳しい管理が再燃　小児科　泌尿器科と回り　精神科へ　自分に投薬され憤慨　湯たんぽを火にかけて　脇で料理をしていて爆発　顔に大火傷で入院　夜昼を分たず　執拗に耳に口をつけ　眩暈　吐気を訴え　看護婦がダゥン　夜勤拒否者が出る始末

　　初診所見　（往診）
片目は包帯で隠れ　露出している額　頬も痂皮とケロイド　表情らしきものは口唇の動きのみ　それも引きつれている　発語も声帯の破裂音の様　状況に比し　緊迫感がない　でれっとしている　手がちょこちょこ　よく動き　質問の内容についてくる

　　検査
田中ビネ　　IQ 74
PF study　　内罰自己防御型　GCR 54%で一応反応は適切と言えるが　spE 42%で超自我意識がやや薄いか　E I など皆無で　超自我を障害されても　自分を守ろうとする気配がない　又 ΣM + I 29%で精神発達　社会性発達の遅れを感じさせる　ProfileはI↑ E'（↑）E（↓）　不満は言うが　直接相手を非難攻撃できないし　高い見地から他を容認する事ができない　必要以上に自分を責める事が多く　他からの非難詰問にも抵抗せず　すぐ自己非難へ向ってしまう　転移は前半は i（+1）が多く　後半は m（-0.6）と多く　自

　　　　　身による解決から　時間待ちの方向へと　要求固執の形が換わる
経過
夫は若い頃　結核で肺葉切除手術を受けていたが　気管支拡張症で働けなくなる　成長を楽しみにしていた二人の子供は　高校を卒業しても定職につかず患者とは全く口をきかない　生活保護を受けたり　うち切られたり　不安定な生活　病気ってなかなか治んないねぇと　眩暈　食思不振等の不定愁訴を訴えに　へらへらとやって来る事 20 年

＃　不気味　疎遠

B17　男　42才
問題行動
中学卒　飽きっぽく　調子が良い　末っ子で　職業軍人であった父に　いつも怒られていた　パン屋9年　主人が支店を持たせようとしたら辞めてしまう　ついで製菓業を3年　28才で恋愛結婚　相手は蕎麦屋の娘で　婿に行くのは嫌がったが　結局向うへ住む事になり　自分はタクシィの運転手に転職　明け番の日は出前等をしていたが　37才で　体力的に大変だとバスの運転手になる　今年の春　労働争議があり　仲間と議論をしている中に　事の成り行きで第二組合の書記にさせられてしまう　裏切者と罵られたが　2回のストで解決したその後で　路線の配置換えがあり　嫌な路線へ回されたという　妻に　狭い道で神経が疲れる　乗客も嫌な奴ばっかだ等と愚痴を言ったりしていたが　その中口数が少なくなり　夜は考えこんでいる　仲間に会社がスパイしてないかとか　最近　信号機の色が変ったかとか妙な事を聞く　一昨日　混んでいる路線を避けて　違う道を通って駅へ付り　乗客を全員下ろし　車を車庫に入れて居なくなる　遠回りして来たと夜遅く帰宅　眠らず　明方少し解ったと　妙な笑いを浮べていた
初診所見
角張った顔　角刈　実直そうに見えるが　厚ぼったい唇で喋り出すと　軽率そのもの　同伴の上司が説明しようとしても　そうです　そうですと　すぐ話を取ってしまう　労働運動に手を出したのが失敗でしたと　仲間に阻害された辺りの話は　まあ理解できるが　運転中の異常体験に関してはめためた　話が

詰ると自分は悪意でやったのではない等と弁解が入る　胃が悪かったのも関係がありますなどと脱線する　最後は勘違いでしたと　あっけんからんとした感じはい　静養しますと入院にも全く抵抗なし

検査

Rorschach　　iT　　T　　R
　　　　Ⅰ　　8　　92　　2-1　　W'　F±　M'　A　correct　split
　　　　Ⅱ　　　　(62)　Rej
　　　　Ⅲ　　80　110　　1　　D　　F±　M　H　Hip P
　　　　Ⅳ　　　　(87)　Rej
　　　　Ⅴ　　4　　30　　1　　W　　F±　A　P　Rep
　　　　Ⅵ　　　　(67)　Rej
　　　　Ⅶ　　62　120　　1　　W　　F±　(H)　Obj
　　　　Ⅷ　　　　(40)　Rej　　Ⅸ　(25) Rej　　Ⅹ　(36) Rej

２週間前の知能検査は　こういうの昔やった事があると　真剣に取り組んだが　うって変って警戒的　防衛的　攻撃的となり　こんなくだらないもので何が判るんですかと食ってかかるかと思うと　その後面白いもんですねとにやにや　とり繕うような事を言って　カァドを回転させるが　反応は出てこない　皆どんな事を言うのですかと困惑気　特にカラァカァドには嫌悪感を示す　Ⅰカァドは比較的素直に　鳥が羽を拡げているみたい　こうもりかなと反応するが　Inquiryでは　ここがないほうが良いとか　しきりに難癖をつける　Ⅲカァドも難渋するが　人間を出す　Ⅴカァドはすんなり　こうもり　Ⅶカァドはさんざ回して　子供　Inquiryでは　台の上に乗った人形と落とす　情動不安が基調にあって要求水準は高いが　生産的思考が働かない　衒って見せるが落ち着きがなく　細部に拘り　統括を高められない　精神活動の幅は狭く　常識的だが猜疑的　観念も固着していて展開がない　退行が窺われる

ＷＡＩＳ　言語性92　動作性96　ＩＱ 93
ＥＥＧ　　7～6Hz θ のかなり混入する　slightly abnormal record

Ｂ18　男　31才
問題行動
山村の農家に生れる　中学卒　25才まで農業　畑の合間には釣をしたり　人と交流のない生活をしていた　町にサッシュ工場ができて勤めたが　仕事より

バイクに乗って行くのが楽しいといった風だった　2年程で接触事故を起こし辞めてしまう　以前にも増して無口となる　嫁に行った姉達が遊びに来ても話をしない　外へ出る時は手拭で頬かぶりをして　目だけ出している　その中畑へも行かなくなる　夕方　日が落ちる寸前に　一わたり庭の繁みを覗きこむついで　上座敷の時計の振子を止める　毎朝　自分用に芋汁を鍋一杯作る　父母には食べさせない　余ると夕方捨ててしまう

初診所見
暗い　硬い表情をしているが　つるっとした額　頬が長く愛嬌がある　外へ出なかったというが　顔は真っ黒　膝に肘をついて背を丸めてみたり　やおら上半身を弾けるように伸ばしてみたり落ち着かない　にやっと口を歪めて　俺病気じゃねぇよと唐突に言う　Dr.が　病気じゃなくても悩んでる人は　相談に来るよ　と言うと　ふぅんと感心したようにDr.を見て　顎が上がってしまう　時計の振子見てると妙な気になるの－－うん　かっちんかっちんって　何かの合図－－そうじゃねぇ　庭から……　よく解んねぇ　怖い－－うん不思議な……　何か起こりそう－－うん　誰か居るみたいな　誰－－人じゃねぇかもしんねぇ　じゃ何－－解んねぇ　時計がどうしたって－－庭から続いてんじゃねぇかな　振子の所が　それで－－うん　かっちんていうと　ひょこって……　出てくんのかな　見えるの－－見えねぇ　振子を止めると－－出て来ねぇ　おかしいね－－おかしいねぇ……　といった具合で異常体験を問われても　拒否的ではなく　Dr.を上目使いに見ては　にやらにやらと舌舐めずりをしたり　唸ってみたり　不思議なんだよ　何て説明したらいいかなぁと構える事なく　話についてくる　病気として対応した姉の夫達に殴りかかったというが　聞いてくれる人を求めている

経過
EEG　怖がる事怖がる事 fast wave pattern 7〜6Hz θ sporadic borderline　心理テストは　斜に構えて　覗きこむが　だめだめ　こういうのと手を振り　応えず　文化に接していないためもあって　Debilität より悪く見える　入院2年目に母死亡　一時退院したが服薬せず再燃　1年おいて　父も死亡　10年目　福祉事務所より田畑の整理を打診される　売っちゃえば　ここに居られるのと　Dr.の顔をじぃっと見る

B 19　女　38才
問題行動
中卒　染物　織物工場を3回換る　その後　映画館の売店の店員となり　21才で客と恋愛結婚　二児をもうける　気がきかず　口下手で舅女には怒られてばかりいた　時に押し黙り　ぷいっと何処かに行ってしまうというような所があった　33才で離婚　近所のアパートに入り　工場へ勤める　仕事が覚えられず　半年で辞めさせられる　生活保護を受けぶらぶらしていたが　福祉事務所に3日にあげず　頭が痛い　腰が痛いとやって来て　一くさり聞いて貰うと安心の態　舅女と暮らしている子供が遊びに来ると　嬉しくて金をくれてやる　支給日の前は百円の金もなくなり　何も食べずに寝ているといった生活　ある日子供が行くと　ぽわぁっとしていて　口をきかない

初診所見
頬がこけているが　色白　あどけない顔　話かけると体を突っ張り　目を白黒　背中を擦り　手を握ってやると落ち着いてくる　Anrede には瞼のみぱちぱち　また反っくり返りそうになる　手の甲を撫でてやる　汗ばんだ手で握り返してくる　ぽそぽそと話し出す　つぅと涙が流れる　ごそごそとコゥトのポケットから皺くちゃのハンカチを取り出し目に当てる　父の葬式から帰る途中寂しかった　弟の家にずっと居たかったが　嫁さんが病気だから置いて貰えなかった　アパートへ帰ってもご飯を作る気にならなかった　夜　天井の暗い所に色んな人の顔が覗いている　自分が死ぬのを見ている　昔　工員に寮へ呼びこまれ強姦された時も　天井から皆が見ていたといった話を　脈絡なくする　全くの Amimik　辛い悲しいの情感が伝わってこない　目から水が流れている感じ　manieriert な Gebärde　Grimasse 様のもの　出るが inhaltarm

検査
WAIS　言語性 84　動作性 88　　I Q 85
PF study　無罰自己防御　GCR やや低め　自責　自制心に欠ける

経過
福祉も立会いで相談　将来　子供達と住むという希望の許　技術をつけるために施設へ入所　毎日テレビのアンテナを箱に詰めてます　もう　子供達と住めないかもしれません　手紙を出しても返事が来ませんから　といった便りが　時に届く　5年が経つ

B 20　女　30才
　　問題行動
農家生れ　中卒　勤めの経験はなし　24才で見合結婚　1ヶ月で返される　翌年再婚　最初の子が　未熟児で苦労したという事で　2年後に妊娠するも中絶　1ヶ月位して眠れなくなる　庖丁を怖がって勝手仕事ができなくなる　買物にも行けない　夜　震えている　玩具の人形が　自分の方を睨んでいると震えて　怖がって　寝つかない

　　初診所見
Scheinbar S　暗く　鈍く　冷たい　生気がない　相手を見ない　周囲に関心がない　深刻味がなくて　薄っぺらい　一生懸命話そうという熱意がない　抜け殻と話してる感じ　でれっとしているが Dr. を無視するような　ちょっとした不作法な動きあり

　　検査
Rorschach　R 11（6+5）Rej Ⅳ　Ⅵ　Ⅶ　Ⅸ　iT 13.7（non C 19 color 11）
　　　　　　T／R 46.3　W 4　D 5　Dd 1　S 1　M：M' 1：0.5　M：ΣC 1：3　FC：CF+C 0：1.5　Ⅷ＋Ⅸ＋Ⅹ／R 36.4%　A% 63.6　H 0　P 2　F% 72.7　ΣF% 81.8　F+% 75.0　ΣF+% 66.7　CR 3（A H Cimp）

　Rej Add が多く　Ⅰカァド iT 35″とスムゥズに問題に対処できず　意志の発動も円滑でなく　検査に乗りきれず　生産性は低い　レベルも一応 F-level は保たれているが　W±1 M 1 などから知能は平均以下か　全体把握は　不適当な　漠然とした　感情優位のものが多いが　部分把握は具体的　実践的にかなりできる　吟味はやや不安定で　感情の統制もかなりにルゥズで　不安　緊張が窺われる　対人関心は全く低下し　共感的接触がはとんどない　平板な人格像を呈している

田中ビネ　Ｉ Ｑ 68

＃　焦燥　不機嫌

B21　男　33才

問題行動

中学卒業後工場へ勤めるがどこも長続きせず　人は気づかぬが本人は少し吃ると気にしている　中華料理のコックの父が　職場へ連れて行って　野菜の皮剥きをさせた所　やってみたいと言うので　友人の店へ修業に出す　無口　几帳面で研究心があると気に入られ　2年で給料制にして貰う　客に愛想の一つも言えと言われても　逆に客に声をかけられると赤くなってしまう　父は一緒に店を出す事を楽しみにして居たが　翌年はもう詰らないと辞めてしまう　その後は転々　何かあると辞めてしまう　ここ2年位い　根気がなくなったように見える　金のある中は　家でごろごろ　気が向くとパチンコ　金がなくなると　組合の事務所へ行って　求人の貼紙を見ては働く　気に入ると1ヶ月位いは行く　気に入らないと1日で辞めてしまうという生活　ここ3ヶ月は全く働こうとせずいらいらしている　テレビを点けてみたり消してみたり　両親に文句を言われると　待ってましたとばかり一荒れする　ひどい時は唐紙をぶち抜く　昨夜は兄も来て　お説教　突然立ち上がって　真っ赤になって　身震いして　倒れる

初診所見

痩せて浅黒い　額が狭く小さな目　嫌な光りを放っている　全身はでれっとしている　手を膝の上に　ちょこんと置いて　もぞもぞと動かす　昨夜の事を問うと　あっ そうですか等と人事の様　軽薄な笑み　鈍い　仕事に行きたくないのは　人とうまくやっていけないから　かっとなるのは　自分なりに一生懸命やっているのに　文句を言われるからと　深刻味のない言い訳　薬を服めば治るんですかとへらへら　Dr.の目をじっと見詰めて逸らさず　父が てんかんかもしれないからと言うと　脳波をとれば判るのかともごもご　だがしつこく聞く　納得するとじゃあねと入棟　丁度　昼食が五目焼飯　味を問うと　何か言いかけ　あんなもんでしょうと 妙な笑い　鼻水を啜る

検査

EEG　　　αの出現　連続性　やや悪い位い　　θ（-）　within nornal

WAIS　　言語性69　動作性62　　IQ 65

Rorschach　R 22（R'+4 -2）Rej Ⅶ　iT 12.6（non c 7.0 color 17.0）T／R 17.0
　　　　　　W 12　D 9　Dd 1　S 0 Add dd 4　de 3　S 4　M：M' 3.5：1.0　M:ΣC

3.5：1.0　M'＋m：ΣC'＋Σc　3.0：0.75　FC：CF＋C　0：1.0　（C 0）Ⅷ＋Ⅸ＋Ⅹ／R 31.8％　W：M 13.5：3.5　A％ 54.5　At％ 0　CR 7　P　3　F％ 77.3　ΣF％ 90.9　F＋％ 35.3　ΣF＋％ 35.0　HW％ 41.7　HD％ 22.2

精神活動は落ちていないが　反応数　時間のむら　取消　追加が目立ち　知的統制を欠き　持続性もなく　いい加減さが窺われる　turn は Xカァドで初めて見られて　主体的に取組んでいるとは言えず　意思発動性も円滑さを欠き　精神活動はやや促迫している　W優位だが ±level の反応が多く　反応と反応の区切が曖昧のものがあったり　正確さを欠いた　漠然とした把握が多い　知的レベルはそう低いとは思われないが　分節的　具体的な現実把握が悪く　一般的な指向性　現実処理能力が低い　些事への拘泥　頑固さ　自己中心的で　反面　自己不全感があり　repetition 2（3）self-reference 2（1）等　興味関心の巾が　狭く損なわれている　特に　対人関心は　M h (-) ΣH 3 (H はⅢ　P のみ) と少なく　rear view caricature 等と　現実的対人接触の低下が窺われる　体験型は顕現　潜在的ともに内向型で　感情的な反応は鈍く　さりとて　内界の活動は乏しく　質も悪く　mF　fire　fighting　cloud と　不安　緊張の存在が　欲動を正しく発動させられず　鈍く見えるのかも知れない

YG 性格検査　E6　C2　A5　B5　D1　E'（Eccentric type）

B22　男　37才

問題行動

商業高校卒業　SR 中の上　在学中から全く友人が居なかった　工場へ勤めるが1年で辞めてしまう　何ヶ所か行ったが続かず　13年前父が死亡してから母と二人住い　働かざるをえず　ここ10年新聞配達をしている　4年前　外に住んでいた兄夫婦が　年とった母が心配で　家を改築して同居　兄夫婦が気に入らぬ事をすると　母を殴る　言い分を聞くと押し黙ってしまう　ほとんど自室から出てこない　兄嫁の下着を切るというような嫌がらせがあって　1年で兄夫婦は家を出てしまう　その頃からいらいらが始まる　何かあると母に当る　掃除が煩いと箒を燃してしまう　母が遊びに行って帰ってくると　下駄を燃してしまう　兄からの送金も燃してしまう　3日前の夜　母がお金がないと言うと　自転車に乗せて　2時間もかかる河原へ捨て（！）に行った

初診所見　(往診　警官が待っている　近所も怖がっているとの事)
母が戸を開けると　部屋中に古新聞が積んである　真ん中に埋るように布団が敷いてあって その上に ひっくり返っている　ぼろぼろの半ズボン　茶ばんだランニング　何回も声をかけると目を開く　Dr. を認めても身を起こそうとせず　もぞもぞ やっと起きたかと思うと　横向き　何を話しかけても答えず さっと立ち上がって外へ出ようとする　警官と看護人に阻止される　戻ってきて 不貞腐れたように胡座をかく　新聞紙の下をごそごそ　灰皿と煙草が出てくる 一番安い銘柄　半分にちぎり　汚いパイプにさす　こきこきと咬筋が動く　今にもばかっとやりそう　と あぁあと 本気の欠伸をする　つるっと剥けたように のっぺりした表情になる　火を差し出すと反射的にすぱすぱ　Dr. もくわえると ちょっと　灰皿を押し出す　顔は見ない　内界はかなり　動いている　パイプを擦ったり　足を組み直したり　(警官が　先生病院でゆっくり話して下さいよと言う)　Dr. がそういう訳だと言うと　また凄い目になり外を睨む　初めてきいた口は　5時から配達がある　それまでに帰れるか (警官がまた今月一杯休めって言われたんだろ　昨日話したろ　先生　注射　注射と怒鳴る)　Dr. が 形ばかりの注射ねと言うと　液を詰め始める看護婦の手元をじぃっと見ている 寝てと肩に触れると　一発 Dr. を蹴とばす　後は抵抗せず　Iso 0.5 iv Rausch で車中 喋りっきり　先生 何処かで見た事ある　パチンコ屋でしょ　違う　舌もつれてる　済んませんね　俺　何もやってないよ　男一匹　鍛えたかっただけですよぅ

検査

E E G　　　high volt.irregular α pattern　slow comp. (++) 5Hz θ まで
　　　　　　HV で burst 出現　slightly abnormal より悪いか
W A I S　　言語性 92　動作性 94　　I Q 92
Rorschach　R 11 Rej (−)　iT 30.5　(non c 42.8 color 18.2)　T／R 30.8　W 11
　　　　　　D 1　Dd 0　S 0　M : M' 1 : 1　M'+m : ΣC'+Σc 1.5 : 2　M : Σ
　　　　　　C 1 : 1　　FC : CF+C 0 : 1.5　　Ⅷ+Ⅸ+Ⅹ／R 27%　W : M 10 :
　　　　　　1 F% 73　ΣF% 100　F+% 13　ΣF+% 18　HW% 10　HD% 100　W-% 40
　　　　　　D-% 0　A% 41　CR 3　P 1　H% 14　vague 3　(1) fighting (2) Rep
　　　　　　2　symmetry 1
　余り乗り気のしない様子だが 拒否はしない　漠然とした反応が多く　明細化が悪い　I は 52 秒で F± で　現実適応がまずく　熟慮せず　内的活動は

不活発で生産性は低い　思考は硬く　曖昧で　ＷＡＩＳのＩＱと見合わない　体験型は共貧型に近いが　外拡型　内的には空虚で　形式的で　外的現実に従って反応するが　情緒刺激に対しての統制は悪く　混乱しやすい　現実認知も悪く　現実適合度も低い　対人関心も落ちていて　Fc cF 等　愛情欲求に問題があるのかもしれない　また　抑圧的であるが攻撃性も窺われ　社会生活からの逸脱を示す score　である

Discussion

問題のない Defektschizo. から　脳波に異常所見のある　性格反応　等という診断まで現れる　弾力のない生真面目さ　自閉傾向　関係念慮　思考障害の有無　一番問題になったのは Resonanz の欠如　[1]他者が内界に触れてくる事　[2]それに klingen する事　[3]その他者に人間的に対応する事　Schizo. は[2]の障害　この人のは[3]の障害　これはこの人の家族の構造の問題　幼児期に父死亡　schwachsinnig な母の包容力の欠如　かちかちの長兄　なあなあの次兄　この人は一見冷たく素っ気なく見えるが　実はべたべたしているのでは　母への執拗な乱暴は　Schizo. の gereizt とか Erregung に比べ息が長すぎる Epi. にこういうのがよくある usw.

Ｂ２３　女　４９才
　　問題行動

家は農家　23才の時　青年団長と熱烈恋愛の末　結婚　交際は広いが好悪の情が激しい　すぐかっとなる癖にいつまでもくよくよ　4番目の子を産んだ時舅女が　こんなに産んで　と言った事を根に持っている　3年前から天狗信仰に入る　庭の奥に小峰山を造り　朝な夕なに拝んでいる　1ヶ月程前から　機嫌が悪い　せかせか動き回る　夜半まで片づけ物　裏の井戸端で洗濯物　明け方までごそごそやっていて昼寝ている　大に注意されても物も言わない　昼寝もしなくなり　目が血走ってくる　昨朝　倅にお茶を入れてやったが　飲まずにご飯を食べ始めたら　馬鹿野郎　と茶碗を投げつける　昼頃　どこかへ出掛けて行ったが　凄い剣幕で帰ってきて　隣の後家さんの家に怒鳴りこみ　こんなに面倒を見てやっているのに　何で私の悪口を言いふらすのかと　いきなり腕へ嚙みつく　悲鳴を聞いて駆けつける家人を振り飛ばし　どうだ　恐れ入ったか　今のは天狗様だぞ　今度は私もやるぞと大立回り　夜に入ると声色を使い　今のは天狗様だぞ　今度は私だぞ　と忙しい　言っている事は　普段から気に

入らなかったと思われる事　辻褄は合っているが　聞くに耐えぬ事を　二色の声でがなり立てる

初診所見　（往診）

大農家　入母屋を複雑に組んだ豪邸　広い庭の造りもなかなか　小太りの婆さんが後ろ手で　胸を張って歩き回っている　Dr. が声をかけると　わざとらしくふんと言って　さっさと家の中に入ってしまう　夫と話していると　また出て来る　どうしましたと声をかけると　二、三歩わざわざ近づき　私は知らない人となんか　喋んないよ　あっかんべと言って　指で目を拡げ　舌まで出し　くるっと踵を返し　家の中に入って行く　また出て来て　何で御座いますよ　あっかんべ　もうつ　あっかんべ　目の中まで指を入れてしまって　手の甲で　慌てて　ごしごし擦る　家人総出で押えて Iso 0.5　静注　すうすう入眠しながらあぁっ　かん　べぇぇぇっ　だぁ　あっ　[Zelle] stolz gehoben　看護婦がご飯を持って行くと　ああ　飯か　ご苦労　そこらへ置いてけ　バナナの一貫目も買って　皆で食べろ　付けにしておけ　ここは気に入っとる　別荘のつもりで当分住んでやる云々　5日目　抵抗するのを　肥っているから心臓が心配と EKG を撮る　右脚ブロックあり　看護婦が去った後　説明　悪いですかと一瞬まともな発語が出る　興奮するからよと畳みこんでみる　あんたに言っても解るまいが等と高圧的だが　▽▽も気に入らぬ　嫁も気に入らぬ　10年も善くしてやったのに裏切りやがってと　話し出す　後家さんが草むしりをしてくれた　お礼に反物を嫁がやった　私を無視した　という事の様　その前からいらいらしていたんじゃないと問うと　月の物が去年辺りから不順で血の道だ　女ならある事だと　また言葉が荒くなりかけるが　ふっと Dr.の顔を見て　先生お彼岸までに帰れるでしょうか　供養がある　私でないと解らないと口調が和らぐ　最後は　いえ　先生のお髭を見て　学会の人と思ってしまって　座布団なんか投げて失礼しましたと座り直して　ぺこり

検査

Rorschach　R 25+2　Rej 0　iT 13.1　（non c 12.8　color 13.4）　T/R 16.2
　　　　　W 3　D 17　dr 4　di 4　S 1　M : M' 2 : 2　ΣM'+Σm : ΣC'+Σc 2 : 4
　　　　　M : ΣC 2 : 0.25　FC : CF+C 0.5 : 0　Ⅷ + Ⅸ + Ⅹ /R 22.2 %
　　　　　W : M 3 : 2　F% 66.7　ΣF% 100　F+% 44.4　ΣF+% 29.5
　　　　　A% 70.3　At% 0　CR 4　P 4　(1)　Rep 7　correct 2　Face 2
　　　　　Eye 4　eye 2 land 4　oral 1　(3)　teeth　(2)

熟慮 粘りなく 表面的で 生産性は活発とは言えない form level Pの保有など 知能は中位か F%はやや高く A%高く 思考態度は平板で 硬い 些事に目を向けがちで 総合的 全体的なものへの見通しに乏しい d r の続出は問題で 客観性を無視し 独断的変奇 思考の発展性のなさ 非協調的で頑固な面も目立つ 体験型は 共貧型に近い 内向型で 精神内界はやや貧困 未熟 情緒的豊かさを欠いて鈍い 感情状態は暗く 傷つきやすい 現実逃避傾向があり 対人的にも現実遊離的で 温かい共感性 感情移入能力に乏しい 一方 対人的に過敏で拘泥しがち 退行した依存欲求も窺われる score である

経過

7年間に3ヶ月以内だが 6回の入院 いずれも抑うつ状態で いらいら 退院すると夫に あんたが様子が良い良いと言うものだから 退院させられてしまった 人と会うのが億劫でしょうがないというのに 一つ終ればまた一つ行事が待っている いつも1ヶ月先の事を考えて暮さねばならない ああ嫌だ そこへいくと 病院はいい 苦しければ 先生がすぐ話に来てくれる 眠れなければすぐ薬をくれると愚痴る 果は泣く 最後は 暮までに退院 頑張ろうと外泊訓練中 帰院の日の朝 居なくなる 必死の捜索にも拘らず 手掛りなし 元旦 警察より Dr. 宅へ電話が入る 県道の橋の下に溺死体となって引っかかっているのを凧揚げの子供が発見 正月で監察医が居ないから ご縁のある先生に 家族も懇願しておられると 検死の依頼であった

B 2 4 　女　3 1才

問題行動

女子高校卒 家は地主でアパアト経営 農業は父がやる位い 我儘勝手 派手で社交好き 頭痛持ち テレビの宣伝を見てはあれやこれや薬を買いこみ 何かあるとすぐ服む 一年間 私鉄のターミナルスティションにある医院の事務に勤めたが 遊ぶために行っていたようなものだった アパートに住んでいた電気工と21才で恋愛結婚 家族は反対であったが 妊娠という事で一悶着の末一緒になる 家作を一軒貰い 米野菜も母が届けてくれるが 家計のやり繰りが全くできない 弁当も作ってやらない事が多い 可愛い女の子に皆の関心が集められている中は よかったが 夫が次第に文句を言うようになり 両親も毎日のようにお説教 頭痛薬を頻繁に服み 朝起きない事がある 子供は実家

で朝飯を食べて幼稚園に行く　怒られると　逆に　夫の酒や煙草の匂のせいにする　離婚の話が出る　困った父が夫と相談して内緒で金を出しロゥンを組む形にして　夫の会社のある町の郊外へ家を建てる　当初は張りきって一生懸命に家事をやって皆も一安心であった　その中　前の小高い所に家が建ち始めた事からまた文句を言い出す　監視されているみたい　暇なもんだから　私より洗濯なんか早くからやって干す等と　一々気にしていらいらしている　疲れて帰ってくる夫に当る　給料が安いから　低い土地しか買えなかった云々に至り夫に殴られる　夫の酒量が増える　1週間前　夫が帰宅すると　汗をかいて震えている　救急車を頼む　40度の熱という事で3日間入院　帰宅すると手伝いに来ていた母に　邪魔にして入院させたときり立つ　夫が帰るなりむしゃぶりつき腕に噛みつく　その後痙攣して意識を失う

初診所見

夫に抱きかかえられ　引きずられ　入室　ベットに寝かせるとぐったり　呼びかけるとぽわぁんと目を開く　丸顔　鼻が上を向いていて　年に比し可愛い顔　問いかけると知らないわよと目を瞑ってしまう　声も子供の様　腱反射　対光反射の検査には抵抗せず　噛みついたの－－知らないわよぅ　殴られたの－－そうよ　苛められたの－－そうよ　誰に－－この人よ（顎で頭の方に居て　視界にない夫をしゃくる）　お嬢さん幾つ－－知らないわよ　どこに居るの－－家でしょと　軽く受け流す　affekt-labil　Schwach-begabte　の Mimik　Charakter　Milieu　Moment　全て条件揃っている　両親まで患者を全面的に否としているが　夫も問題児　Dr. の視線を避けて対応する

検査

EEG　normal　　IQ　田中ビネ　82

軽佻　解除

B25　男　39才

問題行動

農業高校中退　21才で見合結婚　馬に乗るのが好きで　胃下垂になり　胃がもたれるという事で　25才の時手術を受ける　その後も胃の調子ははかばかしくなく　農業の中心は父親と妻であった　去年の春癒着を指摘され　再手術

食欲も出たのに 調子が悪い と言って 退院しようとしない 時々外泊に行き 季節の野菜をどっさり持って帰って入院患者に配り歩く 1ヶ月前から動きが多くなり 消灯後もナッススティションへやって来て 無駄話をしかける 一昨日は外泊から帰り 外来まで出て行って配る 首相と知合いで（昔妻が女中奉公をしていた）お嬢さんを倅の嫁にくれる事になっている 来年から全部機械化する 鯰を養殖して この地方の名産にすると 大言壮語

初診所見
浅黒い小柄の男 撫で肩で 唇が薄く ひらひらよく動く 体全体の動きは少ないが 鼠のような目にはくりくりとした表情がある 女性的な感じ くんくんと鼻を鳴らし勿体ぶった話し方 名前は－－□□あきらです 日に光です 昔は侍なので光のようにひかる みっちゃんという人がいますが こっちはあきらです 生れは－－6年11月6日です（○） 学校は－－戦争で乱れちゃって 辞めました 結婚は－－21です 早い－－早いです早いです 侍系統ですから それで かあちゃんは三つ上です 体の調子は－－腸に癒着があって 軟らかいご飯はおいしいです 川と池の違いは－－川は身を投じるもの 池は家を守るもの 金魚が泳いでます Redendrang 喋ってないと不安といった感じ 一見 locker だが よく話についてきて拘る それなりに意図する所が理解できる 家柄を自慢する時は口を歪めて照れたような笑み やたらと人名が出るが 関係を一々説明 高揚気分に覆われている Niveausenkung なのか Schwach-begabte なのか難しい 感情が気分の上限で平坦をなしていて 谷 峰がない一本調子だが 防衛的な所が窺われ 何かけちをつけられぬかとおどおどして視線が定まらぬ 本来 kleinmütig な人ならん Defektschizo. が enthemmt されて こんな Bild を呈する事があるが 几帳面な語りの Nuance が違う Haftreaktion の機制は？ 父と妻とが 妙に解り合い 納得している 倅と娘は不関 患者は弾き出されている

経過
面会は父のみ 患者が退院して半年後 妻が Depressiver Zustand で入院という 興味深い Episode あり 外来20年 皆老いてしまった 倅と嫁以外は楽隠居だぁねとにこにこ 鯰は趣味で飼っている 儲けはないねぇと 恥かしがって話してくれない

B26　男　35才

問題行動
工業高校卒　父は植木職で勉強しろと口うるさかったが　学校は行っただけで勉強らしい勉強はしなかった　鉄骨の卸業へ勤めるが半年しか続かず　飽きっぽく　工員を転々　父の仕事を手伝いたがっていた　21才の時母が死亡　後妻が来る　妹二人はすぐ馴染んだが半年位い口もきかない　小心で恥かしがり屋だったという　25才頃より酒を覚え　酔うと荒れるようになる　父にのみ乱暴　お袋の死んだのも金がなかったからだ　親爺の意気地なしと言うのが口癖　30才の時　妹が結婚　婿さんが初対面から兄貴と言ってくれたとご機嫌で　この人の前ではきちんと振舞っていた　ここ2年程口が軽くなったみたいで　よく鼻唄を歌っていた　最後の会社が1年前に倒産　それ以後は全く働こうとせず　父が植木に水掛けしたり　肥料の袋詰めをするのを見ていて　ああだこうだと世話をやく　黙ってろと怒られても　以前のように反抗的にならない　にやにやして軽口を叩いている　ここ1週間　毎日のように金物屋から庭弄りの道具を持ってきてしまう　店員が止めても　親爺が払いに来ると平然　昨日はとり縋る店員を蹴倒し　警察官が呼ばれる　対応が目茶目茶で　受診を勧められる

初診所見
にやにや締まらない　絶えずどこかを動かしている　外斜視のためBlickscheu　視線をちょっと外しているようにも見える　質問に　えっと聞き返す時　嫌なMimikが出る　一見 flach〜sorglos だが　verstimmt が基盤にある　働いてない事は確かだけどよぉ　(盗んだ物) そんな高けぇもんじゃねぇすよ　それがどうした　他人のお宅に関係ないだろうといった風　その癖　先生よぉ　どうしても入院かねと　媚びる

経過
10年間5回の入院　ちょっと働いては父を殴ってへこへこやって来る　院内では人を見る事に長け　性的逸脱以外のあらゆる規則違反をしたが　表に出てこない　看護婦がぎゃふんとなるような理屈を言う　深夜寝床の中で煙草を吸う　巡回で火事になったらどうすると怒られても　抱えている瓶の中にはちゃんと水が入っている　君は極悪人だけど女の子だけには何もしないね　と揶揄すると　先生　この顔見てよ　もてる筈がなかんべぇといった調子　甘えとごねを繰返し　45才の誕生日　農薬を飲み死亡

B27 女 54才
問題行動
農家生れ 尋常小卒 親類の家に女中奉公 23才で嫁に行くが姑と折り合いが悪く 子供が死んだのを機に実家へ帰る 弟達が農業を嫌って家を出てしまったので 31才の時養子を貰う 気が強く我儘 済んだ事にくよくよ 執念深い 現在 24才の男子 17才の女子の母 大過はなかった 去年 夏頃より頭痛 肩張り 動悸を訴えてごろごろしていた 3年前の閉経時にもそういう事があったので 放っておいた所 夫をなじり始めた 痩せてきたので 受診すると バセドゥ氏病を疑われ入院となる 最初は不安がっていたが 1週間程するとお喋りになる それまで口もきかなかった隣のベットの人にしきりに話かけ 果はお節介 必要でもないのに 看護婦を呼んでくる 夜半 部屋中の人を さあ お便所へ行きましょと起こし 看護婦が怒りに来ると お騒がせしましたと 自分は廊下へ出て ごろんと寝た振り 金輪際 動かず

初診所見 (往診)
何か喋りまくっている 受持医がDr.を紹介するときっとなる その後きょときょとと不安そうに入口の方を見る 受持医に退室して貰うと急に子供っぽい笑顔となる 上下の門歯のProtheseがきんきらきんの獅子舞いの様 下卑て軽薄に見えるが やや硬いのか 手の仕草の自然さとそぐわない表情 変化も唐突 全体としてはでれっとしていると言える Schizo.のKontaktではない 誘導的な質問をすると そういう事は解ってるから いいです いいですと手を振ってはぐらかす 一方的に喋る時も何か意図的な感じがする ちょっとratlosになる事もあるが symptomatisch な Nuance はない Auffassung の悪さから まずSchwach-begabte の Haftreaktion ならん

Dr. I は Schizo. 説 (転入院 20 日後)
Demenz があるかどうかは気になるが このGemüt の動きのなさはSchizophrenie Ausdruck stumpf Denkweise locker 知能の問題ではない 子供の勤め先も言えないなんて teilnahmlos それと schamlos 胸診て 放置しておいたが 衣服を整えようとしない Resonanz なし 暖簾に腕押しの感 強く打っても弱く打っても同じ反応 要するに flach という事 死亡した子供の話も淡々 話題によって気分の変換なし ratlos とは思えない 緊張感もないし前の結婚の事を隠したい 聞かれて困ったという態度がない 一貫してふにゃふにゃ 寡動状態のわりに depressiv ではない 他の疾患なら もう少し

動いていい　とても心因的なもの　Reaktion とは思えない
　Dr. I （退院の前日　入院 70 日）
Schizophrenie の興奮の収まった Bild で　dement の感じではない　flach ～ sorglos　人懐っこいというより　へらへら　Organiker の人懐っこさとは違う　何の話題を持ちかけても　淡々 indifferent　自分が退院するのか　人が退院するのか　病院がいいのか　家がいいのか　現実に密着した感じがない　看護婦の名前も知らなきゃ　同室に誰が居るのかも関心なし　食事も出たから食べただけの事で　旨かったでもなし　昼は焼蕎麦だ　サラダだと答えても　何入ってたか見なかったはひどい　知能はそう低くない

検査

E E G　　　 slow wave 若干混入するも　 normal record
W A I S 　　言語性 90　動作性 78　　I Q 85
Rorschach　R 12（11+1）iT 27.9　(non c 36.8 color 19.0)　T／R 47.8　W 3 D 7 Dd 2　Add Dd 2 S 1　M：M' 0：0.5　M：ΣC 0：0　FC：CF+C 0：0　　M'+m：Σc'+Σc 0.5：1.5　Ⅷ＋Ⅸ＋Ⅹ／R 41.7%　W：M 3：0　CR 3　F% 83.3　ΣF% 100.0　F+% 10.0　ΣF+% 16.7　A% 79.2　At% 5.3　P 1

反応数少なく　反応を与えるまでの時間は非常にむらがあるが　概ね遅くて　精神のテンポのむら　遅滞　持久力の乏しさがみられる　I Q 85 を得ているが　W±1　F+% 10.0　M 0　等　この protocol からは　それだけの知的レベルの保有は窺われない　M は皆無　F%　A% が高く　CR（A H Atb）も少なく　本来の精神活動は現れていない　rigid な思考様式が感じられる　更には（−）レベルが 3　vague fabulized combination と　現実結合度の低い反応が多い　P 1　impotency 1（3）と　一般的思考に欠けていて自信のなさを示している　把握型は D type で　抽象把握より具体的日常的把握が多いが　HD% 14.3 と低く　Dd 2（2）もレベルは悪く　あまり現実に適応しているとは言えない　体験型は全くの共貧型　僅かに潜在的な外拡型の様相を示すが　内的活動も外界への反応も　ともに抑えられた平板な精神が窺われる　感情表出としては（imp）（dysphoric）　FC'（Fc）等　威圧感不快感があるようだ　Fc は A　Eye　Heye で（2）がみられ　face H 2 A 1 など　他への敏感さ　配慮は保たれているが　H は Hd 1 のみで Do に近く　real H は皆無　Ⅲで骸骨　Mo も color 反応もなく　対人間的　関心

共感性は失われているようだ　現実認知も悪く　一般常識性にも欠ける
経過
外来2年余　12月30日をもって治療終了とした　Schizo. の Verlauf とは大分違う　1年目は　だるいだるいと言いながら　6時に起き　ちょこちょこよく働き　家人に少しのんびりして貰いたいと言われる始末　辞退しようとする夫に発破をかけ　区長を引き受けさせ　連絡事項等は自分でやってしまう　よく笑うがちょっとずれている　Resonanz も霞一枚かかった感じ　話も一点抜けてる感じ　2年目は肥ってしまって　変形性膝関節炎を起こし　行動が制限される　お菜の買物は　自分で行かないと気が済まない　愚痴が多くなったが夫は　この位が婆さんらしくて良いと

B28　女　35才
問題行動
中学卒　洋裁学校1年　縫製所へ勤めるが肩が凝ると辞め　製紙　製綿工場へ半年位いで転々　23才の時　友達と遊びに行くスナックで知り合ったタクシィの運転手と恋愛結婚　9才と6才の子供が居るが　夫が競輪に凝りサラキンに手を出し　今年になってから脅迫に近い取り立ての電話　夫が逃げ出し離婚となるが　留守にやって来て金品を持ち出す　患者の兄が怒り　警察を呼んだりした　借金の大口は夫の兄が　小口は患者がパァトで働いて返す事に決った　ここ2ヶ月程不眠　10日位い前からお喋りになる　昼間は仕事にも行かないで　子供を休ませ　遊んでいる　夜は眠れないとコォヒーをがぶ飲みし　窓辺に腰かけ　ツゥキガトッテモ　アオイカラァ　等と歌っている
初診所見
小柄　痩せぎす　同伴の母親と兄の先に立って　とことこ　にこにこと入室　ちわぁっといった調子　母が離婚の経過を話すのは　ぽわっと聞いているが子供の年等はきちんと言える　不眠については　さあ　どうなんだべか　仕事については　それがさあ　工場長と気が合っちゃってさぁと　でんどいな男言葉で　ちょっと外して答える　母が辛かったと思うと言う時には横を向いて涙を拭う　人格像としては　まあ纏まっている　ちょっと放置してみる　きょときょとしたかと思うと　小首を傾げ　きつい目つきをする　halluzinieren? symptomatisch?　軽い意識障害時の調子の良さと　不機嫌の mischen した Bild に似ている　入棟して　怖いよぉと　看護室の机の下に潜りこむ

検査

EEG　　awaked pattern　　normal record

WAIS　　言語性86　動作性79　　IQ 82

計算　17+18　－－えぇっ？　35×3　－－サンゴ15　サザンガ9　105　1000－は－－（prompt）985ですか　うん？－－違いますか（確かめようとせず）　100－7－7っての　やってみよう－－（にやにや）いいですいいです（手を振る）

諺　塵も積もれば山となる　－－ちっちゃなごみでも溜ると山のようになるでしょ　だから毎日掃除するの－－そう　そう　10円も溜ると1万円になるから倹約しろってんじゃないの－－あら　そうですかぁ　情は人の為ならず－－人には厳しくしろって　人に良くすると自分にも回って来るんじゃないの－－そういう　意味もあるのぉ　枯木も山の賑い－－人が沢山集まるとぉ春のように楽しい　結婚式に皆が来てくれた時言ったら－－それは失礼でしょう（にやにや）

経過

3日程　意識障害の Bild　schwer-besinnlich　Amnesie を残す

＃　逸脱　欠恥

B 29　男　32才

問題行動

夫が戦死して弟に直った母　異父兄と二人の弟が居る　父は患者が中3の時川で溺死　複雑な事情があって自殺らしいと言われているが不詳　農業高校を卒業して　兄と農業をやるつもりだったが　学校に貼り出してある求人広告を見て　反対を押し切り上京　工員となる　無口で　酒を飲んでもむっつりしている　動作も鈍く　象のようだが　よく嫌味を言うので友人ができない　2年で10位い仕事を換えた事もあった　今の仕事は3年続いている　正月に田舎へ帰っても　兄にお説教されるというので家にはあまり居ない　今年帰った時町村合併を機に　兄が市会議員に立候補するという話を聞く　帰寮すると何か落ち着かない様子　だんだんお喋りになる　寮の者に兄貴が市長に立候補すると自慢そうに話す　応援に行かなくていいのかと煽てられ　勿論その積りだと

得意になって喋っていたが　無断で突然帰郷　兄に☆万円しかない貯金通帳を出して　これで親爺の墓を建て直してくれ　そうすれば絶対に当選すると喋りまくる　初めて聞く高笑いに皆が辟易　夜はお墓へ行って　お経をあげたり演説の練習　昼はちんどん屋のような恰好で村中を歩き回る　兄にとうとう殴られ　追い返される車中で　美人を見ると話しかけ　大言壮語　最初は兄の秘書になってくれと言う話だが　その中　H行為に及び　公安官に渡される　会社の上司が引き取り　兄も駆けつける

初診所見
早くしてよぉと　事務室まで入って来る　診察室へ呼び入れると　ちわぁっといった調子だが　硬い表情　これが市長になる兄貴でよぉ　等と纏まらない事を喋りまくる　気分の基調はDysthymie　水っと　兄を見て　水道に頭をしゃくる　兄がいきなりぶん殴ったため　興奮　看護人全員集合　外来でやっと仮縛　開院以来の騒ぎ　保護室へ

経過
2週間暴れまくる　Mittelにも強し　Cp換算1000mgになんなんとす　病室へ移ると　看護者に話かけられるのは避けているが　他患とはけろけろと話　ええっ　7時にも煙草貰えるのぉ　損しちゃったぁ　云々の類い　初めてのきちんとした面接では　最初の中　顔を上げない　Dr.が入院の時大変だったんだぞと言うと　へこりと頭を下げてから上目使いにやっとDr.の顔を見る　照れ笑い　また　へこり　Mittelもかぶっていて　硬く　動きの少ないMimikだが　鈍くはない　進んで答えようという構え　一応張りもある　自分なりの兄貴への思いを語ろうとして　劣等感等と洒落た言葉が出るが　後が続かない　しどろもどろ　煙草を勧めると　申し訳ないといった手の出し方が　いかにも自然　病棟でも　人によって態度を使い別ける　1ヶ月で上司もこんな奴だったかという事で　寮へ退院　選挙が終るまで会社で面倒をみてくれと

検査
EEG　within normal
WAIS　言語性82 動作性82　IQ81

B30　男　35才
問題行動
農家　九子中第4子　学校は行っただけ　兄二人と農業をやっていたが　何を

やらせてもいい加減　季節々々の段取りも覚えない　25才の時　長兄が結婚　兄嫁に良い所を見せようと　一生懸命働いた　半年位いして　干しておいた下着が頻繁になくなる　兄嫁の入浴を覗いた事から疑われ　下着に Masturbation をしている所を発見される　次兄が青線へ一度連れて行った所　異常な Sexeller Wunsch の昂進がみられ　兄嫁が一時　里へ帰ってしまう　米を持出し換金し青線へ行く事が続き　某宗教団体の寮へ入れられる　夜　供物を盗む　近所を徘徊する　信者の前で懺悔をさせられても平然　突然姿を消す　1年後に　河原の水車小屋に住み着いていることが判る　近隣にかなり盗難の被害があった様連れ戻したが　人柄が変ってしまったみたいで　へらへらとよく喋り　子供の悪戯のような事を平気でする　日夜 Masturbation　兄嫁が言いもしないのに悪口を言っている　苛めると　唯一味方の母に　しきりに　訴える

初診所見

痩せて　折り畳めそうな長身　つるっと禿上がった額の皺に垢　小粒の目には不気味な光　歪んだおちょぼ口　表情全体として纏りがない　老けた感じ　話しかけると上半身をくにゃくにゃしなしな　女性の仕草の様　何処かへ行ってたの――そんなふうなんです　何年位い――それがピントこないんで　今日は何日――まごつきまして　苛められるの――皆さんがそうおっしゃってまして　頭はっきりしている――それがどうも ピントこないんで　8＋7――ピントこないんで　2＋5――5　3＋4――7 です　その5倍――こないですね　3倍は――ちょっと こないですね　猿も木から落ちるって何――あまりピントこないですが 下に餌があるから下りてくる　落ちるの――がたん とですか 足を滑らせたんで　いろはガルタはピントくるかね――えへぇちょっときますです　い――犬も歩けば棒に当る　ろ――― 論より証拠　は――花より団子に――憎まれご世に ふにゃ　ほ――骨折り損のくたびれ儲け　へー―下手の横好き　凄いね　じゃ意味いこう――それはもう ピントきません　終始粘った妙な敬語　解っている事はすらすら　鼻をひくひく　解らない事は nicht-Pint-kommen と逃げる　一見 flach　sorglos だが　頭はぺぇ助と言われているが 自分としては頭痛が致しますと何回となく言う　この時はかなり引き締まった　訴えの表情が出る

検査

ＥＥＧ　irregular α pattern 7〜6HZ θ 混入　spike（-）sligttly abnormal
田中ビネ　ＩＱ 53

B 3 1　女　3 4才
　　問題行動
中卒　工具を転々　19才の時妊娠　気づかれた時は6ヶ月　数人の男の名を
あげたが結局誰の子か判らず　女児を分娩　母が育てる（現在　高1　愛情を
両者示さず）24才で結婚したらしいがすぐ家出　行方不明となる　建築飯場
を転々　5年位い現在の男と同棲していて　2年程前に実家の隣町へ越して来る
店で母が会ってびっくり　本人はけろけろ　前からアパートの人達と啀み合っ
ていたが　最近は攻撃的で　夫に色目を使ったろうとか　夫婦生活を覗いたろう
とか罵りに行く　その癖　自分は男の夜勤の時はシュミィズ一枚でトィレの前
をうろうろ　苦情が頻発で男が逃げてしまう　夜半　隣室の扉を破壊　警察へ
通報され　アパートを追い出され　実家に戻る　二階の娘の部屋を占領　終日
煙草をふかしている　時々　近所をうろつき覗きこむ　詰問されると　内の人
が来てるかと思ってとにやにや　人物誤認もあるようで　様子を見に来た弟を
昔の男と思って　科を作る　娘にいらっしゃいませと　手をついて挨拶をする
　　初診所見　（往診）
二階に上って行くと　窓辺に背を丸くして座っている　独語　Dr.に気づかぬ
どうしたのと　声をかけると　ぴくっとして　怯えた顔を向ける　つるんと額
が出ていて腫れぼったい瞼の下に　ぎろっとした真ん丸の目　さっと立って
Dr.の脇をすり抜けようとする　ころころに肥っているが素早い　家人に阻止
されると　わぁっと突拍子もないどら声をあげる　お医者さんよと言われ　やっ
と座る　胸元から欠けた櫛と壊れた玩具の受話器が転がる　さっと膝の下に隠
し　にやにやっと　黄色い歯を見せる
　　検査
田中ビネ　ＩＱ 51

B 3 2　女　3 1才
　　問題行動
中学卒業後　女工を転々　飽っぽくて短い所で3日　男と遊び歩き　中絶数回
24才の時同棲　妊娠して結婚　二児をもうけるが主婦として何もできず　給
料を渡されるとぱっぱと使ってしまい　金がなくなると万引　怒られると家出
最後はキャバレの寮に入ってしまい　離婚となる　その後は　関東5県の
キャバレを転々　妊娠　中絶不能で産むつもりで実家に戻る　妙な言動が目

立ち始め　やたら怖がり　便所に誰か入ってないかと何度となく開ける　終いには　外から戸を釘づけにしてしまう　自分は人が見ていようと構わず　玄関の前で放尿　垂便　産院では Geburt の最中は指示通り息んだりしたが　産れた子供に全く関心を示さぬという事から　チェックされる

初診所見

そろそろと下を向いたまま入室　何度も立ち止り　やっと着座　痩せて頬骨突出　体動は全くないが　視線は絶えず動揺　机の上においた手を握ろうとするとぴくりとするが　引っこめはしない　揺すぶると Dr. を見るが　すぐきろっと外してしまう　子供を何日産んだか問うと　ぼそぼそと答えるが　3日前　5日前と曖昧　月日ではと言っても3日　4日　5日と繰返す　産んだ子供の数は三人と言える　何処に居るかは答えられず　時に視線を止めて両手で耳の辺りを挟むように押える　どうしたか問うと　痛ぁいっと言う　halluzinieren の Mimik ともちょっと違う　Substupor の Bild に近いが　内的体験に埋っている硬い Mimik ではない　schwer-besinnlich？　妊娠による HCG の生産消褪による　いわゆる Generationspsychose？　Grimasse 様のものが出るがその都度顎を引く　刺激語を避ける風　Amentia の ratlos とも趣きを異にする状況が己を利するものか害するものかの判断できなくて怖がっている　刺激に反応しない方がいいといった風　要するに Dr. C の言う捕えられた獣の怯え

経過

一週間拒食　拒薬　鼻腔栄養にはぎゃあぎゃあと抵抗　説明説得しても意味も解らない様　誰も居ないと　部屋の外を窺っている　その中　立ったまま失禁　最初に接触したのは Schwachsinn の女の子　饅頭を持って行って　これうめえよ　ありがと　と食らいつき　目を白黒　水を飲ませ背中まで擦ってやったとの事　この子に並んで食事をして貰う　これくれやと　旨そうなお菜は箸を伸ばし　さっと取ってしまう　Dr. には寝間着の股をおっ広げて平然　寒いよーーおめぇがだんべ　キャバレェでもそんな口きくのかいーーうるせぇ　といった対応　1ヶ月でやっと馴染む　それ以後はでれでれ　にたにた　sorglos distanzlos schamlos　本当に　掃除も洗濯もできない

検査

E E G　　low volt. fast w pattern　α poor 7～6Hz θ 混入　slightly abnormal
C T　　　前頭葉 やや萎縮　　　　鈴木ビネ　　I Q 52

＃　困惑　夢幻

B33　男　39才
問題行動
夜間高校1年で中退　自衛隊へ入るが　結核のため2年で除隊　1年ぶらぶらしていたが　建設会社の支店長付きの運転手となる　27才で見合結婚　無口で不満屋　学歴に劣等感があってひがみっぽい　つきあいも下手　天理教支部の跡取りだが　妻に任せて　自分は全くやらない　ここ1週間程　元気がない　妙な事を言う　妻に車のナンバァを見てきてくれ　0が一つ余計についてないかとか　TVの受信料をちゃんと払っているか　色が薄くないか　信者が来る度に色がぱっぱっと変る　Yシャツを振ると元へ戻る云々　運転中　少し走ると脇へ寄って車を止める　前後に寄ってくる車のナンバァに何か意味があるらしい云々　本朝　交差点で血相を変え　後の車の運転手に　3m以上近づくと大変な事になるぞと怒鳴り　喧嘩になり　保護される

初診所見
でっぷり肥った妻の脇へちょこんと座る　下半身はぐたっとして全く動かないが手はちょこちょこ　目は伏せているが視線はぎょろぎょろと　床を這って動いている　意識障害に見える　ポケットをごそごそ　煙草と　ぽそっと妻に言う　Dr.が差し出すと　のろのろと一本取り出す　口にくわえるが　そこで動きが止ってしまう　Dr.が 17 + 18 は　と言うと　はっとしたように 35　いえ駄目です　駄目です　ナンバァです　解りませんと Dr. を注視　情なさそうな Mimik が出る　その中涙がじわじわと盛り上がる　横の妻を見て椅子をちょっと後へ下げる　妻の診察に自分が付添っているといった風　意識野が閉じたり開いたりしている感じ　後にこの時の回想を述べたが　自分の言葉がちゃんと伝わっていく時と　そのまま戻ってきてしまう時とあって不安だったと　急性期の Bild にも寛解した　人格像 にも Schizo. の Nuance なし

検査
EEG　　　regular α pattern
Rorschach　R 11 (14-3)　Rej Ⅵ　Ⅹ　iT 15.5 (non c 17 color 14) T／R 48.9″
　　　　　W 9 D 1 Dd 1　M：M′ 5：2　FC：CF+C 0：0.5　M′+m：ΣC′+Σc　3：0.5　Ⅷ + Ⅸ + Ⅹ／R 18.2%　F% 27.3　ΣF% 90.9　F+% 0
　　　　　ΣF+% 60.0　CR 3　A% 54.5　P 2 (1) 22.7%　ΣH 4　36.3%

取消が多く　iT 3 ～ 45 と反応態度が一定せず　円滑な対処ができ難い　最初から turn も見られ　時間もかけるが　perplexity (5)　level も低く　CR も少なく生産性は低い　知的には W±6 M±4 から問題ないと思われるが　F+% は低く　現実把握に資質が生かされず　客観的認知も欠く　思考内容　興味関心の巾も狭小　外界からの情緒刺激への感受性も低下し　反応性も損なわれている　その反面　内的精神活動は活発で　主観的な色づけの把握が多く　ΣH は高く　face masked など　対人面での過感性　対人不安が窺われる　mF　fighting　explosion fire など　緊張　不安感の存在が感じられ　方向としては攻撃の形をとるようだ

B 34　男　41才

問題行動

尋常小卒　畳屋へ奉公　辛くて１年で辞めたというが　窃盗で少年刑務所へ入った様　出所後　沖仲士を６年　ついで土方を転々　給料は酒と競輪でみな使ってしまう　小柄であまり力はない　人も良いが要領も良い　酒も良い酒で２, ３合で酔っ払い　人にやたら注ぎ回ってはしゃぐ　一昨日の昼前　工事事務所へやって来て　昨夜故郷の夢を見たから　ちょっと帰ってくる　清算してくれと言う　二日酔いとは違うぼんやりとした感じだった　夜遅く友達のアパアトに　風呂敷包を一つ持って現れる　友達は酔って寝る所だったのであまり受け答えもしないで眠ってしまった　傍らで色々話しかけたようだった　朝　流しの前に　亀の子のようにごろんとひっくり返っている　腹部が真っ赤　目を見開いているが　声をかけても揺すっても　全然　返事をしない

初診所見　（救急車で来院）

救急隊員に担架から診察ベットの上に下ろされると　物が置かれたといった風片足をだらんと半分垂れ下げたまま動かない　でれっとしている　肩を抱いて寝かせても　全く抵抗なし　シャツを捲ると　悸肋部から陰毛まで　浅いがびっしり無数の切傷　水平のものと　左上から右下へのものと　規則性があり　名前　生年月日　出生地は　ぱくっぱくっと　ひどい訛で答える　事件に関しては　目をぎょろりぎょろりのみ

入院２日目

ご飯は－－食べとります　ここ何処－－病院　何日になる－－　……　家は－－四国や　急に帰ろうと思ったの－－夢見たんや　どんな－－おっかさんが

帰ってこうって　幾つ――死んでしもった　何故帰らなかった――質屋で服出したらお金がたりのうなった　腹切ったのは――死刑を宣告されたからや　何日――ラジオでゆっとった　貴方の事――そうや　新聞にものっとった　そんな事ないよ――生きとってもええの　何か悪い事したの――たんとした　夢見てるんじゃない――見とる　ちょっと　暗算してごらん　3＋7――7＋8――9　雨と雪はどこ違う――雨は冷たい　雪は温くい

検査
田中ビネ　IQ 46

B35　女　35才
問題行動
女学校2年中退　家事手伝　27才で近所の工場の給食へ勤めに行き　工員と恋愛結婚　7才の女児の母　3ヶ月前　社宅へ素敵な男性が越してきた　口をきいたら夫に疑われたが　夫がその人を好きにさせてる気がしてきた　前を通ると磁石で引き寄せられるような気がした　ここ2,3日　社宅に何か悪い事が起こりそうな感じで怖い　昨日お使いに出たら足が竦んで　家に帰れなくなって　旅館へ泊った　磁石の力が届かないのでよく眠れた　タクシィに乗って精神科の病院を聞いたら連れてきてくれた

初診所見
すっとんきょうな顔　大変なんですと何回も言うが　何が大変なのかさっぱり解らない　頭の天っ辺から出るような声で　色々に話すが　全く纏まらない　買物が終ってからの5,6時間の記銘が抜けている様　Dr.の質問に　どうしたんでしょうと顔を突き出す　そのついでに白眼が青いでしょと等と脱線　Dr.が同意もしないのに　これがおかしくされた証拠と　断定的に言う　メンスもすっかり狂っちゃって等と種々 schamlos な話　変容感への Kritik めいたものもあって　それなりに困ってもいる

B36　女　41才
問題行動
中学卒業後　理髪学校　23才で同業と結婚　上京　31才で店を持つ　二女児の母　乳飲子を抱え　店にも出るという　かなり大変な日々を頑張った　1ヶ月前に　自分が至らぬという原点を見詰める宗教に入信　ここ1週間程やる事

がルゥズになる　話かけても耳に入らぬ風　夜は集会に出かけて行く　夫が少し体の事を考えろと注意すると　あんたには原点がないとしがみつき　泣きわめき　寝かせず　昼間はぼうっとしている

初診所見

車から出ず　ここどこどこと窓から首を出し　郵便受の小さな字を大声で読む　引き出そうとする夫に　嫌だよう嫌だよう　おうち帰ろうようと子供のような駄々　玄関で引っ張られスリッパが脱げると慌ててつっかけ直す　診察室では目をしっかり瞑ったまま　Dr. が質問すると　一々こくりこくり　ぱっと目を開いたかと思うと判らないを繰り返す　痩せて頬骨が出ているが　子供っぽい顔　Hysterischer Dämmer

検査

EEG　7〜6Hz θ sporadic 混入の borderline record
WAIS　言語性 74　動作性 64　IQ 67

＃　妄想　幻聴

B 37　男　41才

問題行動

農業を手伝いながら　定時制商業高校を卒業　上京して商事会社に 10 年勤め突然退社　この間の生活史は極めて曖昧　兄によれば　何か不祥事があったらしいが　会社は問い合せにも言葉を濁していたと　本人に色々に聞いても公認会計士が受かったから　大会社の顧問になるために辞めたと言い張る　株に手を出して失敗した事は確かの様　某国と某国の争いを利用して　1億円儲かる筈だったが　第三国が介入したため　駄目になったという　帰郷して酪農組合に勤めるが　1年で辞める　その後は全く働こうとせず　人が畑仕事をしている傍らでにやにや　毒入大根を作っても無駄ですよ等と言う　外出する時　帽子や上着に針金を巻いて　珍妙な恰好　兄にお洒落のつもりかと怒られると　まあ　そう思ってくださいよと　意味ありげに笑う

初診所見

失礼しますと口では言うが　パジャマ姿のだらしない恰好　ボタンをかけ違って襟がずれている　干涸びた飯粒がついている　両手を腰に当て　肘を張って

肩を怒らせて座るが　顎が出ていて　緊張感を感じさせない　暗く硬いといった Mimik だが　厚い面の皮から内界が出てこれない　重い声だが　熟慮なくいい加減な返事　計算は速い　関東地方の県名は　あっち言ったりこっち言ったりして　判らなくなる　音楽部長をやっていたと言うが　和音の知識もなし　間違っても平然　そうだったかなと言うのみで　訂正しようとしない　株のショックが入院理由かねともっていくと　嬉しそうな笑みが出て　ちょっと反り身になり　そぉんな事と　隠していた善行が明るみに出ちゃったといった調子　奇言　奇行に関してはなかなか口を開かない　fragmental な思わせ振りな話を纏めると　核戦争に絡んだ情報を得てセメントの株を買ったが　建築ブウムが終って下がってしまう　極秘の中に核戦争は行われていて　放射能が強くなってきている　針金を楕円に曲げて体に巻くと　それを防げるという事らしい

経過
髪はぼさぼさ　いくら注意されてもパジャマで中庭をふらっこふらっこ　他患には　便秘を治しにきたと言って　あいつ変だよと敬遠されている　入院1ヶ月目　Schwach. のおばさんと Gelegenheit！　怒られても怒られても　時々 FF して家へ行ってしまう

検査
EEG　　　irregular slow α pattern　7〜6Hz θ train　slightly abnormal
CT　　　　前頭葉 やや萎縮　　　田中ビネ　IQ 90

B38　男　31才
問題行動
中学卒業後　上京　ガラス工場に就職　寮生活だが友人なし　時々　疲れたと言って帰郷　1週間位いぽわぁっとしているが　特に問題はなかった　ある夜弟の所に　体の具合が悪いから迎えに来てくれと電話が入る　怯えている様子なので問うと　益々声を潜め　殺される　俺を殺すと数千万の金が入る　警察もつけているようだと　迎えに行くも　一人で先に帰郷　ぼろの服を着て遠回りして来たらしい　落ち着かず　しきりに外を窺っている　心配する母に攻撃的な言動　夜もほとんど寝ない

初診所見
毬栗頭　額が狭く　左眼瞼 Ptose　Nasolabialfalte も　左側やや浅いか　口唇が厚い　顔全体も gedunsen　肩がもこっと膨らみ　妙な猫背　Skoliose　怯

えているというよりへらついている　唇をねじ曲げて　ぼそぼそと答える　う
うんと唸って間があき　目をしょぼしょぼとさせる　放置すると　自分からは
angeben せず　時々肯づき　肩をぴくんと震わせる　halluzinieren か　体を
触っても嫌がらず　gehorsam　左前腕　Muskelschicht　やや薄いか　病気を
問うと　難産病ですと口角を捩じる　他人事の様　今にもひひっと笑いが出そ
う　Wahn についても　警戒的でない　自分の発明が狙われているというだ
けで語りたがらないのも　勿体振ってるといった方が強い

発明物件
一応の科学的知識　機械の仕組等も少しは知っている様　思いつきの楽しい
実用品　ヒントは"言語通神"が与えてくれ　それを元に連想学　空想学　解
想学で考える

* 　旋風穴堀機　扇風機を逆に回して穴を掘る　埃が立たないようにテントを
  張る
* 　逆電　蝋燭で電線を暖めると電気が点く　電気で熱を出す逆の原理
* 　おが鉄　おが屑にオイルを加えて干して固めた　絶対に錆びない鋼鉄
* 　フラワァ電播　特殊な光線をかけて冬でも次から次へと花を咲かせる機械
* 　葉文字解読機　葉脈に書れている植物の言葉を読みとる翻訳機　　等々

検査
ＥＥＧ　右側　α wave lazy　7～6Hz θ sporadic　　　slightly abnormal
ＣＴ　前頭葉 やや萎縮　　　田中ビネ　IQ 67
Rorschach　R 15　iT 54.6 (non c 42.6 color 66.6)　T/R 100.5　W 3　D15　Dr 1
　　　　M：ΣC 0：1　FC：CF+C 2：0　Ⅷ＋Ⅸ＋X/R 36.8 %　P 3　CR 4
　　　　ΣM'+Σm：ΣC'+Σc 4：1.5　M：M'0：5　A 10　(52.6%) H 1
　　　　(A) 3 (Ad) 2　F% 21.1　ΣF% 100　F+% 50.0　ΣF+% 26.3　Fc± 3
　　　　At 2

　　Ⅰカァド　iT 6″ と取りつくがF−　最遅延カァドⅥ iT 127 と むらあり
さっぱり判らないと　呟き通し　反応時間もかかり　turn (−) と精神活動
は不活発　知的にもW±2　M 0　A% 52.6　CR 4 と低く　Rep 2 と観念
貧困　固着が見られる　把握型は D 優位だが　W 共々レベルは悪く　抽象
思考　想像性の欠如の上　現実処理能力も低下している　体験型は両貧型
潜在的には内向型だが　FC も±2で　情感の欠如した内的空虚さが窺える
Ⅲカァドで唯一のHが見られるが　運動感もなく　P 15.7% と　共感性を

欠く　eyeの指摘　rear view　Fc　Atb 1　Ats 1　等　現実不安　乃至　回避傾向が認められる　また　Xカァドで"蛸金魚"など deviant verbalisation があって　偏奇な思考も窺われるようだ

経過
17年　代が替ってしまって　弟夫婦が　盆　正月に外泊を迎え入れてくれる唯一の楽しみなのに　弟嫁の対応に過敏で　多分に被害的　但し　刺身に埃がついてた　不味い物しか出なかった　といった事に発したもの　病院生活では骨盤が外れていると称し　作業をよくさぼる　レントゲンで何でもないと言っても　微妙に疲れが溜る病気だと主張　最近は詩人の素養があると　壁新聞に投稿するが"星を思って飛びまくる　今日も果なく夢を見て　何を言っても　幸せ楽し　僕は楽しく夢のよお"といった詩や和歌は"雨の日は　風の吹きよで日が差して　雲が切れれば天気は晴れよ"の類

B 39　女　30才
問題行動
思春期に Erythrophobie があった　小心　頑固　短気　すぐかっかとなる　身辺はだらしない　22才で恋愛結婚　8才と5才の二女児の母　近所の主婦と刺繍の内職をしている　最近愚痴っぽく　いらいらしているのが目立つようになった　子供は父親の方へまとわりつく　熱心ではないが　新興宗教に入っている　3ヶ月程前から不眠　夫の帰りが遅いといらいら　子供に当る　1ヶ月程前から　今まで放ってあった宗教の掛軸を持ち出し　夜中に拝み始める　夫が声をかけても全く気づかない風　5日前　夜半に題目を唱えていて　悲鳴を上げ　その後　茫乎とした顔で正座のまま固くなっている　床に入れたがほとんど眠らなかった　朝食の支度はした　昼間は宗教関係の人の家を訪ねていたらしい　子供達が寝ると　題目を唱え始める　一昨夜はしきりに誰かと喋っている　はあっと言って平伏したりする　夫が肩を揺すると　下がりおれっと叫ぶ　実家の母を呼ぶ　返事はしないが　朝まで母に寄りかかっておとなしくうつらうつら　時々何かを呟く　昨日は母や訪ねて来た信者に喋りまくる　日蓮上人の御告げで　教祖様と結ばれて　皆を幸福にする役目を仰せつかったという事らしい

初診所見
小柄　pyknisch　やや Proportion 悪い　よく喋り　自ら相槌　頬紅潮　強情

な子供といった印象　体験については GH の様　問答をしている　Kritik は新入りの自分が皆を追い抜いて申訳ないが　使命だから仕方ない　子供も連れて行っていい事になっていると　現実的な加工もされている　aufgehoben で distanzlos et. verwirrt だが　Dr. に受入れて貰えそうな話の巾も解っていて Dr. がにこやかにしていると　ねっ等と言う　Bild は多彩に動く　Organiker の Hysterischer Zug　Hypnagoge Halluzination

経過
母が詰めているという事で　ひとまず帰す　3ヶ月　好きな時にやって来る　電話も入る　薬が弱い　眠れない　強い　昼眠い　内職していいか等々　再び labil となり　日蓮よりという走書きを　診察室へ投げこみにやって来る　いじればいじる程縺れるという Fall　再入院　5日でちんまりして　私　どうしたんでしょうといった感じ

検査
ＥＥＧ　7〜6Hz θ を含む irregular slow α pattern　moderately abnormal
Rorschach　R 23　iT 24.5　(non c 18 color 31)　T/R 155　W 8　D 9　dr 5
　　　　　W:M 8:4　M:ΣC 4:2　FC:CF+C 2:2　VIII+IX+X/R 50.8%
　　　　　M:M' 4:2　F% 52.2　ΣF% 66.7　F+% 60.8　ΣF+% 63.6　CR 7
　　　　　H 4　(H) 3　Hd 1　A 3　(A) 1　Ad 1　obj 2　arch 2　plant 3　abst 1
　　　　　fire 1　H% 34.8　A% 21.7　P 5　FC±2　CF 1　m 1　W'2 S 1
　　　　　Eye Face　threaten hidden　dark color　sex-shock（++）
初発時間　VIII 5　II 90 とむらがあり　I カァドより turn　あら怖い　等と感嘆詞を発しながらよく反応する　把握型はD型だが HW HD とも 50%　形態質には差はない　W' S dr と独善反応が多い　selfreference confubration も数回出る　M 4（±2）と内的活動はあるが　現実処理能力に欠ける所がある　ΣH 9　P 5 と一般常識　共感性は損われていないが　顔　目の指摘が多く　じっと見ている　眉を上げている　気味が悪い等と対人過敏を示し　(H) 3 も問題で　現実遊離的な思考も窺える　情緒的刺激に反応しやすいが　衝動的　印象的な統覚が多い

性ショックの話から　心臓が苦しくなるからあまり好きじゃない　教祖様に抱かれた時は良かった等の schamlos な話へ　突如 Moment が出る　夫が浮気をして相手の女の夫に乗りこまれ　20万の慰謝料を払わされた事が判明　2

ヶ月で退院　50日後　不眠　題目唱えが始まる　患者より電話が入り　先生助けてっゞで切れる　夫に連絡　再々入院　目をしっかり瞑って夫に手を引かれてよろよろと入室　どうしたのと言うと　黙って黙ってと上ずった声で遮る　123で目開くのよ　さあと言うと　目開くんですか　駄目ですよと反っくり返る　123はいっと号令　思入れ宜しくといった風に全身に力を入れてぱっと開ける　あぁあっ開いた　あぁ駄目です駄目ですとすぐ瞑ってしまう　これじゃ家へ帰れないねと言うと　そうですねぇと　瞳の前面だけ三角に開けたといった瞼の間からDr.を見る　hysterisierenというよりgemachtの感じ　広義の意識障害　明暗　開閉の異常　いわゆる　混濁ではない（このoneiroid Veränderungの辺りをDr. Cは"幻彩"なる意識と呼んでいる）Dr.の与える刺激についてこられる　fragmentalなRede-weise u.-inhalt だが　意志の志向も通っている　体験は　声が心に響いて来ると言う　昨夜　お腹が痛かった　するとゆっくりゆっくり擦りなさい　そうですそうです　治ってきたでしょうと　自分と一体になった声だという　またDr.に　こうして傍らに座っていて貰うと　兄妹のような　自分の成長に昔から密接に係わっていた人に違いないという絶対的な実感がすると　医局雀のGeräusch続出　曰くEgoverlust Gehirnfunktionの低下　また　曰くAutohypnose Hirntumor Hysterikerは Organiker　優しく生活指導を　Rp) Vegetamin A 3 tab Haloperidol (3) 3 Tab Trihexyphenidyl 3 tab Auf.3×　全身のJuckenの訴えあり　特にExanthem はひどくない　schlafsuchtigとなる　5日後　am 2:30　42℃　全身Klonus様に痙攣　寒い　頭が痛いとNackenstarre (-) 解熱剤に反応せず　am 4:30　受持医登院　deliriösで唸り続ける　am 6:00　BD 80-60　am 7:30　下顎呼吸　am 7:40　呼吸停止

B 4 0　女　4 5 才
　　問題行動
弟と二人兄弟　10才の時一家で疎開　13才父死亡　15才母死亡　近所の農家が弟と別々に面倒をみてくれた　中学校へ行ったかどうかは曖昧　17〜24才まで　町の病院の雑役婦として住みこむも出奔　ビルの掃除婦等　転々　左官職人と同棲　二児を出産後　男は蒸発　母子寮へ入る　去年の春　長男が高校を出て就職　独立を機に　娘とアパートへ出る　寮母が時々訪ねては世話を焼いてくれるが　隣の人と挨拶もできない　しきりに意地悪をされると訴える

3ヶ月前から　隣の人に毒をかけられて目がちかちかすると言い出す　殺虫剤を撒いた事があったらしい　文句を言いに行って逆に怒鳴られる　それからは掃除の仕事から帰ってきても　暫くは家へ入らないで　物影から部屋を窺っている　さっと飛びこみ鍵を掛けてもう外へは出ない　娘にしきりに怖くないか尋ねる　夜中　何か喋っている　娘が側に居るのに　助けてぇ等と口を押えて叫ぶ　1週間程前から路地の角に隠れて娘の帰るのを待っていて　おOOこされるから家に入っちゃ駄目と　手を握って離さない　娘は昼働いて夜間高校深夜は女ライダァで　相手にしてくれない　兄の方も　お袋とはもう縁を切りたいと言って　寮母が電話をしても来ない　ここ3日　家にも帰らず　仕事にも行ってない事が判る　寮母が隠れて　部屋を見張っていると　更に　遠くで見張っている彼女を発見　何故声をかけないのか問うと　寮母をも怖がっている風で　皆で苛めると　泣くのみ

初診所見

痩せ細って目ばかりぎょろぎょろ　体動全くなし　肩の辺りはこちこち　怯え廊下に足音がする度にドァの方へ視線を走らす　先生も怖いかと問うと　真剣な顔で首を横にくくっと振る　看護婦が点滴を持って入って来ると　飛びすさろうとする　これなぁんだと　間延びして言うと　栄養と答える　これ一本で3日分のご飯だよと言うと　瞬きもせず見ていて　こくこくと頷く　針を刺す時ちょっと怖そうにのけ反るが　抵抗せず　だんだん甘える口調で話してくれるだからね等と言うようになると　表情は弛緩してしまう　口は半開き　空いてる手でちょこちょこっと　頭を掻いたり目頭を擦ったり　Organische Unruhe　隣の男が娘を狙っている　借金という声が聞えたから　体で払わされるに違いない　気持がいいか　と言う声もする　娘が俺の名前を何度も呼んだ　母子寮は皆いい人で安心だった　隣の男は私がお辞儀しても睨みつけてた　悪い奴だと鼻水を啜る　これからどうしたいか問うと　いい笑みが出て　息子が嫁さん貰って皆で住むのと　それまでここで待ってようと言うと　こくりこくり

検査

E E G 　　　within normal record
W A I S 　　言語性 62　動作性 推定 50　IQ　推定 55
PF study 　内罰要求固執　GCR 39.3 と低く　$\Sigma M +\underline{I}$ 20.4 と低く　社会的成熟度に欠け　転移も 2 で柔軟性に乏しい

経過

一週間程は食事も取りに行かず　自室を出るのはトィレだけだったが　忽ちにして馴染み　だるいの　便秘なの　果は　私だけラジオを持ってないと　煩い事　煩い事　倅は全く面会に来ず　娘は一度オォトバイを乗りつけたが　やっぱり　精薄ぅなのぉと　さばさば　寮母も手を引く　天涯の孤婆となる　結局福祉事務所とも相談の結果　手拭作りの作業のある施設へ行く事になる　仕事覚えたら　帰ってこれるよねっと　何度も何度も Dr. の手を握り　ハンカチをぐしょぐしょにして　去って行く

＃　昂進　興奮

B 41　男　35才

問題行動

小3の時　母死亡　伯父の家にやられてからは登校せず　牛や羊と遊んでいた　長じては農業　25才で友達に誘われて上京　2年で別れ　仕事を転々　ここ5年は　建築業　コンクリィト打ちの仮枠作り　1年前に作業中　材木が倒れ頸椎損傷で労災保険を貰ってぶらぶら　1ヶ月前に胃痛で入院　最初は愛想が良かったが　だんだん不機嫌となり　不眠を訴え消灯後も廊下を徘徊　看護婦の注意にも荒い言葉で応えるようになる　今朝は点滴針を抜き　スタンドを振り上げ　看護婦を威嚇　他患を退避させ説得にかかると　ベットの上に座り印のようなものを結び　呪文めいたものを唱え出す

初診所見　（往診）

ベットの上に胡座をかいてにやにやしている　正攻法で名乗ってみる　とたん肩を怒らし　凄い形相になる　話しかけると　えい　やあと気合をかけ　肩を上下に跳ねるように調子をとって両手で印を色々に結ぶ　出鱈目　指が余って妙な所へとび出してたりするが　全体としては様になっている　少しやら也ておく　Dr. が問答無用喝っ　と怒鳴るとちょろっと目を開ける　怪我したそうだから　先生の病院へ行って脳波の検査をしようと　言うと　また呪文を唱え出す　引っ張ると　凄い力で抵抗　皆すっ飛ばされ　果は引っ掻かれる　止むなく　何とか　Iso 0.5 g　静注　全員滝の汗

Dr.I

こういうのは Schizo. にしておこう　視線　きょときょとよく動き　顔自体に愛嬌がある　吃ってとつとつとして　人間味が残っているように見える　だけど感情の動きが単調で鈍く　表情も動かない　全体に寡動　生気がない　事件に対しても淡々　苦痛を訴えない　体験は　墓参りをしないから　祖先の亡霊が出た　辺りが火の海になったとか　よく解んないけど　知能の問題かね　以心伝心　思考化声みたいな事言う

検査

Rorschach　R 12+5　Rej 0　iT 25.5　(non c 24.6 color 26.4)　T／R 53.2　W 10　D 6　Dd 1　Add S 2　M：M' 1：2　M：ΣC 1：0　FC：CF+C 0：0　m'+m：ΣC'+Σc 2：0.25　Ⅷ+Ⅸ+Ⅹ／R 29.4%　W：M 10：1　P 4 (2)　F% 82.4　ΣF% 100.0　F+% 50.0　ΣF+% 52.9　A% 70.1　At% 5.9　CR 5

反応数やや少なく　全体にテンポやや遅滞　追加も多く　Ⅰよりの turn 等からそれなりに積極的な取組をみせ　時間もかけているが　生産性は上がらない　把握型は W＞D で　全体的　統合的な傾向が強いが　実践的な方向もある　知能は W±6　P 4 からそう低くはないと思われるが　説明はできず (-) レベルがあったり　一貫しない　また Rep 1 (2) などもあり　観念内容は貧困で常同的紋切型な思考形態が窺われ　現実面での機能が十分でない　情意面でもかなりの共貧型を示し　潜在的には内的要素が優位であるが　精神活動はほとんどなされていない　色彩反応は FC 1 があるのみで　感受性は鈍く　対人面でも　表面的　疎通性は保たれているが　H 1 と 対人興味は低い　organic sign はとくに見当らない

経過

爾来 15 年　一度郷里へ帰るよう勧めても　いいよ　その中こっちで働くようもうちょっと置いてよとにこにこ　当番がないという事で　急性病棟を動こうとせず　お茶の薬鑵運びは　風邪で熱があっても止めず　皆に注いで回るのが楽しみ　喧嘩の仲裁に入り　自分が一番興奮してしまって　お膳を振り回す　外出すると　自分は煙草を吸わないのに　密輸に心を砕いている　甘えと頑固　歯科受診をしていた時　始めたパン食を 3 年も続けている　何種類ものパック・ジャムをダンボール箱一杯持っていて　下痢した老人に　惜しそうに一袋つけてやるのも　密かな楽しみの様　一旦意固地になると大変　眠れぬと言い

出すや　３回眠剤を重ねても　まだぁ　ねむれにゃぁと這って来る

B４２　男　３０才
問題行動
中卒　左官業の兄について仕事　無口で素直だが暗い　不器用で親方になかなか一人前として扱って貰えないのが不満　口では言えない　他の職人と飲んでいて　ビィル瓶をぶち割ったりする　怒られると　こそこそ居なくなって次の日は休んでしまう　２年位い前からすぐ行動に出すようになる　何が不満なのかよく解らない事が多い　兄が聞いてやると１年も前の事を言う　多分に被害的　近所の子供達が遊んでいると怒鳴りに出て行く　隣の犬が鳴くと蹴とばす　その後自分が電柱に登り吠えている　最近　寺の鐘が鳴るとパンツ一枚でとび出して行った事があった　駅の広場でわめきながら　天突き体操のような事をやっている　遠巻きに見ている人達に飛び蹴りの真似をして　全身どろどろとなり　警察に保護　兄が引き取りに行って連れ帰り　風呂に入れても仁王立　一言も発せず渾身の力を入れて震えている　５日前　中風で寝ていた父が死亡　葬式中は無言　昨日から仏壇へ牛乳瓶に小便を入れて供え　お経風に出鱈目な事を怒鳴っていて　人が弔問に訪れても動かず　夜も寝ない　声が嗄れてしまう

初診所見　（往診）
仏前に胡座をかいて座って居る　すごい肥満体　岩が置いてある様　呼んでも応ぜず前へ回ると　ぎょろりとDr.を睨む　青黒い顔　髭ぼうぼう　先生にもお線香上げさせてねと言うと　充血した目をぱちくり　暫くして　お医者さんなのと言う　お父さんの事　よく面倒見たんだってともっていくと　こくり　看病で疲れたみたいだから　病院へ行って点滴してあげると言うと　さしたる抵抗もなく車へ乗る　車中は話しかけても返事せず　上日使いの横目で　窓外をちらちらと見る　だんだん体が震えてくる　遠いんかと　突然唸るように言う　もうちょっともうちょっと　ほらあそこ　曲っ等と凌ぐ　何回か腰を上げそうになる　肩を擦ると　ちょっと力を抜く　やっと病院に着き　玄関へ押しこもうとすると　怯えた顔になり　後ずさりしてやだぁっ　やだぁと叫び駆け出し　ばっと桜の木に　足まで使って　しがみつく

検査
ＥＥＧ　　７〜6Hz θ　かなり混入　　slightly abnormal

田中ビネ　IQ　69　　　職業適性検査　中２換算でも　適性職なし
　　経過
爾来　20 年　外出泊すると金がないのに飲んで遅く帰ってくる　建前を探し祝酒にありつく様　自分で彫ったという腕のこの上もなく珍妙な　男一匹の文字がもてる由

Ｂ43　女　55才
　　問題行動

農家　40才まで嫁に死なれた兄の子供の面倒をみてきた　後妻が来て子供が生まれた直後　兄は死亡　現金収入を求めて病院の賄婦となる　気が強く　偏屈　気むら　人の悪口を平気で言う　ここ１ヶ月程いらいら　兄嫁に押売りした宗教の勤行の時間が短い等とも文句　家を出ていた甥が　ひょっこり帰って来た事から一悶着　両者がお前のお陰で人生が駄目になったと罵り合い　次の日から起きなくなる　一晩中勤行をしていたかと思うと　訳の解らない事を口走って　部屋中糞尿を垂れ流す　10日前　朝　水風呂に浮いているのを発見　救急車で勤務先の病院へ　顔見知りの看護婦にひょっと返事をする事もあるが　大体は赤い顔をして　歯を食いしばって唸っていて　拒食

　　初診所見　（往診）

体をくの字にして横臥　発汗（++）名前を呼ぶと　ゆっくり視線を向ける　名乗ると額に縦皺を寄せ　こっくり　挨拶ととれる動き　苦労されたってと覗きこむと　うっすらと涙が滲む　全くの硬い表情だが　応じ始める　手塩にかけた甥がぐれてしまったという訴えだが　纏まらない内容　甘えた口調　それでいて鬼瓦のような顔　Dr. が　だから餓死しようと思って食べないのと刺激してみると　しきりに首を振って喉につかえて入らないと　つぅっと涙が伝う　心と体の両方の治療が必要と言うと　頷く

　　経過　（転院）

騙したな　こんな物食えるかと悪態　隣の患者が食べようとした饅頭を奪った云々　可愛げのない婆さんとの評判　Rp) Perazin 100 ㎎ Propericiazin 30 ㎎ Auf 3×　入院１ヶ月後　GOT 761　GPT 447　と上昇　３週間後　正常範囲に戻るも　その２週間後 38.8℃ の熱発　最高 40.5℃ 稽留し　10日後死亡　中枢性のもの？　臨終の夜　一睡もせず奮闘する医師　看護婦の後で　不貞腐れていた甥が　しらじらと明け始めた時　死亡宣告すると弾けるように跳んで　患

者に縋りつき　おふくろと思ってたようと慟哭

B44　女　32才
　問題行動
中卒　小学校時代にアキレス腱を切ったとの事で　右足を引き摺る　気が強く自ら技術をつけると身障者厚生指導所へ通った事がある　協調性なく長続きしなかったが　一応ミシンが踏める　26才で見合結婚　3才の女児の母　些細な事でよく夫に盾突く　1ヶ月程前　風邪をひいて　実家の母を呼んでくれと夫に言ったが　大袈裟ととりあわなかった　夫の帰宅の遅い夜　心臓が苦しいと隣室の人を起こし　救急車を呼んで貰う　2日間入院　それ以来全く家事をやらない　昨日　幼稚園の運動会に夫がついて行った留守に騒いだようだが隣人は留守で　救急車は呼べなかったらしい　夫と子供が帰ってみると　部屋の中は目茶目茶　その中に座りこんで古着をいじっている　呼んでも応答なし子供がおかぁちゃぁんと縋りついて泣くと　抱きかかえるが認知できないようだった　一夜　おろおろ　歩き回る　喋りまくる　○○が殺すぞ　××の娘がなんだ　隣に酒持ってけ云々　急に立ちすくみ　しぃっと唇に人差指を当てる
　初診所見　（救急車で来院）
玄関に入ったとたん　手を振り足を振り　くるんくるん　夫は子供を抱いておろおろ　いかにも覇気のなさそうな人　ベットへ寝かせるも　ごろんごろんどすりと床へ落ちるが　落下前の動作を継続　そのまま放置　ちらっとDr.を見る　どうしたのと気のない声をかけてみる　目は引きつり　口角には粘った唾が噴出している　けびょうだけびょうだ　ひっひっひぃと　節をつけて言うひだりだ　ひだりだ　ひっひっひぃと調子に合せ　左手を突き出したり　左足を蹴上げたり　忙しい　瞬時もじっとしていない　ちょっととぎれた時に　怪我した足どっち　と問うと　ぴっと右足を出す　怪我したの何日　間髪を入れずしょうがっこ　こわかったっ　とリズムを崩さず　また放置　もう聞いてくれないと見るや　また　あらぬ事を業へく　騒ぎ出す
　Dr.I　（入院3日目）
歯くそが反っ歯について乾いて喋り難い　気にして　ちょこっちょこっと手をやる　コップに水を入れて渡すと手を震わせながら一気に飲む　すぐ立って水道の所へ行き　蛇口を捻って一杯飲み　一杯汲んで　零し零し持ってきて座り半分飲んで　机の上に置く　その後　手首を回して円を描いたり　ぱんぱんと

柏手を打ったり　問いかけるとぼそぼそ早口で　○○の馬鹿　××の××ちゃんと関係のない発語　一時もじっとしていない　済みませんとぺこり　○○さんて団地の人ーー違う　△△△△さん○○って誰ーー仲人さん　堅い者は堅い同士　この間　3回水を汲みに行く　化物でも憑いたんかいーーはい　馬鹿の## (Kke. の名) です　自惚れが強いんだってーーどうも済みません　呟くように　父ちゃん死んだか　可哀そうと衝立の裏を覗きこむ　その中　ちょろちょろと椅子から水が垂れ始める　首を傾げ　じいっと見ている　多動　多弁　下半身は動かない　座ったきりと水飲みの繰返しだけ　不自然な verschroben manieriert　わざとめいた　意味のない　意味ありげな動作　教会の牧師がやる仕草　儀式張った態度　stereotypisch　Echoplaxie　話は zerfahren　表情も　騒ぐ割りには動かない　Katatonie　manieriert　か　theatralisch　かって事だが　周囲に関心ないし　おしっこして平気　schamlos も甚しい　昔軽い Schub あったんじゃないか　普通 manisch に見えて　その上に多動多弁　充実感があって　外見　楽しそうなんてのが多いが　この人のは人格が鈍く　その上に多動多弁　これだけ動いても周囲と関係ない　きゃんきゃん　わんわん尻尾振って動く　デパァトの玩具売場の犬だね　周囲の刺激にも不感で　四つ位いのパタァンの繰返　単調　発展もない　ぎこちない

　　検査
EEG　　左側 lazy　α 出現悪く　7〜6Hz θ train　　slightly abnormal
IQ　　田中ビネ　61　　WAIS　言語性 64　動作性 <60　総計 <60
　　経過
2ヶ月で落ち着く　夫が面会に来ると不安定になる　涙ぐんでいる　どんな話が出たか言わない　右手にも軽い麻痺があるが　編物クラブでなかなかの物を編む　しっとりした感じも出てくる　夫は外泊を婉曲に拒否　6ヶ月後　協議離婚申請が出され　実家の両親は病気の原因は夫の虐待と息巻く　Dr. は家裁の調査依頼に　調停での話合いは病状に良くない事を回答　次に裁判離婚の申請　Dr. は診断書の提出も拒否　調査官来院　夫に離婚を決心させたものは病気の症状であるから　Dr. が　これが彼女の真の人格であると言えるまで　待って欲しいと申し入れる　了解　夫側の弁護士もおりる　だが本人は離婚を受け入れ　実家へひきあげる　成長した自慢の娘と外来へやって来る

途絶　昏迷

B45　男　39才
　　問題行動
中学卒　小心　こつこつ型　時にとんでもないお喋りをして馬鹿にされると3日位い口をきかない　整備工15年　3級の資格で満足している　若い頃2回落ちてから　上司にいくら勧められても2級を取ろうとしない　33才で見合結婚　無趣味　二児の父で子煩悩　特に問題のない日々　1ヶ月後に3番目が出生予定　2週間程前に風邪をひいて寝こむ　その後も頭が痛いと出勤しようとしない　工場から電話が入ると　何かこそこそ話している　食事中も箸でお菜をつついて考えこんでいる風　布団の中で泣いている　妻が問うても答えない　その中　外の物音に怯え出す　昨夜は一睡もせず　布団の上に座っていた　明方　突然　殺すなら殺せと叫び　階下へ駆け降り　勝手で庖丁を腹へ突き立てようとする　そのまま硬直し押しても引いても動かない
　　初診所見
小太り　浅黒い顔　太い眉　厚い唇　髪の毛がおっ立っている　床を睨んで肩に力を入れている　わざとらしい　悪い風邪ひいたみたいねともっていくとはいと嗄れ声で答える　黙っていると　しきりに唾を塵紙に吐く　咳払いをして見せる　胸も苦しいんじゃないと言うと　そおうなんですと　更に咳こむ　übertriebend　悩みもあるんでしょと言うと　ちらっとDr.を見る　付添いの義弟が　兄さん　解ってんだから話しちゃいなよと言うと　ぴくっとして　脇の妻の突ん出た腹を見る　妻も気づいていたと言うが　子供が生まれるんだから頑張んなきゃあと　半年前から日曜出勤を始めたが　実は競輪に凝りだしていた　お産の費用の貯金　給料の前借等　30万がとこ注ぎこんでしまったと鼻水を啜り啜り　白状に及ぶと　ぽわぁっとなってしまう
　　検査　　WAIS　言語性<<60　動作性<60　IQ<<60　3桁の逆唱も不能

B46　男　35才
　　問題行動
中卒　上京してトラックの助手になる　無口で　重い荷をすすんで運んだが気に入らぬと弁当をぶちまけ　帰ってしまった事が何回かあった　免許を取り28才で帰郷　運送店へ住込んで　二種免許も取り長距離を好んでやった　金

にルゥズで何に使うのか　月半ばですっからかんになり　今月まだ給料貰ってないなんて言う事があった　7月に店が倒産　主人は夜逃げ　8月　債権者が訪れると人気がある　二階へ上がってみると　冬の厚いジャンバァを着て髭もじゃの患者が居た　出ていくよう言っても　返事をせず　不気味な目で睨み返すだけ　顔を知っている人の連絡で　姉が迎えに行く　誘っても食事を一緒にせず　雨戸も開けない　花火大会の夜　山の中に逃げこむ

初診所見　（入院3日目　Zelle にて）

名前を呼ぶと籠った声で返事をする　戸を開けると正座し終った所　脇にきれいに食べた食器がきちんと置いてある　背筋を伸ばして　顎をちょっと傾けて突き出し　構えるような構えないような構え　綺麗にしてるねと云うとにやっと笑った様　丸い目を困ったようにぱちくりぱちくり　敬語が途中で卑語になってしまう　何でもない所で唸って次が出ない　警戒的ではないが　尋問を受けているような対応　勘違いという返事を Dr. が受け止めると　その後何かというと　勘違いでしたと　にやらにやら

検査

E E G　irregular slow α pattern　7〜6Hz θ 混入　CT　側脳室拡大

B 4 7　女　4 8 才

問題行動

尋常高等科卒　親類の会社の事務員　だらしなく　勝気　人とのつき合いは好き嫌いが激しい　26才で見合結婚　翌年妊娠したが結核を発見され　中絶　2年後の子は難産で障害児の娘　今年成人式　3番目は倅で大学1年生　ここ4,5年　娘を家において毎月1週間　近所の友達と馬券売のパァトに行っている　1ヶ月前に夫が自動車に接触されて右腕を骨折　加害者が挨拶に来ないとひどく怒っていた　夫が止めろと言うのに　時々　相手の会社に電話をする　茶碗を割ったり　風呂のガスを消し忘れたり　落ち着きがなくなる　競馬が始まり　出かけて行ったが　何時もよりかなり遅れて帰宅　蒼い顔をしている　やっと話した事によると　売上の計算に　ミスがあり　自分のせいにされたと　一夜眠らず　翌朝夫が台所へ行くと　新聞を開いたまま固くなっている　揺すっても目をぱちぱちするのみ　傍らに　消毒薬の瓶が置いてあった

初診所見

夫に抱えられて入室　膝がぴょこんぴょこんと上がって　弾みをつけたような妙な歩行　椅子にかくんと座る　Stupor　話しかけへの反応は　数回の瞬目しか現れず

経過

3日間拒食で鼻孔栄養　満身の力を入れ抵抗　4日目下痢でお漏らし　素速い動作でトィレへ　栄養を取らせ過ぎちゃってご免ねと謝ると　暫くじっとDr.の顔を見ていたが　ぽそっと〇〇子どうしましたと言う　SchwachsinnのTochterの事　貴女が帰るまで施設へ行ってる旨伝えると　すうっと涙が流れる　職場で皆に追及されてからの記憶が曖昧　クレゾル飲みましたかと聞いてくる　死んでしまいたかった　自分を責めないで　いつも人を責める　暗くて　気が小さくて　ぐじぐじしていて　嫌な性格ですと　静かに泣く　次の日から甘え歴然　薄化粧もして別人の如くなる　頑固もかなり目立つ　心理検査は拒否　娘が知能指数26ですからと　4年後　夫が心不全で急死　Dr.の当直の夜　眠剤を1週間分飲んで　救急車で来院　また助けて貰っちゃったと　舌を出してから20年　髪に霜を置く年になったが　日暦のように来院

B48　女　42才

問題行動

尋常小学校卒　農業手伝　21才で左官職人と見合結婚　上京　住込職人を2人置いている　のろま　取越し苦労　面倒見が良く　力以上の事をしてやって後で愚痴を言う　年始から夫が3ヶ月の出張工事　こんなに長いのは初めて　一人息子が大学受験で　去年仕事が決った時から　行かないでくれと言い続けていた　倅は五つ受けたが全部失敗　最後の試験は本人は諦めていた所だったが　風邪をひいて受けられなかった　夫達は工事が終って帰ってくると　今度は2泊の慰安旅行だという　出発の朝は一言も口をきかず　夫が宿から電話をかけてみると　受話器は取るが返事をしない　不貞腐れているのだろうと思って放置　帰宅してみると家の中は真暗　電気を点けると部屋の隅に座っているげっそり頬がこけ　魂が抜けたみたいで全く喋らない　隣の人に聞くと　一家で出かけたと思っていたと　2日間食事もしなかった様　倅はけろけろと遊び歩いていたと　夫が肩へ手を触れると振り払う　夜が更けても　正座のまま身

動ぎもせず　時々何か呟く　年寄のような声で自分に何か言い聞かせている風
初診所見
夫が先にDr.と話をしている所へ　弟がおぶって入室　怯えるように夫を見て　この人は向うへやって下さいと　はっきり言う　夫　ぎょっとなる　何かありそう　目で合図して外へ出て貰う　何か考えこんじゃったの――はい　今の人は――お父さん　お父さんって――夫です　何故　居ちゃいけないの――殺される　何故――……　心配してくれてるじゃない――……　疲れてるんじゃない――……　周り中が変な感じなの――はい　どんななの――私が喋っても私じゃない　何日からそんな感じなの――解らない　今は――（ふわぁと立上がる　Dr.が手を出すと　ごく自然に掴まる）　怖いの――（頭りを振る）theatralisch　の　Nuance　なし　mehr katastroph

経過
食事をするようになるのに　1ヶ月　Personenverkennung　の消失に　2ヶ月かかり　夫との会話が　回復するのに　3ヶ月　Amnesie を残こす　ひとまず弟の家へ退院した

＃　自閉　空漠

B 49　33才　男
初診所見
その患者に出会ったのは　初めてO病院を訪れた初夏の汗ばむ候だった　中庭の切株に羅漢さんが座って居た　薄汚れた肉ジャツの上に　盲縞のもわもわした半纏を羽織った　丸坊主の間延びした笑顔が　色彩々の花壇の前に浮き出ていた　40才位の筈だったが　子供っぽくも見え　老人にも見えた　そこには　刻みこまれた Something timeless があって　行き交い　徘徊している患者達は　永劫を見ている彼の視線の前にふうっと浮び上がる　現実という感がした　診察のグルップで彼が来た時は　何を問うても判んねぇ　悪いねという返事しか返ってこなかった　統合失調症者から跳ね返って来る硬い木霊ではなく　砂岩に一度籠った音が　暫くして　滲み出してくる感じであった　表情は無締りが固定していて　動く時は砂塊の構造が　ゆっくり変るが如きであった

問題行動
貧農の次男　尋常科を終えると地主の作男に出された　鈍いが　朝から晩までよく体を動かしていた　1年に1度位い　業を煮やして　仲間に食らいついていく事があった　大学に行っている同級生の坊っちゃんが　休みに帰郷して声をかけても　にゃあっと笑うだけで　十年一日の感であったという　その中仲間から離れて納屋で寝て　食事にも加わらなくなる　仕事もしなくなり　家に返される　ほとんど布団に潜りこんでいる　母が心配して　あれやこれやしてやっても　悪いねと言うのみ　結核が疑われたが　食欲は旺盛で　不味くても美味しくても　悪いねと　長時間かかって一粒も残さない

経過
Dr. が会ったのは　入院8年目　Bild は全く変わらず　体験もない様　患者達からは仏様と渾名されている　テレビ室に居る事もあるが　見ている風もない　4,5年経って　院内作業の手提袋作りの仕上げの穴開けを何日の間にかやり出している　ちょっとずれてもいけないので　ベテランの患者がやっていたが風邪で寝ている間に溜っていた物に　手を出したらしい　ガッチャン ガッチャンと5年間　音はかなり間遠だが一つのミスもない　出口の作業が遅いので他患は喜んでいる　その中　妙に痩せてくる　トィレで吐いているのを発見　タァル状　触診で Tumor が触れる　Magen D－L で Krebs Inope. と診断　痛いとも　苦しいとも言わない　秋のバス旅行に連れて行きたいという声が看護課から出る　紅葉に燃える黄山瀬という谷を通った時　つうっと一筋の涙が流れ　悪いねと言ったという　それからは痩せ細っていくばかり　最期まで苦痛を訴えず　点滴1000 cc で3ヶ月余　じとじと汗ばむ初夏の宵　受持医に団扇で煽いで貰いながら逝く　悪いねと　言うような目許であったという

Ｂ50　男　50才
問題行動
やる事は大胆だが気は小さい　こつこつ積み上げて　工場では職長　2年前念願の家を建て　娘に婿を貰う　娘は養女で利かぬ子　中3から高1にかけてfree sex play の仲間に入り　しばしば外泊　思い余って養女である事をうち明けた所　程なく修まる　婿はその時の一人らしいが　定職もあり　たまたま同郷という事で認めた　かなりの紆余曲折があったが　すぐ孫が産まれる　そ

の頃より口数が少なくなる　本当に婿の子かを疑っていたらしい　妻にこれで良かったのかと何回も聞く　娘が突然家出　婿にも思い当る事はないと　不眠が始まる　おろおろと部屋の中を歩き回る　何かあると母ちゃん　母ちゃんと確かめる　時に会社を休む　朝 ぼうっとしていて　仕事に行けるか問うても返事が出ない　ふっと　こんな日に電車が動いているか等と妙な事を言う　近くの派出所へ何回も行くが　前で突っ立っているだけ　ここ数日　口をきかず酒を飲んで　裏手の竹藪へ入り首を吊る　もがもがやっている所を発見

　初診所見　（救急車で来院）

目を瞑って支えられてるが　足取りはしっかり　大柄で　角刈りの四角い顔　厚い唇　ベットに横たわり胸の上に乗せた手をぶるぶる震わせている　微かに酒臭　ちょっと目を開けて――（ぴくぴくしてから開ける）　どうしたの――うぅん　発作的にしたの――気が狂いそうになった　怖いの――どうなるか判んなくて　誰かに脅かされたの――……　夜に多いの――いつでも　時々どうなるの――判んなくなる　酒を飲んで――飲まない　お酒　好き――嫌い　どんな気持になる――うぅん　頭が空っぽみたいで考えられない　心配事――ある　あり過ぎる　拳を握り　また震え出す　血圧測るよとマンシェットを巻き始めると治まる　かなり対応にむらがある　返事はぽっきりぽっきりだがしっかりした口調　身体所見をとる時も協力的だったが　入院と言うとむっくり起き上がって　いやだぁっと怒鳴る　凄い力で抵抗　仮縛

　入院3日目　（Dr. I）

mimikarm　体全体も動かない　話をすらすらするのと　アンバランスが目立つねぇ　まあ　Involutionspsychose の atypisch なものか　Involutionszeit で Psychogenes Moment　Depressive Verstimmung　Denkhemmung がある　Angst ～ Geduld はあまり強くない　Involutionsmelancholie でいいんじゃないかな　人当りは　まあまあのように見えるが　Menschenscheu があって Lebensweise の上ではかなり消極的な人だろう　Aktivität も Interesse も乏しいだろう　Intelligenz？　この位は普通じゃないの　この人の問題は知能じゃない　Rücksicht はあるし　Hochdruck と　いらいらの関係はないかな？　Palpitation を訴え　内科医に Herzneurose なんて言われちゃう人もよく居るね　とにかく　この人の Bild は emotionell-labil という事じゃなくて Hemmung だろう　Diag. は Involutionszeit に起った Depressiver Zustand と言った方

が正確だろう
検査
田中ビネ　　IQ　90

Rorschach　R 20　Rej（-）　iT 13.2（non c 13.6　color 12.8）　T/R 40.0
　　　　　　W 7D 12 Dd 1　S 0　Add Dd 5　M：M'1.5：4.0　M：ΣC 1.5：4.25
　　　　　　M'+m：ΣC'+Σc 3.5：0.25　Ⅷ＋Ⅸ＋Ⅹ／R 55.0％　W：M　7：1.5
　　　　　　F％ 60.0　ΣF％ 90.0　F+％ 25.0　ΣF+％ 38.8　A％ 58.7　At％ 0
　　　　　　P 3（1）17.5％　CR 7　H 1　A 11.75（A）2　plant 3.25　cloth 1
　　　　　　貝殻 1　珊瑚 1　古い根っこ　food 1　fire 1　mamma（1）　他 obje 1（2）
R 20で心的活動性はそう低くなく　CR 7で興味の巾も　そう狭まってはいない　HW 28.6％　HD 41.7％で知的にはあまり高くなく（知的効率が悪いか）現実吟味が悪く　充分に知力を働かせた適応ができない　洞察力　内的安定性　創造性が低い　体験型は外拡型だが　潜在的には内向型で　色彩情緒刺激への感受性　反応性は高い　一般感情状態は暗くないが　木の根とか貝殻が出たり　fireが出たり　impulsive あるいは regressive な面を感じさせる　把握型は平均的だが　問題処理の仕方は拙劣で　やや背伸びしている恰好　細部への拘りが高い　対人的な面では　関心が低下していて　精神的未熟さ　幼稚さが感じられ　受動性　依存性が見られる　具体性常識性は保たれているが　現実認知能力の低下のため　外的事実に圧倒されやすい　自我の弱さが示されている

Ｂ５１　女　４７才
問題行動
家事　農業を手伝いながら和裁を習っていた　おとなしいが強情で僻みっぽく考えると寝つけないといった性格　24才で農家へ嫁ぐ　四人の女児を産んだが　産前産後　無気力と拘りが目立った　波風のない生活であったが　肝腎の所へ気が回らない癖に　小さな事を取り上げ　ピント外れに　頑固に主張する事が多くなる　2年前　人の噂を気にして　よせと言うのに　自ら近所を聞いて回った事があった　ここ3ヶ月程　無口となり沈んでいる　近所の人と仲良くしたいと言っては贈物を買ってくるが　上げる機会もなく溜ってしまう　それなのに出かけると　また買ってくる　ぼうっとしている事が目立ち始め　夜も

一人ぽつんと座っている　半月程前から夫に　死刑にされるなら早くしてくれ等と妙な事を言う　そうかと思うと　肩が張る　更年期障害だ　医者へ連れてけと　体の心配もする　ここ2日　返事もせず　ぼんやりしている

初診所見

大柄な体の肩を落として入室　年より老けている　額が狭い　全く目許に表情表出なく　瞬目もなく　Dr. をじっと見る　厚い瞼の奥に　どんよりした不気味な光　悩んでいる事を問うと　もぞもぞと手を揉みながら　体が痺れて困るんでねえと　口のみぱぁくぱぁくと動く　情感伝わらず　誰かにやられるのと問うと　やっぱりそうかねと人事の様　暗く　鈍く　現実への関心が変質してしまっている　Dr. が靄がかかってないかねと　顔の前を　手で払う真似をしても　そんなかねえ　とにこりともせず　入院を勧めると　治してもらえっかねと　ちょっと体を前後に揺すって　立ち上がる　Dr. F　Amimie Blickscheu　monoton　flach　sorglos　leere な Inhalt　ついで外見上は mild になってきたが　stumpf　oberflächlich　感情を伴わない応答で　scheinbar S だが　Dr. C は この辺りを問題にしたいんでしょう

検査

E E G　[1] low volt fast W pattern　α poor　θ rear amount within normal
　　　 [2] irregular fast α pattern　7Hz　θ sporadic　HV build up（+）slowing（+）PS driving（+）6Hz を含む　dysrhythm border-line
　　　 [3] irregular α pattern　HV positive sharp 出現　slightly abnormal

C T　前・側頭葉萎縮　　I Q　コォス立方体　69

経過

不穏　不眠　にこりともしない甘え　子供の黄色い濁声でやってきて　深刻味のない訴え　入院 10 日目　Suizidversuch　プゥルに入水したため　Rp）thioridazine 75 mg より　phenothiazine 75mg　haloperidol 4.5mg　levomepromazine 25mg（vdS）へ増量する　脳波異常出現　3ヶ月程でやっと適応　半年後には病院の方がいいわぁと　照れ笑い　Niveau が急速に落ちてしまった感じだが　Demenz は目立たない　下の娘も嫁いで孫が八人になったが　〇〇子の家はああだこうだと詳しい　夫が死んだが葬式には参加させて貰えず　彼岸に行って線香を上げて来たが　娘が言うから拝んできた　父ちゃん死んでなんかいねえよ　人なんか会おうと思えば何日か会えるべと　けろり　もこもこした岩

が置いてあるといった感じで座り続けているかと思うと　一生懸命廊下を掃いている　面接の時　必ず Dr. と CW に飴を一つずつ持参する　飴のない時は悪いから行かねぇと拒否　お嬢さん来ないねと言うと　来るような気がすると　手紙を書けと言われないように予防線を張る　こういうのは先生かね　看護婦さんかねと　指の水虫を見せる　鈍い　面の皮といった Mimik だが　内界は現実に即して動いてる

B 52　女　32 才
　問題行動
農家　尋常科卒 SR 下　伯母の家で家事手伝い　無口で　几帳面な仕事をした　23 才で結婚　気がきかず　挨拶もできないという事で返される　妊娠している事が判ったが　足入婚だったので　生れた男の子は弟として入籍　実家で農業をやっていたが　だんだんに無為自閉となる　最近独り語を言ってにやにや　夜もほとんど眠らない
　初診所見（47 才　入院 3 日目）
痩せ細った背を伸ばして　顎をちょっと出し　真ん丸い目をきょときょと　のろぅりのろぅりと入室　座ってと言っても　不思議そうに椅子の背を眺めている　ちょっと手をかけて　動かしてみる　存在感がなく　背景が透けて見える感じ　未完成の汚い仙女といった趣きもある　scheinbar Verblödete Schizo. 何回も誘われて　やっと座る　概ね俯いているが　時にちらっちらっと Dr. と脇の CW の顔を交互に盗み見る　絶えず肩を揺すったり　指を擦ったりしているが　体幹　下肢はほとんど動かさない　年は——（にゃあっと可愛い笑みが出て　子供のような声で）25（×）　生れは——大正……（口ごもるが正答）丑年と言えるが十二支はちゃらんぽらん　放置すると Grimasse が出る　唇を細かに動かす　更には Leeres Lachen ?　子供の事を問うと　嫌な目つきでちょっと斜めに Dr. を見る　内容は曖昧だが　二人居る（×）と言う　嘘を言ってる構えではなく　一人死んじゃったのと言ってみると　軽く　そう　死んじゃったのと　おうむ返しに応える　子供の名前を書いて見せても　知らない人と目をぱちぱち　現実への関心のなさ著明　Schwachsinn の解らなさとは　ちょっと異質
　検査
E E G　怖いというより不思議な物でも見るような顔　きょろぅりきょろ

ぅりと辺りを見回す　これも一種の"捕えられた獣"の反応
irrgular fast wave pattern　α （8～12 Hz) poor
7 6Hz θ　sporadic ～ short train　abnormal record
コォス立方体　IQ 48
　追記　拘禁反応もどきに髪の毛を抜き出す　看護婦が日常生活の指導をする度にぱっと頭に手をやり一むしり　枕許に揃えておき　首を傾げて　見入る

＃　情意減弱

B53　男　38才
　問題行動
母 3才　父 6才の時死亡　父方祖父母に育てられる　中学卒業後上京　オォトバィ修理工となる　運転免許をとり　以後トラックの運転手 20年間無事故　5年前　何だか忙しく働いているのが嫌になったと郷里に帰って来る　伯父の隣のアパァトを借りる　全く働く意欲を示さず　300万の貯金があったと言うが　しみったれに加え　劣等感のため　遊びもあまりしない筈なのに　3年で無一文となり　河原で野宿を始める　人と口をきかぬ生活が 1年続く　時々10日程居なくなる　何処かへ放浪に出掛けるらしい　田へ水を上げるモォタァ小屋へ住み着いた事から　警察へ通報される
　初診所見　（入院 2日目）
俯いて座っているが　他患が呼ばれるとちらっと視線をやる　自分の名が呼ばれるとのろのろと立ち上がり　壁を触り伝うようにして入室　ぴょこんと椅子へ腰を下ろす　頬がこけ　艶のない目をしばたくが　何の表出もなく　口を尖らすように窄めているが　力感なく癖の様　Dr. を見ようともせず　俯いてしまう　全体として不動だが　肩もでれっとして緊迫感なし　問いかけには隠し立てもなく　軽い調子で答えるが　間があく事が多い　何で働くのが嫌になったか　自分でも判んない　怠け者かなと　苦笑様に口角が歪む　ヒロポン？　やった事ない　やってるのを見た事はある　あれ毒なんでしょ等と　一言多いような発語も出て構えなし　友達？　一人も居ない　難しい事判んないからと　ちょっと寂しそうな表情が出る　放浪に関しては　散歩ですよ　一人で歩いて景色見るのが好きだからと　もごもご　入院は不満ではないかと問うと　もじ

もじと　お金がないけど伯父さん出してくれるのかなと　不安そうになる　国が面倒見てくれるから大丈夫と言うと　あっそう じゃお願いしますと　ぺこり

検査
ＥＥＧ　within normal record　　ＣＴ　前頭葉萎縮　　ＩＱ　田中ビネ　72

Ｂ５４　男　３７才

問題行動
父は駅長で３回転居　本来なら男四人兄弟だが　兄は３才で井戸へ転落死　すぐ下の弟も３才で疫痢で死亡　母に入院歴あり　協調性のない人で　立場からすれば　夫の部下の家族の世話を焼かねばならないのに　官舎の人達と和せずトラブル続出で泣きわめき　勤務中の夫の所まで押しかけて行く事　しばしば父は一家が平穏に暮す事を願い　辞職して　開拓団に入る　患者７才の時であった　ほとんど通学せず　虫や魚を相手に遊んでいた　長ずると　父と農業　農閑期には　道路工事の日雇に出る　無口で　家族とも離れて　納屋に寝起きする事が多かった　初めて勤めに出たのが３０才　８年続いたが　勝手によく休んだ　最後は　仕事中に姿を消すという事で解雇　５年間家でぶらぶら　納屋に籠り　食事にも出てこない　43才で Hirninfarkt　１ヶ月の入院で　左側の麻痺は改善　気儘に２年通院　ここ３年は母屋へは来ず　入浴もせず　破衣蓬髪　食事は　父が外へ置いておくといつの間にか食べてある　といった生活少しは働けと言われても　弟が働いてるから　俺はよかんべと言って　平然県道にバスが通り　周囲がざわついてきてから　被害的となる　昼は寝ていて夜になると塵芥収集所を見に行く　やって来る人達を箒で追い払うという事で警察官が呼ばれる

初診所見
難しい！（今回は偶々４午前に Hirninfarkt という予備知識を与えられている）５分刈りの伸びた頭　顔面は gedunsen　無為過食の fettreich だが　かなり手足は細い　きょろっと白目を剥き出した眼　いかにも pathisch　何かやりそう　挨拶にも応じられず　勧められた煙草を　面倒臭そうに口の真ん中にくわえ　左右の隙間から煙を昇らせている　返事もそのままする　灰が落ちると灰皿へ無造作に押しつける　消えなくても平然　Dr. との対応に　緊張しているのでもなし　じっと Dr. を凝視しながら　記憶を辿るといった風にも見えるが　いかにもちゃらんぽらん　入植時　学校時代を問うてみる　拒否的では

ないが そんな昔の事 憶えているかいな といった感じがありあり 質問の形を色々に変えてみると かなり正確な記憶が残っている 小学校は近かったけど中学は電車へ乗って行くんで嫌だった 校名は合併しちゃったから今は違うと思うよと逃げて明言せず 弟が疫痢で死んだのも憶えている 俺はかからなかった かかったら俺も死んじゃったよねと 同意を求める風でもなく言ってにやっと笑うが すぐ眼を剥いた表情に戻る 感情の余韻残らず 知識量に関しては 窓外に見える鉄道も こっちの方へあんまり来ないからなと時間を稼ぎ 正答起点も正答 終点は隣県のM（二駅手前の県庁の所在地）の辺りじゃないのと 自信なさげに言う 目立つのは 感情の平坦と思考の難渋 印象は勿論 Organiker だが Schwachsinn の大人になったのとちょっと Nuance が違う Schizophrenie の無為自閉とも違う 生育歴の如き社会的無知 脳侵襲による人格変化等の総体を見させられている訳だが Schwachsinn の現実性 独り合点 緩慢さに近いが Infarkt 時の 麻痺が左か右かの問いへの思い出し方は Schwachsinn のものでない この人には何か対象のない怒りがある 弟の世話になって 当然と受け止めているのも解せない 82才の老父が食糧を作り 77才の病母が調理をし 弟が現金収入を得てくる それなりに自然な一家

  検査

EEG	α 出現 やや不良 連続性不良 7〜6Hz θ sporadic に混入 時に train HVで build up（++）slowing（++） frotal に 3Hz δ moderately abnormal
CT	Infarkt の痕跡は認められないが 左右 Sylvian 溝を中心に Atrophie（+）
IQ	田中ビネ 78
PF Study	GCR 42.9と低く O-D 33.3 E-D 41.7 N-P 25.0 frustration 場面で障害への指摘を強調するが 自我を防衛する能力は低く 妥協やごまかしができない Ex 47.9 In 31.5 I m 20.8 と内罰傾向 前半では不満を相手にぶつけたり 原因を自分に求め問題解決を図ろうとするが 後半では障害に言及するものの 自己主張できず 抑圧してしまうという転移 相手を責めるべきを自己の責任否定だけで終ったり 容認できる程度の障害なのに攻撃してしまったり 非難を受けると 反省を試みず 反撃して

Rorschach R 25 iT 53.1（non c 60.0 color 46.2） T/R 237.6 W：D：Dd 22
：3：0 と W 志向だが統覚に難渋 各カァドで perplexity auto-
matic phrase が入る レベルも悪く HW 31.8% M：M' 0：0
Ⅷ＋Ⅸ＋X/R 28% Turn（-）と内界は貧く F% 52 A% 40 と
しまったりで ΣM＋I 25% と 社会的成熟性に著しく欠ける
低く CR 10 DR 5 FC：CF＋C 6：0 外界の刺激はよく受け入れ
情動的不安に陥る事はないが ΣC' 4 m add 4 m 1 K add 3
とか dysphoric 1 hidden 1 rear view 1 dead 2 decay 2 と
いった score が問題で 抑うつ気分に乗った不安感 symmetry 2
perseveration 5 に示される拘泥 観念の固着が自閉を余儀なく
している Ⅱカァド で D3 を蝶をぷっつんと切ったなどという
反面 Ⅸカァド Wで明りが点っているという反応あり H 3
P 5 と人間への関心 共感性も充分窺える

B 55 女 32 才
問題行動
農家 中卒後家事手伝 小心 内気 話しかけられると耳まで真っ赤になっ
てしまう 仕事はくそ真面目 これやっとけと言われると 夜中までかかっ
ても仕上げてしまう 26才で農家へ嫁ぐ 姑女に 愚図だの ちょんだの
穀潰しと言われながら 二児を育てる 寝たのはお産の3日だけ 昼横にな
ったのは子供に乳を飲ませる時だけだったという 田植の最中 田の中に倒
れる 高熱で起きられず 実家へ返される 半月程で起きられるようになる
が ぼうっとして口をきかない 1年放置してあった

初診所見（入院10日目）
しWが病室に呼びに行くと 部屋の隅に座っていて ちょっと顔を上げたが
返事はしなかった 他患に背中を押されて立ち上がり 入口でスリッパを
履いたが 腰を下ろしてしまって 動かないとの事 20分位いして Dr. が
訪室すると まだ框に座っている 他患が肩を跨ぐようにして通ると ちょ
っと体を寄せる Dr. がこっちへ入ってと手を引っ張ると のろのろと自分
の場所へ戻る べたっと横座り 頭髪ばさばさ 下を向いてしまうと 顔も
見えず 小肥り 全体的に dysplastisch 蟹のように横に広い顔 表情表出
なし 対応は 拒絶よりは弱く 疑わしげといった所 返事は何でもないの

一語のみ　刺激せず　この次体の具合悪い所あったら言うんだよと　肩を軽く叩くと　ぴくりとして頷く　他患からはふてぶてしいと見られているよう

2週間後

部屋の者を一緒に呼ぶとやって来る　3番目に名を言うと　とことこと入室抵抗なく座る　前の二人を見ていて面接のやり方が解ったよう　ちらっちらっとCWの方も窺う　概ね視線は机上に落としている　Dr.が話しかけるとその時は視線を上げるが自発語は出ず　体の調子を問うと　鼻にかかった声で　腰かな胃袋かな　と言う　ちょっと恥しそうに鼻水を啜る　薬をと言うと　いらねえとはっきり言う　CWが胃が痛いって言ってたでしょと　言葉を挾むと　鋭い目つきとなり　下を向いてしまう　その後は一語も発せず　右眼瞼 Ptose　眼脂　Nasolabialfalte も右側が浅い　ひどい乱杭歯　Mißbildung ほとんど終日ごろごろ　部屋中の者が作業をやっていても　まったく関心を示さない　運んで貰った食事はがつがつとかっこみ　また　ごろん

検査

E E G　　7Hz θ sporadic 混入　HV で 6Hz θ を含む dysrhythm　epileptic abnormal？

C T　　頭蓋骨変形　側頭葉 やや萎縮　　　I Q　　田中ビネ　54

B56　女　30才

問題行動

農業手伝い　健康で無口　自分からは喋らない　26才で農家へ嫁ぐ　最初の中はよく働いた　翌年出産　2年後第2子を産むが　この頃より　ぼさっとしている事が目立つようになる　育児で大変だろうという事で注意もしなかった　その子が8ヶ月の時　前の川に入って流してしまう　一番辛いだろうと舅女が気を使ってくれたが　当人は悲しいでも　辛いでもなく　家人が線香を上げるのに　一度も手を合せた事がなく　ご飯を食べては横になっているような生活が続いた　2年後に第3子が産まれる　泣いても　なかなか授乳しようとしない　ご飯をとんでもない時間に作る　夫ともほとんど口をきかない　5年前第5子出産　子供を産んだ後やる気がなくなったみたいだな等と言う　Begleiter の夫は Schwach-begabte　纏まらない　Angabe　仕事をしに来たと言うが　生活保護を受けている　何のために当地へ転居したか入院歴も曖昧

初診所見　（入院2日目）

丁度　定期採血の日　廊下の長椅子に座って　じいっと人の動きを見ている　でぽぽに肥って　三重顎　瞼も唇も厚い　額がつるんと　飛び出していて　ほとんど面の皮といった顔は　感情表出の器ではない　手足はでれんと四本揃って垂れていて体にも表出はない　時々　ちらりちらりっと　看護婦室の方へ視線をやる　鈍いが　呼ばれては入り　終っては出てくる　流れに沿っている　呼ばれるとすっと立つ　dysplastisch な Körperbau　入室する時　出てくる人と体が3分の1程重なるが　ぐいっと肩を押しこむ　指示の前に右腕を出す　ちゃんと左手を袖口に添えて捲っている　fettreich で Venen を何回も針で探られるのをじっと見ている　顔もしかめず　出てくると　どてんとまた同じ椅子へ　先客を尻で押しくり　最前と寸分違わぬ場所を確保　Dr. の視線を受け　えへぇという笑みめいたものを返す　すぐ視線を外し真剣にアルコォル綿を押える　ちょっと綿花を上げて覗いて見る　意外と目配りも良い　その中　またでくっとなってしまうが　次に起こる事を待っている感じもする　意外と状況の把握は良さそう　対人反応もあり　話しかけられなくて当り前　話しかけられれば面倒臭いといったレベルでだが　昼飯の放送で人が動き出すと　立ってすうぅっと流れに入ってしまう　生命保持に関する動作は速く的確　passiv だが　狭い位に Essen も速い　しぃっと歯を鳴らしながら　一番に部屋から出てくる　水道の蛇口に口をつけ　音を立て水を飲む　ひょっと Dr. に気づき　悪戯を見つけられた子供の Mimik が出る　その前後のでれりさといかにもちぐはぐ　構えがないという事　廊下徘徊は手を背中に背負って　歩行訓練のような足取り　霞を一枚纏った中に　妙な実在感がある

面接　（1週間後）

若い先生の名　知らんと平然　了供を川へ流したってと軽く問うも　知らんと素っ気ない　昔のそんな想い出　夢みたいなのは　ああ夢ならあるん　重いの負うて川っぷちで転びおった　死んだのかいには　そんな事ないよ　向うの病院に面会に来よったよと　けろけろ　入院回数を問われ　赤子産まされる度に入院やとにやらにやら　ご飯はどっちが旨いかと外しても　そりゃ向うや　関西やもんと話題の転換についてこられる　離れてちゃ　幾ら子供産んでも愛情が薄くなるねと言うと　nuancereich な笑みが出て　余韻も残る　その夜　Unterbauchschmerz　何と Weh !　Es zeichnet !!

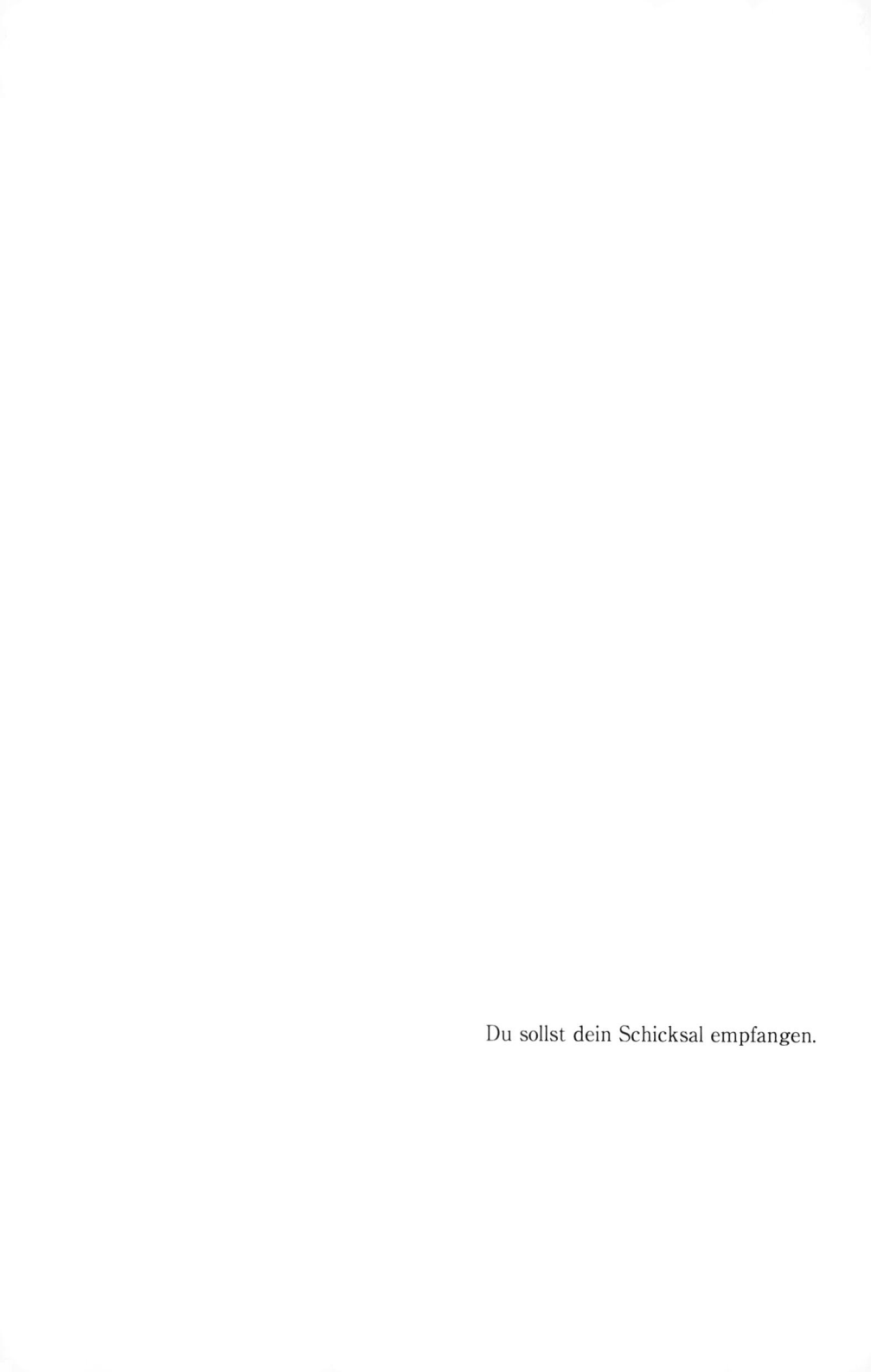

Du sollst dein Schicksal empfangen.

附1　Begegnung

"出会い"の心得

君子有三変
　望之儼
　即之温
　聴其言厲

0　Psychiater und Kranke

　　　　二人で長い旅に出るべく　　患者さんに出会ったのである

　一人称的出会　－－　私にとっての患者さん　－－　象徴的関係
　二人称的出会　－－　相手としての患者さん　－－　人格的関係
　三人称的出会　－－　他者としての患者さん　－－　職業的関係

釣は鮒に始り　鮒に終る　精神医学は Schizo. に始り　Schizo. に終る

ともあれ　Psychiatrie は　人間関係に関する Wissenschaft である
が　そこでは　主観的な Befund しか　頼りになるものはない

それが　共通の言葉になるか否かは　精神科医全体のレベルの問題であって
DSM などは　所詮　方向が違う

未知なものに出会っても　慌てない　学ぶために　そこにあるに過ぎない
在りのままに観得し　整理されてあるパタァンに照見し　ぼやけた輪郭の
重なりに目を凝らす　そこにこそ　特異点がある

精神疾患は　α. körperlich-begründbar　β. endogen　γ. reaktiv
しかないのだから　七面倒臭く考えない

精神科医には　情熱と定見がなければならない
精神科医には　構えと才能がなければならない

外科医などは　メスという道具の陰に　隠れて居るが
精神科医の武器は　己れ自身である　辛い職業である

己れに出会う人々の示す対応のパタァンを　日々　整理しておくこと
漫才師も漫画家も　歩きながら　飯の種を必死に探している

I　Eintreten

　　旅館の番頭は客に頭を垂れた時　靴の脱ぎ方と　その靴で品定めした

Blickdiagnose　"瞬瞥"診断
　　人は 新しい状況に入り　そこに身を置くためには　様々の"事"をする
　　入室し　座るまでが勝負　2メェトル　3秒の間に　どれだけ 読めるか

Physiognomik　"観貌"診断
　　初対面の治療者に　如何なる Mimik を示すかで　全てが判る
　　これは芸の中だが　自然な緊張と Paramimie ぐらいは判るように
　　"笑い"は なかなか難しい

診察を受けるための思惑
　　助けを求めているのか　気負っているのか　いやいや　ひきずられて来たのか

他事象に関して　精神医学での解決を　求めに来る奴には　注意

diagnostizieren する以前に　behandeln は始っている

患者さんや 家族の方が　医者をよく見ている　彼等の方が　医者より真剣
　金を取る方より　取られる方が真剣の理

*　　mit Begleiter　　　別々に会わないことが原則
　　　　　　　　　　　患者さんを疎外して　秘密を作らないため
*　　Kranke allein　　青年――性格の悩み（Mißanpassung）Schizo. の不全感
　　　　　　　　　　　中年――抑鬱感（Geschwulst に注意）Defektschizo.
　　　　　　　　　　　老年――物忘れ　不眠

待合室での振舞いをも 診ておきたい　どれくらい待たされたかも
そもそも　精神科医がマィクで　患者さんを呼びこむとは 何事ぞ

Ⅱ Sitzen

   Distanz のとり方で　人格像　病像の総てが　解る

机を挟んで対峙してはならない　全体像が見えない　　z.B.　爪先の unstetig

視線をしっかり合せるか　顔　体の向きを按配するか　椅子を前後させるか
Spontane Sprache (-) の Bedeutung は

可能なら　関与せず　暫く放置して観察　（非情になれぬ医師には　まず無理）

病像の古さ　人格の崩れ
  初対面の 患者さんの Niveausenkung が判るということは
  本来の Persönlichkeit が　相貌から　読めるからである

Gebärde　Benehmen　Stellung u. Haltung　　態度　立居　振舞

  * 寡動　－－　Schizo.　　　病型　Prozeß における特有の構え
        Reaktion　　人格像としての ある構え
        Schwachsinn　構えなし　距離とれず

  * 多動　－－　Bewußtseinsstörung の Verwirrtheit
        Schizophrenie の Enthemmt-Typus
        Schizo-Oligophrenie の Erregung
        Katatonie
        Hy.

\#　軽い意識障害　　　symptomatisch：Exogene Reaktionstypen
  逆に　symptomatisch なものの主症状は Bewußtseinsstörung
   意識レベル　－－　刺激の強弱で変る
   Stupor　－－　刺激の質で変ることがある　（Enzephalitis に注意）

Ⅲ　Anreden

　　　　話をするのは治療のためであって　診断のためではない

治療者の第一声　"○○さんですね"　で充分　……　（間）
　　ついで　"どうされましたか"　ぐらい

話をすることで　逆に　患者さんはそれなりに纏まった人格像になってしまう

spontan に話し出すか　話したい Etwas は何か
　言いたい放題の事を喋らせてはいけない　（kurzfassen の振りをして制止）
　相槌を打ってはいけない　（目で"ふぅん　で　……"ぐらい）

沈黙　拒絶に対して　強制しないで　体動　表情変化を観察　十二分な情報が得られる　この時　Begleiter がどう行動するか　それに Kranke がどう反応するか

不貞腐れ　隠し事　はたまた　難渋か　Denksperrung か　意外と難しい

患者さんの言う事は　全て"真実"というところより　始めよ

Kranke の話を理解せよ　了解してはいけない　（Schizo. の世界も了解可能）
einfühlen してはいけない　"悪い"意味で　"良く"動き過ぎてしまう

刺激している時と　放置している時との Diskrepanz は
　感情が膨らんだり　萎んだりして　連続して　動いていくか

俗事にも関心を持つこと　アイドル歌手の名　相撲の決り手なども　知らないより　知っていた方がよい　高踏派の医師に対してより　患者さんは心を開く
その代り　友達扱いされる

"医者巡り"のぐずらぐずらには　前医の紹介状を要求すると　たじろぐ

Ⅳ　Fragen

　　ヘボ医者にいじくり回されていない　frisch な患者さんは　宝物である

開口一番　第一問で　患者さんに　馬鹿にされないように
　バケツに釣糸を垂れている患者さんに：釣れますか？　見りゃぁ判るだろ！

世間話より　やや"聞きたがり屋"ぐらいの調子で

"訊く"は診断のため　"聴く"は治療のため　　当然　訊かない方が良い

名前に関して　"どういう字を書くの"だけでも　限りない情報が得られる

Redeinhalt を聴くのではなく　Redeweise を観る
　　　(Erlebis-Symptomenkomplex ＜ Ausdruck-Symptomenkomplex)

傷つけてまで　Anamnese を採らない　問題行動を問い詰めない　Geheim に触れない　妄想には共感しても　絶対に　受容してはならない

判断できない部分の情報を得たい場合には　必要な項目を話の中に組みこみ　スムゥズに　会話として流す　"ところで"などと　構えてはならない

History-taking is an art.　以上の技術が　Psychiater には　求められる

　　z.B.　Fage 17+18　Antwort 25　の場合　そのまま　×3 へ移るか
　　　"うっん　落着いて考えて" " 35 じゃないの" "じゃぁ　7+8 は"
　　　いずれが　その患者さんに相応しい対応か　こんなやりとりの中で　治療関係 が作り上げられていく　そもそも　計算能力を知ることが 必要であったとしても　こんな屈辱的な質問に 答えて貰うべく どうやって導入していくか

Kranke の前で　Karte を書かない　時間稼ぎ？　そんな暇はない！

V Diagnostizierung

　　　　　診断とは　医者の覚悟のほどの　明示である

原型　素型を知るには　情報量は少ない程よい　有意でない情報は Geräusch

診断することが怖ろしい　という意識を持てば　自ずと　修業する気になる
さすれば　眠っている者と　死んでいる者以外の診断は　出来るようになる

診断を附けることによって　"もの" が観えてくる
　　何処へ行くか　決らないと　切符が買えないの理

診断出来ていない患者さんと　にこにこ　話しているなどは Defektpsychiater

心理テストに　精通せよ　そして　臨床と突き合せていけば　紙のテストより
臨床での方が　より多くの "もの" が観えるようになるのは　当然の理である

とにかく　Schizo. か　nicht Schizo. かを　初診で diagnostizieren する

話はそれから V. a. などと　selbstunsicher になってると　生涯診断は出来ない
診断こそが　良い治療に繋がる　疾患により　心的機構が違うからである

診断するとは　とどのつまり　Prognose を　予見することである
　　それが出来るためには　同じ病院に 10 年は居なければなるまい

治療に　人生観など役に立たないが　診断には　大いに有用である
それは　診断の "物差" を作るのを　援けてくれるから

診断に至る過程は　患者さんと治療者の人格の　火花が散るような交流の総体
である
　　お手上げなら　時間を稼ぐしかない（病棟生活から　Pflegerin　が診断
　　してくれる　また　しばしば　Mitkranke が教えてくれる）

Ⅵ F a m i l i e als Widersacher der Therapie

　病気より悪い家族がいる　患者さんと間違えて話しかけて　慌てないこと

Vater Mutter どちらの Seite に erbpathologisch なものがあるかを見極める
より　妙に見える方が Nicht S　震源地は　当然 Defekt S の方だが　どちら
を多くいじるか　(Schizo. の Familienkonflikt　cf. key-person)

喋りたい家族には　一服しながら患者さんの成育史を　しつっこく聞いてやると
満足する　その Redeweise で 知性の高みが　Redeinhalt で 愛の形が判る

力の配分は　患者さん3割　家族7割　甘えられない患者さんには　限りなく
優しく　医者に　肩代りさせようという　狡い家族には　限りなく　厳しく

Ⅶ M i t t e l d o s e

　　精神科領域では　馬鹿にも判る"状態"像に対して　投薬されるから
　　診断出来なくても掻痒を感じない　精神科は息者の天国かもしれない

Prognose を予見し　何回の調整で 必要量にもっていけるか 増量の算定
　どのような Mittel が　どのような Bild に wirken するか
　いくつかの基本的なものの　効用に関しては　単味での経験を

Hypodruck　Verstopfung に陥りそうな Körperbau か　までの配慮を

興奮には Nebenwirkung の出ない限り　多目に　たじろぐと Mittel と Bild
の"おいかけっこ"になる

患者さんにとっては 薬の種類 量が 病気の重症度の指標になるから 処方は
出来るだけ簡明に　微妙に調整したい部分は粉で　そして　自分の出した処方の
総量 どのような玉 粉 色で構成されているかを　知っていなければならない

Ⅷ　Aufnehmen

拘束の痛みを想え　おおいに　einfühlen せよ

社会から隔離されると　それまで曲りなりにも保っていた "もの" が　がたがたと　崩れてしまうことがある　　　　z.B.　ratlos

Therapie を　医者の能力の幅でやるか　家族の能力の幅でやるか

家族に　診断　予後を言えるように　家族のぐうたら話を封じるためにも

Familie が心配して　入院静養させたいと思っていることを　前面に出し Kranke を同意させる　医者に入院を言わせ　自分が恨まれないようにしたい 家族が多い

治療者が　悪役となって gewalttätig に入院させるのも　患者さんに踏ん切りをつけさせるためには　よい場合もある　努々　ぐうたら 3 時間も説得しないこと

aggressiv klagereich な Kranke の場合　Mittel が wirken するまで　主治医は　定時面接以外　逃げ回っていた方がよい　その意味でこそ Pflegerin は有能である

勤務する病院の　恥部についても　語れるように

何の技術がなくとも　親切にしてあげれば　8 割がとこ　義務を果したことになる　しかし　報酬が貰えるのは　残りの 2 割分に関してである

治療の場以外で　患者さんや 家族に会っては　いけない

治療の良き成果とは　患者さんが　治療者に出会ったことにより　それ以前とは　違った　人生に入ることが　可能となるか 否か　の次元の問題である

治療とは "あなた" のように　ならなかった " わたし " を　見せることである

附2 Zustandsbild

状態像別 術語集

Bald fehlt uns der Wein,
Bald fehlt uns der Becher.

Befund（Einzelsymptom） 所見
　－→　Gesamtbild（Symptomenkomplex Syndrom） 病像集合
　－→　Diagnose diagnostizieren 診断

Blickdiagnose（瞬瞥診断）
　Kranke の Erlebnis 体験 を Frage 審問 して得られる Antwort 返答 や
　Begleiter 付添人 の Angabe 陳述 から Innere Welt 内界 に迫るのではなく
　Ausdruck 表情　Haltung 姿態　Gebärde 態度　Benehmen 振舞　Stellung 構え　など
　Rapport 対人交流 に現れる　Persönlichkeitsmerkmal 人格特性　Krankheitszeichen 病徴
　を観得　照見する　　Redeinhalt 話の内容 ではなく　Redeweise 話し方 に重点を置く
　Vordergrund 前景　を覆っているものは 何か　Hintergrund 奥 にあるものは何か

　　　日々　Jugendkrise 思春期危機　Klimakterium - od. Involutionskrise　更年期危機
　　　に発症する Krankheitsform 病型 を wie möglich 出来るだけ kurzfassen 要約 し
　　　gruppieren u. sammeln 集積 していく

Wichtige Differenzierung（ちょっとした鑑別）
　　　psychisch 心因的　psychotisch 精神病的　Simulation 詐病　Verdacht auf　V.a. 疑い

　＊　Psychogene Reaktion 心因反応
　　　A　Charakter 性格　Charakterzug 性向　Persönlichkeitsbild 人格像
　　　B　Milieu 環境　Familienverhältnis 家族関係　Nachbarschaft 近隣関係
　　　　　Freundschaft 交友関係　Interesse 関心 利害関係
　　　C　Ereignis 事件　Zwist ごたごた　Zufall 偶発事件　Episode ちょっとした出来事
　　　　　Moment　Anlaß　原因 動機 切っ掛け　（momentlos　anlaßlos 動機なし）

　＊　unruhig 不安（精神的）　unstetig 不穏（身体的）　＝ Organische Unruhe
　　　Schizophreniker：　gespannt 緊張　steif 硬い　stereotypisch 常同的
　　　　統合失調人　　　　Assoziationslockerung 連合弛緩
　　　Organiker　：　apathisch 無欲　schlaff 弛緩　perseverativ 保続的
　　　　脳器質障害人　　　Integrationslockerung 統合弛緩

　＊　weitschweifig　冗長－－目的地へ向って歩いている時　道で見える物をあれやこれや説明していてなかなか
　　　　　　　　　　　　　　　　　　　　　　　　　　　　目的地へ着かない
　　　umständlich　　迂遠－－　　　　　　　　　　　　路地へ入りぐるぐる回り目的地へなかなか着かない
　　　locker　　　　　連合弛緩－－　　　　　　　　　　目的地への道筋 周りの建物との関係が付かない

302 附2 Zustandsbild

0   Lebensgeschichte und   Prämorbider Charakter   人生史 病前性格

Kranke allein 患者一人で   mit Begleiter 同伴   Familie 家族   Verwandte 親類
Eltern 親 Vater 父 Mutter 母 (Stief- 義理 Groß- 祖) Kind 子 Sohn 倅 Tochter 娘
Bruder 兄弟 Schwester 姉妹 (alt 上 jung 下) Zwilling 双子 Onkel 叔父 Tante 叔母
Enkel 孫 Ehepaar 夫婦 Ehemann 夫 Ehefrau 妻 ledig 独身 Heirat 結婚 Ehescheide 離婚
Frustration 欲求不満 Konflikt 葛藤 Einfluß 影響 Liebe 愛情 Haß 憎しみ Streit 喧嘩
Geburt schwer 難産   nicht gesund 病弱   Entwicklung 発育 Schulresult (SR) 学績
Beruf 職業 Einkommen 収入 Arbeit dauernd 仕事は続いている arbeitslos 失業 Geschmack 趣味
Schlaf 睡眠 Rauchen 喫煙 Appetit 食欲 Essen 食事 Hunger 飢 Trinken 飲液 Durst 渇
Gelegenheit (Koitus の) 機会 Menarch 初潮 Menopause 閉経 Notzucht 強姦 Wochenbett 産褥
Schwangerschaft 妊娠 Termin 出産予定日 Emetische Erscheinung つわり Auskratzung 掻爬
Kontrazeption 避妊 Suizidversuch 自殺企図 Mißerfolg 失敗 Geheim 秘密 Atmosphäre 雰囲気
Lebensjahr (Lj) 年齢   Aufnehmen 入院   Entlassen 退院 FF (Fahnenflucht) 脱院
Anstalt 拘束病院   Arzt 医師   Pflegerin 看護婦   Belastung 負因   ab und zu 症状の増減
Physikalische Befunde 身体所見 O.B. (ohne Befund) 病的所見なし f.f. (fast frei) に問題なし

Denkmensch 考える人   Triebmensch 行う人   idealistisch 理想主義   realistisch 現実主義
Introversion 内向   Extroversion 外向   optimistisch 楽天的   pessimistisch 悲観的
leblos 無気力 melancholisch schwermütig 陰鬱   dunkel 陰気 mißtrauisch 猜疑的
heiter 陽気 gesellig 社交的 gutmütig gutherzig 人の良い dienstfertig 世話好き rauh 粗雑
schwarzsehend 苦労性 egozentrisch ego-betont 自己中心 anankastisch 周囲に気を使う (制縛的)
tapfer 向う見ず hitzig 激しい heftig 怒りっぽい zurückhaltend 控え目 opferwillg 献身的
dogmatisch 独断的 engherzig 狭量 erdrießlich 気難しい gleichmütig 無頓着 geduldig 辛抱強い
sanftmütig warm mild weich still 温和柔穏   großmütig 寛大   witzig 機知に富んだ
selbst-sicher od. -vertraut 自信に満ちた selbstunsicher 自己不確実   minderwertig 劣等感
mitwirkend kooperativ freundlich 協調的 trotzig feindlich 反抗的 lenkbar 言いなり
ernst 真面目 hartnäckig 頑固 humorlos 洒落の通じぬ Sonderling 変人 Menschenscheu 人を避ける
feinfühlig 繊細 empfindlich 敏感 nervös 神経質 höflich 慇懃 bedächtig 慎重 hastig 短気
bescheiden demütig 謙虚 ehrlich 誠実 freimütig 率直 kleinmütig 小心 scheu 恥かしがり屋
schüchtern 引っ込み思案 kühn 大胆 fleißig 勤勉 pünktlich 几帳面 viskös しつっこい zäh 粘っこい
unbeugsam 勝気 rührhaft 情に流されやすい unschuldig 無邪気 kindisch 子供っぽい läppisch 児戯的
plump のろま sorglos 呑気 liederlich だらしない unverantwortlich 無責任 haltlos 無軌道
schamlos 欠恥 frech 厚顔 reinlich 綺麗好き redselig 話し好き berechnend 打算的 schlau 狡い
unfähig 無能 unbesonnen 浅慮 launenhaft 気まぐれ kalt 冷淡 boshaft 意地の悪い grausam 残忍

1   Psychasthenischer Zustand   精神疲弊状態

Physikalische Abschöpfung 身体疲弊 ermüdbar 易疲性 Gesichtmuskelstonus 顔面筋の張り具合
schlafsüchtig 眠りがち schläfrig 眠たげ mimikarm 寡表情 gemütlos 無感情 unnatürlich 不自然
kontaktlos 接触不能 unzugänglich 交流不能 kraftlos energiearm 力のない leidend 悩んだ
dumm 無感覚 zerstreut 放心 furchtsa 怖しげ begrüßen 挨拶 anrufen 呼びかけ anreden 話しかけ
fragen 質問 befehlen 命令 gehorsam 従順 Kopfnicken 頷く oft zwecklos しばしば無意図
lallend ろれつが回らぬ stotternd 吃る sehr unglatt ひどく不円滑 antworten 答える murmeln 呟く
schweigend 沈黙 vorbeireden 出任せ返事 manieriert わざとらしい ganz verschroben 捻くれそのもの
versagen 拒絶 negativistisch 拒否的 widerständlich 反抗的 bejahen 肯定 negieren 否定
schützen 支持 murren 不平 klagen 訴える klagereich 多訴 reizbar 易刺激的 gereizt 苛立った
oberflächlich 表面的   gleichgültig どうでもよい abhängig 依存的 langsam 間延び träg のろい
schnell 速い prompt 即座 entfremd 疎隔感 ratlos 困惑 passiv 受動的 taktlos 細かい処に気が回らぬ
hemmunglos 抑制の取れた leicht enthemmt やや抑制解除 reaktiv 反応を起こしやすい theatralisch 演技的
emotionell-labil 情緒不安   Tränenausfluß 流涙   tränenhaft 涙ぐむ   weinerlich 泣きそう
Körperpflege 身嗜み Kleidung ungeordnet 服装はだらしない Kosmetik ungeschickt 化粧は下手
schmuzig うす汚い ungraziös 非優雅 nackt u.bloß 裸 Gestik 身振り widerwillig いやいや
Übermäßige Sorge 取越し苦労 Überwertige Idee 優格観念 sündenhaft 罪業的 Lüge 嘘
Beziehungsidee 関係念慮 Zwangs -idee   -vorstellung   -denken   強迫観念   -表象   -思考
Egoverlust 自我喪失 Ichbewußtseinsstörung 自我意識障害 Oneiroider Zustand 夢幻状態
Verdoppelungserlebnis 重複体験   Personenverkennung 人物誤認   Derealisation 非現実感
Depersonalisation 離人感   déjà vu 既視感   jamais vu 未視感   Krankheitsgewinn 疾病利得
Simulation 詐病   Persönlichkeitsreaktion 人格反応   Kurzschlußreaktion 短絡反応
Haftreaktion 拘禁反応 Angstneurose 不安神経症 Zwangsneurose 強迫神経症 Hypochondrie 心気症
Rentenneurose 賠償神経症 Erythro-phobie 赤面恐怖 Myso- 不潔 – Noso- 疾病 – Akro- 高所 –

2   Hypokinetischer Zustand   寡動状態

depressiv 鬱状態 deprimiert 鬱になる stumpf schwerfällig 鈍 traurig 悲哀感 ernst 深刻
wortkarg 寡言 ängstlich leidend 苦悶 immer verbeugt いつも面を伏せ hoffnungslos 絶望的
Leise Stimme 低声   Vitale Kraft 生命の力感   Vitale Stimmung 生の気分   Gefühlston 情調
vermindert sinkend 低下 niedergeschlagen うちひしがれた zögernd 難渋 nachlässig 投げやりな
Unwohlgefühl 不全感 Blinzel wenig 瞬目 少ない masken-artig -haft 仮面様 ungeduldig 焦燥
protrahiert 遷延 einfühlen 感情移入 Augenlidtremor 眼瞼ぴくぴく Kaumuskelzucken 咬筋こきこき
Denkhemmung 思考抑制 Psychomotorische Hemmung 精神運動抑制 Tagesschwankung 日内変動

3 Hyperkinetischer Zustand　多動状態

verstimmt 不機嫌　aggressiv 攻撃的　euphorisch 機嫌が良い(多倖的)　zornig 怒りっぽい　stolz 尊大な　gehoben 高調子　anmaßend 傍若無人　heiter 爽快気分　fröhlich 楽しげな　lebhaft 活発な　übertreibend 誇張的な　theatralisch 芝居がかった　etwas (et.) manisch gefärbt やや躁に彩られ　größenhaft 誇大的　ruhelos 休みなく　pausenlos 絶え間なく　geziert 気取った　vertraulich 馴々しい　Wander- od. Sprach-sucht 多動 多弁　Geschrei 叫び　erregt aufregt 興奮　agitiert 激昂　Taten- od. Reden-drang せずには居られない　sprunghaft 話が跳ぶ　fragmentarisch 断片的　impulsiv 衝動的　explosiv explosibel 爆発的　Gellende Stimme かん高い　Entgleisung 逸脱行為　Verschwendung 浪費　hysterisieren ヒスしている　häsitieren たじろぐ　Akathisie じっとして居られぬ　dranghaft 心迫的　Bewegungs od. Taten-drang 行為心迫　Zwangshandlung 強迫行為　zwingen 強制　Mittelrausch 薬物酩酊　Nebenwirkung 副作用　summieren 蓄積　Tagesschlaf 昼間も眠い 寝てしまう　beruhigen 落ち着く　Psychomotorische Erregung 精神運動興奮 (Katatone-- Manische --)　Ideenflucht 観念翻逸　Grübelsucht 穿鑿癖　Zweifel- 疑惑 - Frage- 質問-- Gewähr- 保証--

4 Paranoisch-halluzinatorischer Zustand　妄想幻覚状態

bizarr manieriert 奇態　Grimasse しかめ眉　Schnauzkrampf 尖り口　Ambivalenz 両価値　eigenbeziehen 自己関係づけ　mystisch 神秘的　unheimlich 不気味な　einschüchtern 怯え(圧倒されて)　kataton 緊迫 緊張した　Katatones Syndrom 緊張症候群　Weltuntergangserlebnis 世界没落体験　Wahnstimmung 妄想気分　Wahnwahrnehmung 妄想知覚　Wahngebäude 妄想構築　Egorrhoe 自我漏　Wahneinfall 妄想着想　Autochthones Denken 自生思考　zerfahren 滅裂　Eigengeruch 自臭症　Gemacht-od.--es Erlebnis 作為体験　Denksperrung 思考途絶　Gedankengangsstörung 思路障害　Gedanken-eingebung 思考賦与　-einblasung - 吹入　-entzug - 奪取　-ausbreitung - 伝播　-lautwerden - 化声　-verstandenwerden 思考察知　angesprochenwerden 幻の声に話しかけられる　Stimmenhören 幻の声が聞こえる　angestarrtwerden まなざしに怯える　elektrisiertwerden 電波でやられる　Gehörshalluzination (Reden und Gegenreden) 幻聴　Gesichts-- 幻視　Geruchs-- 幻臭　Abnorme Körpersensation 体感異常　oneiroid 夢幻　Illusion 錯覚　Katalepsie 強硬症　Stupor stuporös 昏迷　Katatoner Stupor 緊張性昏迷 (Depressiver-- Hysterischer--)
－ Beziehungswahn 関係妄想　Beeinträchtigungs- 被害 - Versündigungs- Sündenwahn 罪業 -
－ Beobachtungs- 注察 - Verfolgungs- 追跡 - Vergiftungs- 被毒 - Abstimmungs- 血統 -
－ Erfindungs- 発明 -　Verarmungs- 貧困 -　Kleinheits- 微小 -　Besessenheits- 憑依 -
－ Liebes- 恋愛 -　Schwangerschafts- 妊娠 -　Eifersuchts- 嫉妬 -　Größenwahn- 誇大 -
－ Querulanten- 好訴 -　Dermatozoen- 皮膚寄生虫 -　Religiöser- 宗教 -　Residual- 残遺 -
－ Hypochondrischer Wahn 心気 -　Metamorphotischer - 変貌 -　～～Idee　～～念慮

5   Verwirrtheitszustand   錯乱状態

Dämmer 朦朧   Delirium 譫妄   Amentia アメンチア   Oneiroider Zustand 夢幻   などの 総称
Infektion   Hohes Fieber   metabalisch   hormonal   toxisch usw.   の somatogen な
Exogene Reaktionstypen 外因反応系(異原因-同症状) に 特徴的であるが psychogen にも起こる
意識障害 のため 思考過程 の 統一 関連 が失われる 概ね 過誤 過大 の 言動 を伴う
  #   Ideenfluchtige Halluzinatorische od. Zerfahrene Verwirrtheit
            などと endogen でも 重症の場合 言うことがあるが 好ましくない
            Zerfahrenes Denken 減裂思考 … 支離滅裂は意識清明   Zerfahrene と
                          Sprache 減裂言語
            Inkohärentes ——   散乱思考 … 軽い意識障害（Auffassung 領識 が悪い）
  #   Symptomatische Psychose 症候性精神病 — 脳の病変に直接起因するものは含まれない
            Abstinenzerscheinung 禁断症状   Nachhallpsychose 残響精神病（フラッシュバック現象）

$ $ Bewußtseinsstörung（意識障害）
        A   Bewußtseinstrübung（混濁）
              klar 清明 ——▶ Schwer-besinnlichkeit 明識困難 ——▶ Benommenheit 昏蒙
              ——▶ Somnolenz 傾眠 ——▶ Lethargie 嗜眠 ——▶ Sopor 昏眠 ——▶ Koma 昏睡
              の系列に示される   Klarheit 清明度 の 低下   身体疾患の 症状として
        B   Bewußtseinseinengung（狭窄）
              強い情動による意識野のせばまり   一定の範囲では意識清明
              Hy.   Hypnose 催眠状態 のように   心因性にも起きる
        C   Bewußtseinsveränderung（変容）
              意識混濁は前景になく   機能低下 + 被刺激性による現実把握の障害
              Illusion   Hallutination   それに伴う不安から精神運動興奮まで
              Amentia   oneiroid   Delirium などの器質性   症状性 （心因性にも起る）
              |私は Schizophrenie の Stupor を ある種の 変容 に入れている|

6   Hypomnetischer Zustand   減記憶（記銘）状態

Merkschwäche 記銘力低下   Amnesie 健忘   Desorientierung 失見当識   Konfabulation 作話
  #   Gedächtnis 記憶
            Merken 記銘 ——▶ Behalten 保持 ——▶ Erinnerung 追想 ——▶ Wiederkennen 再認
  #   Merken は   まず   Interesse 関心   Auffassung 領識（把握 理解）の問題
            即ち Aufmerksamkeit 注意 の Konzentrierung 集中 と Fortdauer 持続 の問題
            …… Schizo-Kranke が "頭が悪くなった"と訴える事の意

7   Defektzustand   欠陥状態   Niveausenkung der Persönlichkeit 人格水準低下

［脳器質性］ ― ― Demenz 痴呆：一度高まった Geist 精神 が犯され Seele 情神（魂）が乱された状態
Schwachsinn 精神薄弱：高まるべきところまで 高まらなかった状態

Senile Demenz 老人性痴呆   Posttraumatische-- 外傷後 ‐   Postapoplektische-- 卒中後 ‐
Arteriosklerotische   -- 動脈硬化性 ‐   Epileptische   - 癲癇性   Lakunäre -- 斑 ‐
Nachbeschwerde 後遺症   Affekts Inkontinenz 情動失禁   Pseudodemenz 偽痴呆
Retrograde Amnesie 逆向性健忘   inselartig 島状   Zwangs-lachen 強迫笑い -weinen 泣き
Nachtdelirer 夜間譫妄   Kopfschmerz 頭痛   Schwindel 眩暈   Aura 前兆 Zungenbiß 咬舌
Inkontinenz 失禁   Krampf 痙攣   tonisch-klonisch 強直 - 間代性   Zuckung 攣縮
grand mal 大発作   petit mal 小発作   Initialschrei 初期叫声   Abortiver Anfall 不全発作
Periodische Verstimmung 周期的不機嫌   Besonnene Dämmerzustand 分別朦朧   Ohnmacht 失神
Grenz 境界   Debilitat 軽愚   Imbezillitat 痴愚   Idiotie 白痴   Schwer-Imbezi. 重症痴愚
Intelligenz 知能 Kenntnis 知識   Kopfrechnen 暗算   dysplastisch 不均整   pyknisch ぽちゃ
schwachsinng   schwach-geneigt ぽい   angeboren schwach-begabt   生れつきの
Forcierte Normalisierung 強制正常化(EEG)   Sehnenreflex seitengleich 腱反射左右差なし

［統合失調症性］ ― ― Defektschizophrenie
Gemüts- u. Willenarmer Zustand 情意減弱状態

erbpathologisch gesagt 遺伝病理学から言えば   Niveausenkung der Persönlichkeit 人格水準低下
Krankheitseinsicht 病識   Krankheitsgefühl 病感   Konfrontation mit Welt 世界対決
kritiklos 病識欠如   rücksichts- los einsichts- vorsichts- 反省欠如 洞察 ‐ 予見 ‐
Affektsabstumpfung 感情鈍麻 Spontanitätsmangel 自発性欠如 abulisch hypobulisch 無為
Antriebsmangel 欲動欠如   Resonanz (-) nicht klingen 心の琴線に響きがない   sorglos 無憂慮
kernlos flach 芯なし へらへら   teilnahmlos indifferent 無関心   Diskrepanz 感情移行の断裂
Assoziationslockerng 連合疎   zusammenhanglos 纏まらない   unlogisch absurd 不合理荒唐無稽
Paramimie 状況にそぐわない表情 Leeres- unmotiviertes- Lachen od.Weinen 内容動機のない笑い泣き
Selbstgespräch 独語   Wortneubildung 新語造作   Wortsalat 言葉のサラダ   Logorrhoe 語漏
Bewegungsstereotypie 常動運動   Wanderung 徘徊   autistisch 自閉   Regression 退行
Psycho- Pharmako- Beschäftigungs-therapie 精神 - 薬物 - 作業療法   schwankend 病勢動揺
Ausgang 転帰 Episode 異質な状態 schubweise 増悪的 phasisch 周期的 prozeßhaft 進行中
Sieh Verlauf! 経過を見よ   remittieren 寛解する bessern 改善する verschlimmern 悪化する
Verblödung 荒廃   Endstadium 末期症状   Tod 死   sterben 死ぬ   Unglücklich！哀れ

$ Herdsymptomen 巣症状
　　　　　　　　[d , e] Lappensyndrome sind wichtiger in der Psychiatrie .
a　Aphasie 失語
　　　　　　Motorische Aphasie　　　運動失語　　vgl. Dysarthrie 構音障害
　　　　　　Sensorische　　〃　　　感覚　〃
　　　　　　Amnestische　　〃　　　健忘　〃（Wortfindung　喚語）
　　　　　　Transkortikale　〃　　　超皮質〃（Begriff　概念）

　　　　　　　　Ohr　耳　－→　　　　　　Sprachverständnis　　言語理解
　　　　　　　　Auge 目　－→　　　　　　Lesenverständnis　　書字理解
　　　　　　　　　　　－→　Mund 口　　Spontansprechen　　自発語
　　　　　　　　　　　－→　Hand 手　　Spontanschreiben　　自発書
　　　　　　　　Ohr　　－→　Mund　　　Nachsprechen　　　復唱
　　　　　　　　Ohr　　－→　Hand　　　Diktatschreiben　　書取
　　　　　　　　Auge　－→　Mund　　　Lautlesen　　　　　朗読
　　　　　　　　Auge　－→　Hand　　　Abschreiben　　　　複写

　　　　＊　Wort-Bildanpassensprüfung（字絵－漢字 平仮名 片仮名合せテスト）

b　Agnosie 失認
　　　　　　Körpersinn 身体感覚　Gesicht-- 視覚　Gehör-- 聴覚　Tast-- 触覚

c　Apraxie 失行　　　　　　　　　　　　　　　[Apraktognosie]
　　　　　　Motorische Apraxie　　運動失行　　動作の遂行
　　　　　　Ideatorische　　〃　　企図　〃　　煙草－－マッチ　衣類着脱
　　　　　　Konstruktive　　〃　　構成　〃　　スティック・テスト

d　Frontallappensyndrom　前頭葉症候群
　　　　　　　　　　　　Persönlichkeit 人格　Wille 意志
e　Temporallappensyndrom 側頭葉症候群
　　　　　　　　　　　　Psychomotorische Epilepsie

f　Apallisches Syndrom　失外套症候群
　　　　　　　　　　特殊な　Bewußtseinsstörung

308 附2 Zustandsbild

\# ⇐ Nicht - S - Zeichen ⇒ von mir
　　　　（下記　Befund があれば　Schizophrenie ではない）

01　無構え　stellungslos　　　　　02　無距離　distanzlos
03　無締り　schlaff　　　　　　　04　Or不穏　Organische Unruhe
05　獣怯え　schüchtern　Phobie　　06　人当良　umgänglich
07　温深み　warm u.herzlich　　　　08　優雅感　graziös
09　恥らい　schamhaft　　　　　　10　起伏あり　Auf u. Zu
11　間伸び　langsam　　　　　　　12　統合疎　Integrationslockerng
13　不得的　untreffend　　　　　　14　馴染む　sich gewöhnen
15　軽率な　leichtsinnig　unbedacht　16　駆引き　taktisch
17　ポッズ　posieren（得意顔 stolz）
18　とぼけ　komisch（巧まざる ungekünstelt）
19　甘えた　sich schmiegen（まといつく 擦り寄る）
　　　　　anschmiegsam　zutraulich（人懐っこい）
20　現実的　即物的　sachlich

\# 　Über Wahn　妄想 について　　－－　wahnhaft 妄想的　　wahnsinnig 狂気の
　　　Schizophrenie
　　　　　　unbestimmt はっきりしない　amorph 形をなさぬ　unheimlich 不気味な
　　　　　　－→ Bedeutungserlebnis 意味体験　｜ Aha-Erlebnis ああそうか 体験｜
　　　　　　－→ gewiß　überzeugt 確信的　unkorrigierbar 訂正不能
　　　　　　－→ Wahnsystem 妄想体系（systematisieren）Wahnarbeit 妄想加工
　　　Schizo-Oligophrenie
　　　　　　an Kleinigkeiten haften 些事への拘泥　Perseveration 保続
　　　　　　－→ Einfall 思いつき　　Mißverständnis 勘違い

\# 　Schlafstörung 睡眠障害　Einschlafstörung　　入眠障害
　　　　　　　　　　　　　　Durchschlafstörung 持続睡眠障害
　　　　　　　　　　　　　　Frühes Erwachen　　早朝覚醒　　｜ Schlafmittel 睡眠薬 ｜

\# 　scheinbar S（一見）　Sdeutlich　Sunbestreitbar　Szweifelsohne（明らか）
　　　Schizophrenie-ähnliche Psychose　mehr Organiker（むしろ）
　　　Etwas-Symptomatisches verdächtig（何か 疑わしい）
　　　Präcoxgefühl　Schizo の臭い　　Syndromarme Schizophrenie 軽症
　　　Störung des Zwischenmenschlichen Gefühl 対人感情障害

Nachiwort

斯書の要所々々の問題点は　いずれ　上梓される筈である一書　人間の精神の進化について論じた「人間の精神——統合失調への道」を参照されたい　この書は人間の精神が　哲学ではなく　生物学の言葉で　書かれている　参考までにその目次を掲載する

```
I  精神誕生への道 ——  世界の解読
           {マクロコスモスとミクロコスモスの統合
              —— "物"の全ての在様"事"としての景観}
  00 精神の層構造 —— 生きる術としての脳の構造
  01 神経系の進化 —— 情報の伝達と反射の様式
  02 意識の発生   —— 世界の認識（世界を写す鏡）         ［脳幹］
  03 情報収集     —— 世界の姿
  04 本能行動     —— 生存への反射行動
  05 情動反応     —— 反応への構え                       ［視床下部］
  06 知情意       —— 精神の三要素
  07 気分         —— 雰囲気の感知
  08 感情         —— 行動への体勢                       ［大脳辺縁系］
  09 判断         —— 情報解析の精度化　体験　学習       ［大脳皮質］
  10 心像         —— 抽象化された自我（閉ざされた内界）
  11 意志         —— 運命の克服                         ［前頭連合野］
  12 群との交信   —— 仕種　表情　言語（開かれた内界）
  13 他者と自我   —— 自我意識（内部を写す鏡）
  14 人格         —— 全の偏倚としての個
  15 真善美       —— 世界の解読
  16 人生         —— 個の象徴としての全
  17 死           —— 世界の完結
II 統合失調への道 —— 世界の変貌
           {ミクロコスモスとマクロコスモスの乖離
              —— 脳の進化と裏腹の破綻}
  18 その危機     —— 回避の動態
  19 正常　異常   —— 世の規範
  20 精神疾患概観 —— 材質　構造　機能
  21 統合失調症   —— 症例
  22 統合失調人   —— 反進化現象
  23 その世界変貌 —— 推論の誤謬
```

平成 拾年 盛夏
　　茅野淑朗

解　題

藤元登四郎

　「診察室の扉を開けて入室し，座るまでの〈顔つき立ち居振る舞い〉で診断終わりという〈技〉」は精神科医の夢であり，精神科医なら誰でも見る夢であろう。

　本書の著者の茅野淑朗先生はこの〈技〉を「瞬瞥診断術 Blickdiagnose」と命名した。先生の生涯はこの〈技〉を完成するために捧げられた。すなわち，茅野先生は「瞬瞥診断術」という〈技〉の名人である。しかし「瞬瞥診断術」は厳しい理論に基づいて初めて可能となる。そのことは，本書が同時にすぐれた精神病理学の書であることを意味している。しかし本書は〈技〉と精神病理学の融合した技的精神病理学の書であり，きわめて独創的なものである。したがって解題と題してはあるものの，それを書くことは不可能に近く，隠喩に頼らざるを得ない。こういう次第で，ここでは茅野先生と私の個人的関係を軸として語ることをお許しいただきたい。

　茅野先生の理論は，一言で言うと人間への限りなき愛を語っている。それを私は勝手に「茅野人間学的精神医学」と呼んでいる。私は幸運にも，茅野先生の「瞬瞥診断術」が誕生から完成するまでウォッチングするチャンスに恵まれたのである。

　「瞬瞥診断術」は瞬間的で凝縮された〈技〉であるが，内容は単純ではなく，精神医学と人間学が重なり合って構成されている。患者様を瞬間的に診断することは，患者様そのものになりきる以外にない。そこでは，精神科医と患者様との境界は意味を失っている。単純化して言えば，「瞬瞥診断術」の根本は人間の偉大さ，すなわち患者様の偉大さと触れ合うことなのである。「瞬瞥診断術」はあくまでも，茅野先生の個人的なものであり，先生をピラミッドにたとえると，その鋭い突端である。ピラミッドの基礎には茅野先生のライフワークである《人間の精神――統合失調への道》が確固として存在している。さらに，先

生には統合失調症の研究を通じて結晶した，人間愛に基づく幻想小説あるいは妄想小説,《Über die Zeit hinüber》があり，その一端をのぞくことができる(1)。要するに，「瞬瞥診断術」は深い人間学を基礎として構築されたものである。しかし，そこまで行くと話しが込み入ってしまうので，ここでは本書と関連する茅野ウォッチングの話題だけに絞りたい。

　私は，本書を自分だけで知るのはあまりにももったいないと思った。そこで，この原稿を秋元波留夫先生のところに持ち込んだ。2005 年 9 月 20 日のことであった。秋元先生は原稿にさっと目を通され，前書きにある一節，「Schizophrenie の基本障害は『対人反応障害』である」を大きな声で朗読された。そして，本書の《精神の塔》の図を興味深げに見つめておられた。そして，

　「うーん，よし，創造出版から出そう」

と即決された。しかも「前書きを書いてあげよう」というありがたいお言葉までいただいた。それから，「僕は茅野君を知らないから，自己紹介を書いてもらってくれないか」と付け加えられた。

　私は，すぐに茅野先生に電話した。茅野先生は電話嫌いであるとわかっていたが，この吉報をすぐ電話しないことには耐えられなかった。茅野先生は予想以上に喜んでくれた。そこで，私はたたみこんで，秋元先生の自己紹介の件をお願いした。茅野先生はすぐ

　「それは君が書け」

という返事であった。私は，やはり電話より手紙にすればよかったかなと思ったが，こうなればしかたがない。秋元先生にお詫びして，私が解題を書くことにさせていただいた。読者もこの事情をご理解いただき，どうぞ私の失礼をお許しいただきたい。

　しかし，考えてみると，禅の老師にものごとを聞いても，殴られるところが関の山だろう。老師のことについては門前の小僧に聞くのが一番であろう。

　茅野「瞬瞥診断術」が歩んだ道は，思い返してみると，長い年月を要したドラマである。何事も優れたものは歴史と地理を無視して語ることはできない。

ことの始まり

　日本の大学制度や自然科学や人文科学は，明治時代にヨーロッパから輸入さ

れて、まるごとの模倣から始まった。まず、東京大学が開設され、日本の大学や研究のモデルと中心としての役割を果たした。しかし、モダンな大学機構は資本主義の興隆に伴って大きな矛盾を露呈することとなった。フランスの1968年の五月革命の影響もあり、日本全国で激しい大学闘争がわきおこった。この闘争を通じて、これまでの日本の大学制度が政治に隷属する見せ掛けだけの物にすぎなかったことが暴きだされた。しかしそれは同時に日本独自の学問の誕生の生みの苦しみでもあったのである。

　もちろん精神医学の分野もその波に巻き込まれた。いや、むしろ大きな波をひき起こしたのかもしれない。東京大学の精神医学教室では有名な紛争が勃発した。この紛争は長期化して、政治的問題ばかりが注目をあびてしまったが、実は、その原点には精神医学の行き詰った基本問題があったのである。

　要するに、精神医学の理論的観点からは、東京大学の精神医学は伝統的に器質論が主流であり、精神病理学が軽視されていたという問題があった。もっとも、秋元波留夫教授は、新ジャクソン主義者で、生物学的研究ばかりではなく、広く精神病理学、精神医学の社会的なつながりの重要性を主張していたが、彼の生徒たちは十分理解することができなかった (2) (3)。

　1968年10月14日、東京大学精神神経科の医局員は、秋元教授の後任であった臺弘教授に対して反乱を起こした。精神科医局の解散が決議されたのであった (4)。一週間後、10月21日に、この闘争に加わった102名の精神科医師は「東京大学精神科医師連合」を結成した。そして、1969年9月8日には、東大病院精神科病棟の医師連合員は病棟自主管理闘争に突入した。精神科医師連合は、1970年1月に、闘争の理論誌、「精神医療」第1号を創刊した。この雑誌は、まさしく、西欧からの輸入ではない、日本人による日本に根付いた精神医学の起源となった。

　茅野先生も、もちろん精神科医師連合の102名の一人であった。茅野先生は1966年に東大医学部を卒業したばかりの精神科医のなりたてであったが、「精神医療」創刊号に《越えるために………》という一文を書いた (5)。これは、茅野の精神医学の原点であるので全文を引用しよう。

茅野淑朗 《超えるために………》(5)

　精神科医を志した時に一つの超越をなした人々に私はこれを書いている。自然科学の中で長い間教育を受けた人間が，精神医学に足を踏みいれることは科学の暗い淵に立つことである。しがない技術屋としての己れを不知の恐怖に曝すことになる。一度，この超越をなしとげた医師はその日から人間の内面に住みつくことになるのだが，人間を何一つとしてとりあつかったことのない科学がどこまで武器となるのだろうか。しかしながら，私は大学で何の不安も敬虔さもなく，権力と空自信に守られて胸をはっている精神科医を何人も見た。
　日本がある，東京がある，東大がある，医学部がある，病院がある，精神科がある，そこに医師としての自分がいる。この仕組の外側に目をむけたことのない局医（ツボネイ）達は，青医連に属する私にとっては奇異そのものであった。また，私個人から見ても，精神科医と称する人々が余りにも人間を知らなさすぎ，社会を知らないままに，物としての患者の前でさんざめいている姿は驚異でさえあった。
　精神科医局が解体して，精神科医師連合が生れた時も何かニセモノ臭くて仕方がなかった。だが，今の私は全く納得し安堵している。何故なら連合が二つに割れたからである。正確に云うと二つではない。最初に旧体制と手を握りなおした一群が逃げ出し，ついで自称良識派と称する一群が脱落した。前者には暴力が最高の理性であることが解らず，後者には人間の最高の行為が政治であることが解らないらしい。つまり彼等には思弁の世界が理解できないのである。私は，執拗な夢想者の一群に残りえた自分に非常に満足しているし，私を残してくれた友に心より感謝している。
　全く，これらの患者の群を観ることは楽しい。如何にももっともらしく主義主張をかかげ，己れの云い訳が相手に通じないのを確認するように貧乏ゆすりを続けている。私に云わせれば，まことに人間観の高貴性の相違に尽きる駄事である。この東大闘争の中で示した個々人の行動は，対人間反応の一つの現われにすぎない。医療に対しても，患者に対しても，学問というものがあるとすれば，それに対しても全く同一の愚行をくりかえすのであろう。平たく云えば，やっぱりアイツらしかったということである。
　私は精神科医が治療に人格を使ってもよいのかということをつねに問題にし

てきた。しかし，この問い以前に我々は自分を患者に刻印しているのである。だから患者は一寸もよくならないのであろう。先輩たちは勉強しろよという云い方はしても，自己を高めよなどとは酒の上でも云ったためしがない。個人的なことで恐縮だが，私には一人の師がいる。この人はもっと教えてもらいたいと思っても，問い以上にはけっして答えてくれない。私が自ら高まるのを待っているのであろう。異った方法でこそ彼を乗り越えうるという命題を与えているのである。一度この人が酔っぱらった時，怒りを満面に浮かべて叫んだものだ。君は結局ただの人じゃないか，と。私はこの時，世界が崩れる音を聞いた。私にはこの師の悲しみがよく解った。

　言葉というものは沈黙の闇から迸り，胸に射こまれる矢である。麻（オ）がらの矢一本射れない精神科医が多すぎる。医学部の中にあるからこうオソマツなのかと思ったこともある。全く医学というやつは思索すべき時に暗記を強要する。それは工学部と建築との関係に似ているのかも知れない。しかし彼等の方がまだしも人間のことを知っているようだ。自然科学の論理は傲慢である。我々はそれが自然の側面にあてられた幼児の掌であることを忘れている。人間がどんなに己れの本質，志向するものを知りたがっているか，それを政治が如何に現世的にゆがめ，操作しているのか，こんなことに気のつかない精神科医がまわりにいることは恥しい。

　東大闘争が何を意図したのか。もうそれさえ忘れられ，傷としての再生が着々と行われようとしている。だが我々はこの修復を拒絶する。我々精神科医師連合の成員が一人たりとも生き残っている限りは，闘争を終結させない。我々は理念闘争をしているのだから。それは，全共闘とは別の次元の闘いである。人間が人間たりうるかを自らに問いかけ，それを病者にも及ぼしうるかという問いを投げているのだ。

　我々は，現体制の破壊などを云々しているのではない。もうそんなものは朽木の苔である。科学が人間の精神に達しうる光明の時代の話しをしているのである。私は人間がたまらなく好きだ。だからこそ非人間的なものを憎む。私を闘う精神科医として支えているものは，この些細な感性に過ぎないのかも知れない。こういうことのわかる人に，まだ会ったことのない全国の同志に，私の好きな仏典の，一節を贈ることにしよう。

　　　　　野に住んでも　林に住んでも　そこへ塔を建てよう
　　　　　何故かなれば　己れがそこで生まれ　修業し苦悩し
　　　　　そこで死ぬのだから

茅野先生との出会い

　私は東大闘争に参加したために卒業が一年半遅れ，1969年9月に卒業した。それからすぐに精神科医師連合の自主管理病棟，いわゆる赤レンガに参加した。赤レンガはまだ，自主管理が始まったばかりで，新しい精神医学を目指す情熱の熱気と興奮でわきかえっていた。「精神医療」創刊号の「発刊の辞」がそのことを如実に表現している (6)。

　「東大闘争は，大学講座制を根底から揺さぶり，その腐敗，堕落ぶりを白日の下にさらしだした... 医局講座制は，われわれにとってはその時点で『崩壊』したのである... われわれは，一方では既成左翼運動論・インテリゲンチァ運動論をのりこえ，『医学の社会化』論を再検討し，他方では近代医学理論，とりわけ精神医学における**クレペリン体系を全面的に解体・克服する**ことを試みるであろう。ここに新たな人間学が登場する必要がある...」。（強調は筆者）

　医師連合の理論的リーダーは森山公夫先生であった。新しく参加した私たちのために「連合ゼミ」が組織された。そこでは，第一線の革新的な先生方が熱っぽく精神医学を語り現状を批判した。私は，特に森山先生の講義には深く感動した。すなわち，先生の精神分裂病概念の批判 (7) は，精神科医としての私の生涯の方向を決定づけたものであった。ここで，森山先生の理論で私の感動した部分をまとめてみよう。

　（精神分裂病概念は）「患者を固定的に観察させ，学問の名の下に精神医療を貧困化させてきたのであった。その分裂病概念のうちでも，次ぎの四つが阻害要因であった (8)。
1. 不治の病という信仰。
2. 原因ないし本態不明のプロツェスという概念
3. 興奮，抑うつ，妄想，意欲減退などの次元の異なる状態を単一疾患の名の下に，一律に扱おうとする傾向

4. クレペリンが主として，経過から捉えようとして失敗した早発性痴呆をブロイラーが臨床的横断面において心理学的に統一して精神分裂病概念をつくった... 分裂病概念は名前こそ残っているものの，内容規定そのものは，すでに破綻をきたしていると見てよい...

早発性痴呆概念と精神分裂病概念の解体が日本の精神医療を再生するためには不可欠である。脳疾患としてスティグマ化された精神分裂病概念は，日本の社会に根深く浸透していた。それを克服することは，また，徹底した治療的立場への還帰であり，治療的立場に立った疾病観の回復を意味している。

さて，この赤レンガ病棟で私は吉松和哉先生（後の信州大学精神医学教授）と出会って，先生が医長であった「墨東病院」の研究生となった。そして，新入の精神科医に理想的なアルバイト先まで紹介してもらった。そこが茅野先生の勤務している浦和の「浦和神経サナトリウム」であった。

「浦和神経サナトリウム」は秋元波留夫先生の高弟の阿部完市先生が院長であった。今思い出してみても不思議に思うのであるが，そこには大勢の東大の精神科医が出入りしていて，医師数は一病院として，はるかにオーバーしていた。赤レンガ闘争でアルバイト先を失った闘士たちが集まってくる梁山泊という感じであった。阿部院長先生は，こんな状態でよく給料を払うことができたものだと，いまだに不思議でもあり，またありがたく思っている。

茅野先生と出会ったのは，最初の日にその医局に挨拶に行ったときのことであった。先生は，鼻下から顎へ長い見事なひげを生やし，ふちの厚いめがねをかけ，パイプをくわえ，椅子にそっくり返って座っていた。私は，ニーチェの「この人を見よ」の一節を思い浮かべた，「吾が言を聴くべし！　吾はかようしかじかの人間なれば也。何よりもまず吾を取り違えたまうな！」

茅野先生は私をにらみつけ，怒鳴るような声で言った。

「精神科医になるには人間のことを知らなければ為るまい。僕などは，浅草でルンペンをやっていたからね」

茅野先生の第一声に対して，ふっと私は反応した，自分はルンペンをやれるだろうか，不潔な衣服，腐った食事，コンクリートの寝心地，軽蔑の眼で見られる屈辱感...とてもなれない...私は，そんな自分が惨めになってうつむいた。

しばらく気まずい沈黙が続いた。すると，茅野先生は飛び切り優しい声で

「君は見込みがあるよなあ。勉強しようよ」

また，私は驚かされた。勉強しようよというのは一緒に勉強しようという意味だろうか。この偉い先生が新入生の私と平等な立場に立つことはありえないことであった。しかし，今考えてみると，茅野先生は「新たな人間学」のことを考えていたのだった。

「先生は，いったいなぜ，ルンペンから精神科医になったのですか」

私は素直に尋ねた。茅野先生はそっぽを向いて答えなかった。

茅野先生は，それからもずっとこの「浦和神経サナトリウム」に勤務し，臨床家の道を歩んだ。すでに述べたように，「浦和神経サナトリウム」は東大精神科医局の十字路で情報は十分にあった。そこに定着した茅野先生は，徹底した治療的立場に還帰して，早発性痴呆概念と精神分裂病概念の脱構築を目指した。東大精神科医師連合の設立宣言にあった「新たな人間学」の完成を目指したのである。それは，決して大学の精神医学では不可能なものであり，一箇所に安定した血みどろの臨床を通じてしか完成できないものであった。それはまさしく，茅野先生が「精神医療」に書いたように，「人間が人間たりうるかを自らに問いかけ，それを病者にも及ぼしうるかという問いを投げているのだ」という闘争であった。したがって，茅野先生においては，東大精神科医師連合の闘争はいまだ終結していない。先生は今なお生き残っている数少ない反乱者である。

市場和夫先生

本書の巻頭言にあるＩ先生というのが市場和夫先生のことである。教授というのは臺弘教授のことである。当時松沢病院に勤務していた市場先生は招かれて東大まで出張してきたのだった。もちろん，そこでは診断に悩んでいる医局員がとびきり難しい患者様と一緒に待ち受けていた。しかし，市場先生は，臺教授や医局員の見守る前で，「瞬瞥診断」を見事に披露したのであった。臺東京大学教授をして「さすがだね」と感嘆の声を発せしめたのである。そこにたまたま出席していた茅野先生も驚嘆した。そしてその瞬間に市場先生の「瞬瞥診断」に弟子入りしたのであった。

しかし，《超えるために...》に書いてあるように，市場先生は弟子に教える

ような人物ではなかった。「この人はもっと教えてもらいたいと思っても，問い以上にはけっして答えてくれない。私が自ら高まるのを待っているのであろう。異った方法でこそ彼を乗り越えうるという命題を与えているのである」
　誰にも頭を下げたことない茅野先生がこんなうめき声を発するのだから，上には上があるものである。
　さてその頃，浦和神経サナトリウムでは，やはり東大出身の故松橋道方先生がおられて，私は先生にご指導をいただくことになった。松橋先生は脳波の専門家でその読み方や，気脳写などを懇切に教えていただいた。茅野先生が指導医でなかったのは，驚くなかれ，その堂々たる貫禄にもかかわらず，私よりもほんの三年先輩に過ぎなかったのである。阿部院長先生が松橋先生を私の指導医に指名したのは当然であった。
　ところで，市場先生は浦和神経サナトリウムに月に二回ほど診察に来院した。そのときすでに，茅野先生は市場先生に師事していたのであろう。そのことについては一切，茅野先生は話さなかったから詳細はわからない。市場先生は名人市場と呼ばれ，名だたる精神科医の尊敬を集めていたので，先生の来る日は病院にも特殊な緊張がみなぎっていた。何しろ気分屋で，機嫌が悪いと診察しないというのである。茅野先生もさぞかし苦労したのだと思う。
　市場伝説は医局の話題になっていた。たとえば，みんなが精神分裂病と診断している患者様について，市場先生一人がピック病と診断し，たまたま解剖したら本当にピック病だったという。わが師の吉松和也先生も診断術の達人であったが，どうしても診断のつかない患者様がいた。私もその患者様を知っているが，吉松先生の診断では「エロトマニー」で，私も初心者ながらそれに納得していた。しかし，吉松先生自身はどうも満足ではなく，市場先生に診断を依頼した。私は吉松先生が子供のような感嘆の声を上げたのを今でもありありと覚えている。
　「市場先生の診断は精神分裂病だったよ！」
　私にはさっぱりわからなかったが，どうやら，市場先生は患者様の予後を読み取っているという印象は受けた。
　さて，松橋先生も診断術についても達人であったが，市場先生だけは別格扱いで尊敬されていた。
　「せっかく市場先生が見えるのだから，君も教えてもらえないかな」

「しかし弟子は取られないとのことですが」
「うん，何とか機嫌のいいときを見計らって頼んでみよう」
ということで，松橋先生は，市場先生に私の件をお願いされた。結局，市場先生は，診察室で見学することは許可しなかったが，回診についてくるのならかまわないとのことだった。松橋先生は，市場先生の前で勝手にしゃべってはいけないとアドバイスされた。松橋先生のお話では，回診についていく許可が出ただけでも，大変な幸運であるとのことだった。しかし，その頃，茅野先生は診察室についていることを許されていたのである。

待ちわびた市場先生の回診の日が来た。私は先生に「よろしくお願いします」と挨拶したが，先生はそっぽを向いたままだった。仕方がないので，私は先生の後ろからついていった。当時，病室はたたみの大部屋だったので，先生は患者様の前にきちんと正座した。先生は，炯炯たる眼光で患者様をにらみつけた。今思い出しても，すさまじい眼光で，先生の体全体が目の玉になったようであった。言葉は一言もなかった。私は，おろおろして先生と患者様をただ交互に見るだけであった。耐えられない気まずい雰囲気だった。

市場先生の回診はいつもこんな風だった。先生は，ほとんど会話はなく，時々，奇声のような笑い声を上げる程度であった。何が何だかさっぱり分からなかった。ただ，患者様の病態の変化に基づいて微妙に処方が変わった。私の仕事は，その処方をせっせと書き写すだけであった。統合失調症の患者様に対して，クロルプロマジン大量投与の途中でうつ状態が起こってくると，トリプタノールなどの抗うつ剤が投与された。その絶妙なタイミングや薬剤の減量のしかたなど，本当にいい勉強になった。しかし次第に，私は，先生の回診について行くのが苦痛になり，腹が立ってきたが，今は我慢が肝心だと自分に言い聞かせた。あの茅野先生も血の涙を流しているだろうと思うと少し楽になった。市場先生は機嫌のいいときに，こんな話をしてくれた。

「僕は東大の医局にいるころは，病棟には行かないで，毎日，上野動物園のサルを見に行っていたよ」

私は，これこそが市場先生の奥義だと思った。そして暇をみてはせっせと上野動物園に通ってサルのおりの前に立った。もちろん茅野先生には内緒である。しかし，やはり，何が何だか分からなかった。

こんな調子で，「浦和神経サナトリウム」の日々がすぎていった。私は，フ

ランスで精神医学を勉強したいという夢があり，折しも，サルペトリエール病院から留学許可の手紙が来た。浦和神経サナトリウムにいたのは，約十ヶ月ぐらいだったろうか。
　「浦和神経サナトリウム」を去るときに，もちろん，市場先生にお礼の挨拶をした。このときばかりは，市場先生が優しい表情になったので呆気にとられてしまった。こんな優しい思いやりのある人だったのだろうか。しかも，先生は，ささやくような声で，
　「君に精神医学の秘伝を教えてあげよう」
と言った。私はまた驚いて飛び上がった。全然駄目な生徒だったとしょげ込んでいたので，その驚きは途方もない喜びになった。跳ね回りたい喜び！
　茅野先生にも別れの挨拶をした。
　「市場先生が精神医学の秘伝を授けてくれました」
　今度飛び上がったのは茅野先生の方であった。
　「それを僕にも言いなさいよ」
　茅野先生は，日ごろの堂々と胸を張った姿勢とは打って変わって，身を乗り出して懇願した。私はニヤニヤ笑っていた。引きつっている茅野先生の顔をみると，私はルンペンの敵討ちができたと思った。もちろん，授かった秘伝をそうやすやすと人に話す人などいないだろう。そのとき以来，茅野先生は私に対して気持ちが悪いほど優しくなった。
　しかし，さすが茅野先生である。本書にはその秘伝が書いてある。読者も本書を熟読してその秘伝を身に着けていただきたい。

アンドレ・ビュッジュ教授

　パリの精神医学界には市場先生クラスの人がいるだろうかということは，パリに行く大きな期待の一つであった。当時，サルペトリエール病院では精神科は，アンドレ・ビュッジュ教授の精神神経医学とディディエ・ジャック・デュシェ教授の小児精神医学の二つの診療科があった。私は，まだ，初心者ということで，その両方に行く許可が出た。デュシェ教授については，拙訳「小児精神医学の歴史」(9)で書いたのでここでは触れない。
　ビュッジュ教授は，ミショー教授の精神医学の継承者であったが，断固とし

て精神分析を拒否した人である。いわゆる，サルペトリエール伝統の精神医学を実践していたのである。先生自身は，それを「古典的精神医学」と呼んでいた。先生の医局員への臨床講義は，火曜日が神経疾患，金曜日が精神疾患であった。そのいずれにおいても，先生の診断術は言語に絶する素晴らしいものであった。まるで桁が違っていた。しかし，先生は，当時流行であった精神分析を拒否していたので弟子は少なかった。先生の講義に出席するのは，教授資格者が三人と医局員が一人と私が常連で，その他，入れ替わりの二，三人程度であった。しかし，その人数の少ない分だけ，私にとっては教えてもらうチャンスが大きくなったので，恵まれていたといえよう。当てられることは恐怖であったけれども。

　先生は神経疾患の日は，苦虫をかみつぶしたような深刻な顔をしてパイプをふかし，教授の威信に満ちていた。ところが，精神疾患の日は打って変わって，にこやかで，パイプを振り回し，冗談を言い，軽やかであった。私を「アミラル・トーゴー（東郷提督）」と呼んだり，私のネクタイをほめたりして笑わせた。そして，さらに驚くのは，先生の診察の仕方の変わりようであった。

　神経疾患の患者様の診察のときには，いわゆる教授と患者の関係であった。ところが，精神病の患者様に対するときには先生の態度はがらりと変わった。患者様が入室すると，にこにこ笑ってパイプをふかしている。そして歓迎の意を表し，すぐに患者様と友達になるのである。先生は，膝がくっつくまで密着して座り，顔を近づけ，親しげに語りかけ，じっと眼を見つめ，手を握ったり，お愛想を言ったりして，親愛の情を丸出しにした。そうすると患者様もすっかり打ち解けて語り始めるのであった。患者様の心を捉えるやり方は，もちろん相手の状態によって変化した。その微妙な柔軟な変化はどうにも表現の仕様がないが，ただ，はっきりしていたことは，先生にかかると，どんな患者様でも自分の妄想を語りだすということであった。主治医にまったく話さなかった妄想を語り始めるので，いつも主治医の方は呆気にとられるほどであった。先生によれば，統合失調症は慢性妄想病の一部でありすべてが妄想である。

　先生は時には，私たち医者全員を外に出して，さしで患者様と話すこともあった。先生は，まるで魔法のように妄想を捉えることができたが，時には，先生がいくら誘っても，妄想を語らない難しい患者様もいた。そんな時先生は，
「réticent（故意に黙っている）」

と言って，がっかりして両手を上に上げた。

さて，いよいよ，患者様が退出するとビュッジュ先生の解説が始まった。その解説はいつも本質をついておりあまりにも見事なので，全員が愉快になって笑い転げたものであった。先生は，
「神経学に比べると精神医学は愉快だ」
と言った。先生は，モリエールの喜劇を愛読していて，モリエールの研究者になりたかったほどだそうである。いうなれば，ビュッジュ先生の精神医学の診察室では，いつも，モリエールの喜劇が展開されていたのであった。しかもそればかりではない。軽やかな笑いには，先生の芸術や哲学に対する限りなく深い知識がちりばめられていた。

私は，そのとき，フランスの精神医学と日本の精神医学の大きな差異を感じた。要するに，フランスの精神医学では言葉がすべてであった。私の感じたところでは，フランスの患者様は日本の患者様よりも率直でおしゃべりであり，妄想を言葉で表現することがさらに巧みであった。そのことは，日本人とフランス人の民族性の差異をはっきり示しているようである。この差異については，ロラン・バルトが見事に指摘しているので後述したい。

さてもちろん，ビュッジュ先生は市場先生とは違って，精神病の患者様の動きは一切無関心であった。しかし，ビュッジュ先生が患者様の動きに対する知識がなかったわけではない。むしろ先生は，神経疾患の脳局在と関連する特有な動きを真似るのが大得意であった。それに加えてヒステリーの診断に関しては，サルペトリエール病院の伝統であることから，もう絶品としかいいようがない。

その頃私は，好奇心に満ちていたので，仲間の医者にパリ大学のサンシエにある「動物精神医学」の講義にも連れて行ってもらった。校舎は五月革命の傷跡が深く，まだ荒れ果てていた。そこでは，ヤギひげを生やしたシャンソン教授の講義を聴いた。私は，アンリ・エーの「動物精神医学の概念，その諸問題の困難性と興味」を美しい女子学生に混じって読まされた。エーは子供がいなかったせいか，ネコをいっぱい飼っていたので有名である。しかし，今考えると，大学の許可もなく入り込んだ私をちゃんと生徒の一員に加えてくれたシャンソン教授の寛大さには驚くばかりである。私はその講義で人間も動物であることを学んだのであった。

こうして私は，フランス文化に基づいたフランス精神医学の深さを体験したので，結局「瞬瞥診断術」とは遠ざかることになった。「瞬瞥診断術」は茅野ウォッチングでかなえられるはずであった。

茅野人間学的精神医学とドゥルーズ・ガタリの「アンチオイデプス」

茅野は書いている：
「『体験症候群』診断のように根掘り葉掘り聞き出して，ああでもないこうでもないと鑑別診断する手間は不必要である」。
　ああ，私の学び尊敬するアンドレ・ビュッジュ教授の精神医学とはなんという違いであろう！
　瞬瞥診断術は日本独特の文化と直結している。それは，まさしく，禅とそっくりである。瞬瞥診断術は厳しい修行によって得られる〈技〉である。瞬瞥診断はとりあえず二つに分節して説明される。まず，患者様と出会った瞬間の医師自身の「己」の反応を知ること，「観得」である。そして患者に無念に向き合うと病像がとびこんできて，「照見」し，治療者の分類・蓄積されたパターンに重なる。ここで医師の「己」は絶えず動き続け，不動とならないように中心をずらし，自らを循環させる。ここには禅のようなパラドックスがある。
　さて，茅野によれば，統合失調症とは「対人感情の特異な障害」であり「破瓜型」のことである。彼は次のように書いている：

「生物は，群れることが生存に有利という方向へ進化してきた。そして，個体は単なる群の一員から，比較，対比され得る，個性をもつ個人へと分化，独立してきた。その中から，群集団の内に在ることの居心地の悪さ，『群れること』へ違和感を抱く者が現れた。それが，現実と協調，世界との調和を拒否した生物 Schizophreniker の姿で，群に属することの有利さからの脱落，拒絶という一種の反進化現象である。
　その故に Schizophreniker は，共感できない他者へは過敏で，常人よりも人間の『事』に関心を寄せ，自閉の内界からも，現実世界を，恒に，窺っているのである。この時点で，受動的孤独，能動的自閉をよしとし，群から距離を保って生きようと定めた，Schizophreniker は疎外感に苛まれることも少なく，発

症することなく，変人として，生を全うし，その故に，よい仕事をする者も多く居る。逆に，人恋しく感じ，孤高を守れなかった者は，発症の危機に曝されることになる。

　一度 Krise に陥った Schizophreniker の共世界の認識，それへの対応は生物として，まことに不適正で，生きることの立脚点さえもが危うくなり，過去を適正に評価することも，未来をも適正に読むこともできなくなる。その柔軟さの欠如にも，驚くべきものがある。思春期にしばしば見られる，その判断の不適正さの根源は，気分の変容を伴った時点での，特殊な推論形式，すなわち，「原因帰結推論」に求められる。

　しばしば，anthropologisch に考察される，陽性症状の発症は，次ぎの如しである。momentlos に，何か，今までの世界とは違うという amorph な Ich-fremd な不安を感じる。身近に生起する事象が，過去の意味連合，価値では理解ができない。世界は自分が知らなかった，様々な意味に満ち溢れていることに気づき，過覚醒ともいうべき意識で，在りえない意味への探索を始め，様々な解釈を試みるが　その理に思いは至らず,不安な日々が続く。そうする中に，世界は，何か悪意に満ちて自分を圧倒していることに気づく。その輪はだんだんに，大きくなってくる。ある日，ふと〈ああ　そういうことだったのか〉(Aha-Erlebnis) と疑念は氷解する。全ての謎は，一義的に解釈され，自分は一人孤立して　その世界と対決せねばならない，という発展 Systematisierung である。

　これが，私の言う Schizophrenie の発症の初期に〈おののき〉から〈世界対決〉へ至る構えがなくてはならない，という前定義の所以である。そして，誰よりも人に関心を持ち，人を恋した彼は，その理不尽な世界に対し，徒手空拳，闘い，当然のこと，敗北し，人々が肌を触れ合って，ほのぼのと生きているとされる，世界をよそに退行していく。実は，この Endstadium こそが Schizophreniker の生き様であり，疾患としての Schizophrenie の病態で，妄想などの陽性症状は，診断上は，実は，どうでもいい，妄想を主題にするから様々な雑事が生じることとなる」

　「群に属することの有利さからの脱落，拒絶」はドゥルーズ・ガタリの「アンチ・オイデプス」を連想させる。この本は，市倉宏祐によれば，フランスの

「五月革命」の挫折を通じて，その体験の中から生まれてきたのであるから，明らかに時代的な背景を荷っている。

ドゥルーズ・ガタリは分裂者分析について書いている (10)：「脱家庭化，脱オイデプス化，脱去勢化，脱ファルス化，劇場や夢や幻想の破壊，脱コード化，脱土地化...『過程』(つまり欲望する機械の『過程』) は，その分子的な逃走『漏出』線に従って解放されていくのである」。茅野の統合失調症の精神病理は，「群に属することの有利さからの脱落，拒絶」すなわちドゥルーズ・ガタリの「分子的な逃走，漏出線に従っての解放」を中核においているとも言えるだろう。この両者の類似性は時代と密接に関係していることと，ドゥルーズ・ガタリの主体性に関する考え方が従来のフランス哲学から東洋的方向へとシフトしているからである。すなわち，ドゥルーズ・ガタリは西欧的な精神分析的主体性を否定しているのである。この点においては，彼らはエーの影響が強いようである (10)。それでは，日本的な主体性とは何か。

日本の文化—ロラン・バルトの「表徴の帝国」

ここで，茅野の「統合失調症の病態で，妄想などの陽性症状は，診断上は，実は，どうでもいい，妄想を主題にするから，様々な雑事が生じることになる」ということはどんな意味であろうか。私は，この記述は，日本の言語と文化と直接関連する問題であると考える。日本人は自分についてあまり語らないし，語るとしてもすべてを語るわけではないし，また語ることが本音とは限らない。

これについて，ロラン・バルトの「表徴の帝国」を引用しよう (12)。なぜならば，「表徴の帝国」は，バルト自身は「私は日本についての本を書いたつもりはない」と語っているにもかかわらず，日本文化のエクリチュールに関する最も優れた書であるからである。

「日本語において，主語は警戒と延滞と固執を繰りかえしながら，表現のなかに突き進んでゆき，あげくの果てに（ここにおいては，単純な一行の言葉によって語ることはもはやできない)，わたしたちの言葉を外部の高みへみちびくと思われている充実した中核ではなく，日本語の主語は言語のはいっていない大きな封筒となるのであって，したがって，主観性のありすぎとわたしたち

に見えるもの（日本語が表出するのは，印象であって確認ではない，といわれる），それは，細分化され微粒子化され微塵化されて遂には無と化する言語のなかに，主語を縮釈し瀉血していくやりかたなのである」

「ここで問題なのは，フランス語が思い抱かないものを思い抱く，ということであるため，さらに根元的な話になるが，主語をもたず同時に属詞をもたず，しかも他動詞である動詞，たとえば，認識する主体をもたず同時に認識される客体をもたない認識の行為，これをどうすれば西洋人は想像することができるのであろうか」

「ところが，この国（日本）にあっては，表徴作用をおこなうものの帝国がたいへん広大で，言葉の領域をひどく越えているため，表徴の交換は，言語が不透明であるにもかかわらず，時としてその不透明そのもののおかげで，なおまだ人を魅惑する豊饒さと活発さと精妙さを失わないでいる。日本では，肉体が，ヒステリーと自己陶酔をともなわずに，純粋にエロスのみちびくままに（微妙につつましやかに，ではあるが），存在し，おのれを示し，行動し，おのれを与えるからである。コミュニケイトするのは，声がするのではなくて（この声というフランス語は人間の『権利』も意味するが），肉体のすべて（眼，微笑，頭髪，身ぶり，衣服）がするのである（だが，いったい何をコミュニケイトするというのか？わたしたちの魂を？—必ずやそれは美しいことだろう。わたしたちの誠実さを？わたしたちの魅力を？）。肉体のすべてが，あなたに話しかけている。)」

こうして，茅野の「瞬瞥診断」は，声だけではなくて，肉体のすべてを通じて行われるコミュニケーションを一挙に捉えるのである。統合失調者の精神病埋は，パロールよりも肉体の動きを通じて，エクリチュールとして，瞬間的，直感的に，熟練した〈技〉で捉えられるのである。しかし，「瞬瞥診断」は，統合失調者の精神病理を一瞬のうちにしか把握できないという制限がある。それは，時間がたつと，患者と医師の日常的関係の中に吸収されてしまうのである。私は，統合失調症の精神病理と身振りとの関係を具体的には説明できない。しかし，バルトの記述はその可能性を隠喩として示しているので引用しよう。

「... つまり『文楽』は，舞台の三箇所から，同時に読みとってもらうよう

にと別々に表出される三つの表現体(エクリチュール)を用いる。すなわち，操り人形，人形遣い，声師，である。外在化される動作，外在化する動作，声の動作，である。声，言語の特殊な実質である声，これは，現代感をうみだす現実の元資(もとで)であって，人はいたるところで声に勝たせようと努めている。ところが，逆に，《文楽》は声についての《特有の》観念をもっている。《文楽》は声を抑えつけはしない。だが，ひどく限定された，しかし本質的にはすべての声のもつ機能を声に働き出させている...声の実体は，書かれたままの姿であり，断続され，符号(コード)を与えられ，一つのイロニー（この言葉から辛辣さをとりさっていただきたい）に従ったまでなのである。声によって外在化されるのは，声が運んでゆくもの《情念》ではなくて，つまるところ，声そのものである...《文楽》は声に釣合いを，もっといえば逆行進を，与える。つまり，動作によって与える。その動作は二つある。ひとつは，操り人形の側での情調の動作であり（恋人＝人形の自殺にお客は涙を流す），もうひとつは，人形遣いが人形を使う動作である。西欧の演劇術にあっては，俳優は行動しているように見せかけるが，その行為はじつは身ぶり以外のものではない。舞台の上には，演劇しか，しかも恥ずべき演劇しか，ない。《文楽》，これは（それが《文楽》の定義なのだが）行為と身ぶりとを分離する。《文楽》は身ぶりを示し，行為も見せてくれる。《文楽》は芸と労働を同時にさらけだし，その双方にそのそれぞれの表現体(エクリチュール)をゆだねておく。声は（この危険もない），もっと別の特徴線，もっと別の表現体(エクリチュール)がいっそう精妙に刻みこまれている広大な沈黙の空間を与えられて，芸と労働を二つながら見せるものとなる。そうしてここに，わたしたち西洋人の聞いたこともない効果があらわれでる。声から遠く離れて，しかもほとんど身ぶりなしに，一方は人形に移された表現体(エクリチュール)，他方は動作による表現体(エクリチュール)，という二つの沈黙の表現体(エクリチュール)が，特別な昂揚をうみだす」

茅野の「瞬瞥診断術」は，文楽的に，患者様の疾患と身振りを分離するのである。この方法で，統合失調症の表出症候群である「対人感情の特殊な障害」は瞬間的に感得される。「対人感情の特殊な障害」とは，甘え（距離がとれない），尊大（さもしいポーズをとる），怯え（捕らわれた獣のような），優雅（趣がある），粗野（がさつ）という類のものよりも，もっと深奥のものであり，瞬間的にしか「観得・照見」できぬものである。

茅野の「人間学的精神医学」とアンリ・エーの「器質力動論」

　茅野の統合失調症の定義は、「〈群の中にいると心地よくない〉と感ずる人 Schizophreniker が思春期（自我の同定）に起こす、対人-間-反応 Zwischenmenschliche Reaktion が Schizophrenie 現象（あえて疾患と言わず）で、その後の Lebensweise が問題となる」である。この理論は、幻覚や妄想よりも、身体のエクリチュールを重視している点で、フランス精神医学とは相違している。しかし、人間学的精神医学は、小児から成長してくる脳の通時的組織化を重視していること、器質臨床的乖離を主張していること、人間の尊厳を中心にすえていることなどの点で、エーの器質力動論と共通している。私は、器質力動論と茅野の人間学的精神医学は相補的な関係にあるという読解を行っている。

　茅野は、「精神疾患とは脳病であるということは正しいが、鈍感に、〈器質に損傷があれば〉などと言ってはならない」と警告し、「何を脳と言い、何を精神と言うかが問題である」と言っている。これは、まさに、エーが器質力動論で論じてきたことである。パレムを引用しよう（13）。

　「エーは、あまりに抽象的な公式や純粋な形式を求める人々に、臨床的で現象学的な研究への転換を呼びかけている。『意識存在の構造の組織解体の実像が現れるのは臨床経験においてである—臨床経験だけに限られる』。ベルシュリーに対して P・ベルゾーは、エーのジャクソン理論は『文字通り』神経学と結び付けたがる隠喩的解釈を通して 30 年代の精神医学が目指した反機械論的概念の土台でしかない、と答えている。エーを前世代から分かつものは、器質-臨床的乖離の維持に強く執着したことである。これについては 1825 年のベールから 1920 年のド・クレランボーの亜流まで、多くの精神科医が、古い夢を抱きながら、この問題を一元化しようとしたのだった。エーが偉大な臨床家であったことは疑いを入れない…」

　さらに、パレムは日本の読者のためにコメントを加えている（このコメントは彼の日本版のみに掲載されている）。

　「『神経学と結びつけたがる』は、neurologisantes の翻訳である。この言葉は、あまりにも軽率に相関関係を作り上げる（等価なものとして融合する、最悪の）神経学的事実の神人同形論の翻訳である。これは、エーが 1920 から 1930 年の間にド・クレランボーを批判したものである。しかしこのような態度はいつで

も存在している。たとえば，脳波や画像が脳の『言葉』(Hobson)や『表意文字』として扱われることなど。現在の科学のレベルでは，相関関係も，等価物（還元主義）も語ることはできない。神経学的な発見が固有の領域（精神の領域）に移し替えられるとすれば，それは単なる隠喩（意味の置換）あるいは換喩（意味のずれ）にすぎない。例を挙げると，詩は科学と同様に知の様式ではあるが，科学ではない。詩と科学を混同することは，認識論的規則違反である」。

したがって，パレムは，「デルとレイリーもまた，多くの見解に逆らって，神経症と精神疾患に関しては，脳波は本来『臨床的な背景をもとにした場合のみに意味がある』こと以上の診断的要素を見出すことはおそらくできないはずだと主張した」と述べている。

茅野によれば，統合失調症とは「対人感情の特異な障害」であり，群集団の内に在ることの居心地の悪さ，『群れること』へ違和感を抱き，現実と協調，世界との調和を拒否した生物 Schizophreniker の姿であり，一種の反進化現象である。しかし，これはどのようにして起こってくるのか。パレムは「器質力動論」の解説において，ブランを引用して，この避けられない重要課題について問いかける (13)。

「『力動的痕跡は，どんな条件において有機体生成のすべてを方向付けて変更する非可逆的構造の痕跡となるか』，さらに適応の日常的な恒常反応を作り出す状況のかたわらで，有機体の非可逆的構造変化をもたらす者である階層が，如何なる神秘的価値哲学によって樹立されるかである」

この問題は刺激的であり，茅野の人間学的精神医学にとっても，エーの「器質力動論」にとっても，これから取り組まなければならない最重要課題であろう。

終わりに

茅野は，東大赤レンガ闘争を通じて，医師と患者の関係を包括する人間と人間の関係に基づいた，きわめて日本的な人間学的精神医学を創始した。彼の「瞬瞥診断術」は身体のエクリチュールに基づくものであるが，一方で，言語に基づくエーの「器質力動論」と相補的な関係にある。なぜならば，二人の統合失調症の診断基準は，異なる観点から出発しているにもかかわらず共通点が多いからである。実際に二人の統合失調症の診断はぴったり一致すると思われる。

ただ，精神疾患へのアプローチへの方向が異なるだけに過ぎないのである。この日本とフランスの差異は文化の差異を反映するものであろう。私は，茅野の「人間学的精神医学」をフランスのメディコ・プシコロジックの例会で発表した。フランスの精神科医は日本人の作り上げた独創的な精神医学に大きな興味をいだいたのであった (14)。本書とアンリ・エーの「統合失調症」(11) をあわせて読んでいただければ，その差異がきわめてはっきりとご理解いただけるはずである。しかしまた同時に，その共通点も現れるだろう。共通点とは，パレムがエーの器質力動論を評して結論づけるところの人間の「尊厳」である (13)。

文献
1) 茅野淑朗：Über die Zeit hinüber. 私家版, 2001.
2) 吉田哲雄：身体研究批判（Ⅰ）。精神医療 2：13-19, 1970.
3) 秋元波留夫：99歳精神科医の挑戦―好奇心と正義感, 岩波書店, 2005.
4) 富田三樹生：東大病院精神科の30年, 青弓社, 東京, 2000.
5) 茅野淑朗：越えるために…。精神医療 1：46-47, 1970.
6) 発刊の辞. 精神医療 1：1-2, 1970.
7) 森山公夫：現代精神医学解体の論理, 岩崎学術出版社, 東京, p 22-23, 290-292, 295, 1975.
8) 森山公夫：現代精神医学解体の論理と方向（Ⅱ）。精神医療 3：38-48, 1970.
9) ディディエ‐ジャック・デュシェ, 藤元登四郎訳：小児精神医学の歴史, そうろん社, 東京, 2005.
10) ドゥルーズ・ガタリ, 市倉宏祐 訳：アンチ・オイディプス, 河出書房新社, 東京, p 456, 1990.
11) Ey H：Schizopherénie, LES EMPECHEUR DE PENSER EN ROND, Paris, 1996. 秋元波留夫監修, 藤元登四郎訳：「統合失調症」, 創造出版（近刊）.
12) ロラン・バルト, 宗 左近訳：表徴の帝国, 筑摩書房, p 16-23, 79-97, 115-116, 141, 1970.
13) Robert M. Palem：La modernité d' Henri Ey. Desclée de Brouwer, 1997. 藤元登四郎訳：アンリ・エーと器質力動論, そうろん社, 東京, p 63, 69, 152-153, 155, 191, 2004.
14) Fujimoto T：La psychiatrie anthropologique de Yoshio Chino et l'organodynamisme d' Henri Ey, selon Robert M. Palem. Annales Médicopsychologiques, Avril-Mai, 163, 317-322, 2005.

Schizo-Oligophrenie
統合失調症様症状を呈する発達遅滞

茅野淑朗 著

2006 年 5 月 10 日第 1 版第 1 刷発行

発行者　秋元波留夫
発行所　社会福祉法人新樹会　創造出版
〒151-0053　東京都渋谷区代々木 1-37-4 長谷川ビル
電話 03-3299-7335　FAX 03-3299-7330
E-mail sozo9@gol.or.jp　http//www.sozo-publishing.com
振替　00120-2-58108
印刷　社会福祉法人新樹会　創造印刷

乱丁・落丁本はお取り替えいたします。